家庭服务业职业培训与技能提升系列教材

居家养老护理

孔卫东　主编

中国海洋大学出版社
·青岛·

内容简介

本书紧扣《养老护理员国家职业技能标准(2011年修订)》,更加突出居家养老护理的特点,注重对老年人的人文关怀,分心理护理、基础护理、专项护理、特殊护理、康复护理及临终关怀6大部分详细讲解了居家养老护理员应掌握的实用知识与技能,契合职业技能培训与认定考核的需要。其中,心理护理、助医服务、安全防护服务、突发事件处理与急救、康复护理、临终关怀等内容是本书的几大亮点。

本书适用于各家庭服务机构居家养老护理专业师资和服务人员的职业培训,也可供相关人员自学或参考使用。学员可通过本书的系统学习和培训,考核合格后获得相应专业技能资格证书,持证上岗。

图书在版编目(CIP)数据

居家养老护理 / 孔卫东等主编 . 一青岛:中国海

洋大学出版社,2017.8

家庭服务业职业培训与技能提升系列教材

ISBN 978-7-5670-1533-3

Ⅰ. ①居…　Ⅱ. ①孔…　Ⅲ. ①老年人－护理学－职业

培训－教材　Ⅳ. ①R473

中国版本图书馆 CIP 数据核字(2017)第 190635 号

出版发行	中国海洋大学出版社
社　　址	青岛市香港东路 23 号
邮政编码	266071
出版人	杨立敏
网　　址	http://www.ouc-press.com
电子信箱	465407097@qq.com
订购电话	0532-82032573(传真)
责任编辑	邓志科
电　　话	0532-88334466
印　　制	日照报业印刷有限公司
版　　次	2017 年 9 月第 1 版
印　　次	2017 年 9 月第 1 次印刷
成品尺寸	185 mm × 260 mm
印　　张	22.5
字　　数	372 千
印　　数	1～5 000
定　　价	56.00 元

发现印装质量问题,请致电 0633-8221365,由印刷厂负责调换。

编委会

主　　编：孔卫东

编委会主任：孔卫东

副　主　任（排名不分先后）：

　　　　刘凯敏　勤好（北京）物业管理有限公司
　　　　王俊卿　山东省阳信春晖物业管理有限公司
　　　　刘大鹏　青岛市黄岛区今康福老年公寓

编委会成员（排名不分先后）：

　　　　董月贵　淄博善慈轩家政服务有限公司
　　　　刘守贵　山东南亚物业集团有限公司
　　　　刘庆栋　聊城市鸿福老年公寓
　　　　王成新　泰安市大家园家政服务有限公司
　　　　孙　静　枣庄市仁合世纪职业培训学校

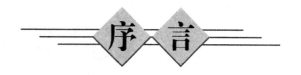

序 言

　　随着我国人口老龄化、新型城镇化进程的加快,以及二孩政策全面放开,广大群众对社会化家庭服务的需求越来越旺盛。从中央到地方各级政府都十分重视家庭服务业的发展,为家庭服务业指明了前进的方向。《国务院办公厅关于发展家庭服务业的指导意见》(国办发〔2010〕43号)中指出:"把家庭服务从业人员作为职业技能培训工作的重点……以规范经营企业和技工院校为主,充分发挥各类职业培训机构、行业协会以及工青妇组织的作用,根据当地家庭服务市场需求和用工情况,开展订单式培训、定向培训和在职培训。"由此可见,我国发展家庭服务业的关键之一就是健全职业培训体系,强化家政服务岗前培训力度,保证培训效果,大力提升职业化水平,培养出一大批适合当前市场需求的品质好、技能优的从业者。

　　家庭服务业是关乎国计民生的重要服务产业,服务领域宽、范围广,涉及人民群众生活的方方面面,与经济社会发展密切相关。然而,我国家庭服务业仍存在供需矛盾突出、服务品质不能满足社会多元化需求、服务专业化和规范化程度较低、从业人员队伍不稳定等问题。为充分发挥家庭服务业对稳增长、促就业、惠民生、调结构等方面的促进作用,各级政府、行业协会、企业经营者以供给侧结构性改革为主线,积极探索行业发展规律,改进和创新工作方法,以技能培训为抓手,加强人才培养,健全标准规范体系,着力提升从业者的职业素质和技能水平,提高企业服务质量,强化供需对接,走出一条符合中国国情的家庭服务业发展之路。

　　"家庭服务业职业培训与技能提升系列教材"是山东省家庭服务业协会从规范行业培训的角度出发,组织10多位家庭服务行业专家、学者、教授和行业精英,在参考了多套已出版教材的基础上,结合我国家庭服务业特点和实际,借

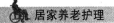

鉴行业专家多年培训、实践经验,经多次研讨、修订、审稿,历经3年半的时间撰写完成的。本系列教材首批包括《母婴生活护理》《居家养老护理》《居家养老服务》3本。

本系列教材紧扣家庭服务业行业标准,立足于学用结合,语言通俗易懂,内容条理清晰,实操严谨规范,图文并茂,视听结合,讲解详尽,贴合实际,有效衔接职业技能培训、考核及家庭服务实践,具有全面性、实用性、规范性、引领性等特点,贴近广大从业人员和企业管理人员的实际需求,充分契合社会对这些岗位的能力要求。本系列教材还利用当前最热的自媒体渠道,创造性地在重点护理操作内容旁添加视频二维码,学员可扫描观看其中的视频内容,再结合相关文字、图片,更有效地学习并掌握相关专业技能,开创看、学、练全方位、一体化的学习培训新模式。

本系列教材适用于各家庭服务机构师资和服务人员的职业培训,也可供相关人员自学或参考使用。本系列教材的出版,将为从业人员提供服务依据和标准,有利于规范家庭服务行业培训行为,提升从业人员专业技能和服务水平,带动家庭服务标准化战略的实施。同时,也将对我国家庭服务业的培训工作起到很好的指导和引领作用,为国家相关部门在家庭服务领域的政策研究、行业规范、服务标准制定等工作提供帮助。

最后,要感谢所有编委会的同志们对本系列教材的帮助,更要感谢编委会副主任们对本系列教材的大力支持。编写此系列教材对我来说是极大挑战。由于水平有限、时间紧张、周期较长、欠缺经验,教材难免存在疏漏或不足,欢迎各使用单位及个人多提宝贵意见,我将组织团队进行修订,以便培养更多的家庭服务业优秀人才,进一步增强人民群众的获得感。

二〇一七年七月九日

在本书编写过程中,吕荣斌教授做了大量审稿工作,金莉教授给予了许多建设性意见,青岛恒星科技学院和青岛市黄岛区今康福老年公寓协助拍摄了大量图片,对此一并表示衷心感谢。同时,本书参考了大量文献、资料,在此对专家、作者们的辛勤劳动和研究成果表示感谢。

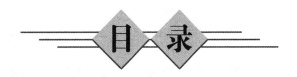

目 录

第一章

概　论

居家养老护理是指为居家失能、半失能老年人提供的日常生活护理服务，面向的对象是居住在城乡社区的，生活在家庭中或者以居家为主、社区照料为辅的60岁以上的老年人群，主要是照护失能、半失能的老年人。

关于失能、半失能的界定，国际上是通过老年人生活自理能力的六项指标来衡量的，它们分别是：吃饭、穿衣、上下床、上厕所、洗澡、室内走动。其中，任何一项都能做，但是"有困难，需要人帮助"的定义为"部分失能"；任何一项调查回答"做不了"的，则定义为"完全失能"。若有一到两项"做不了"的，定义为"轻度失能"；三到四项"做不了"的，定义为"中度失能"；五到六项"做不了"的，定义为"重度失能"。重度失能老年人属于生活完全不能自理，全靠他人扶助。半失能老年人包括"轻度失能老年人"和"中度失能老年人"，是指生活基本不能自理的老年人。

居家养老护理是对老年人的晚年生活进行全程护理，包含临终关怀。居家养老护理的服务方式多样化。根据老年人的需求，有全天候一对一的护理，有按小时计算的定期介入护理，也有针对人数较少的社区托老所的集中护理。

居家养老护理旨在将人文护理贯穿始终，将全方位的护理寓于老年人居家生活中。主要开展心理护理、基础护理、专项护理、特殊护理、康复护理和临终关怀六大项服务内容。本书将在后续章节中一一详细阐述。

第一节　发展居家养老护理的社会意义

居家养老护理是养老服务的重要内容，也是家庭护理的重头戏，是养老服

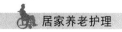

务产业中富有强大生命力的新兴职业。发展居家养老护理具有巨大的社会意义。

一、发展居家养老护理是老年人发自心底的呼唤

20世纪90年代末,我国进入人口老龄化社会。据国家统计局最新数据统计,截至2016年年底,全国60周岁及以上人口23 086万人,占总人口的16.7%,比联合国规定的老龄社会标准(10%)高出6.7个百分点。其中,65周岁及以上人口15 003万人,占总人口的10.8%。据国家老龄委预测:未来20年,我国将进入急速老龄化阶段,老年人口平均每年将增加1 000万左右,到2050年左右,老年人口将达到全国人口的1/3。银发浪潮席卷而来。同时,另据调查[①] 显示,我国老年人的健康状况不容乐观,失能、半失能老年人口数量已超过4 000万,占老年人口数量的近两成。

为应对人口老龄化的趋势,党和政府把养老服务作为重要的民生工程来抓,构筑起以居家养老为基础、社区养老为依托、机构养老为支撑的,覆盖城乡的多样化社会养老服务体系。

在这个体系中,作为基础的居家养老,是以家庭为核心、以社区为依托、以专业化服务为依靠,为居住在家的老年人提供以解决日常生活困难为主要内容的社会化服务。这是90%左右的老年人晚年生活的选择。

社区养老是居家养老的扩展,以家庭为主、社区机构为辅,以上门服务为主、托老服务为辅的整合社区各方面资源的服务模式。这是6%左右老年人晚年生活的选择。

机构养老则是养老院等养老机构为老年人提供饮食起居、清洁卫生、生活护理、健康管理和文体娱乐活动等综合性服务的养老模式。这是4%左右老年人晚年生活的选择。

从实践看,96%左右的老年人基本选择居家养老,这不仅是民情、民风使然,也是国情使然。那么,如何满足绝大多数老年人的需求,让他们居家颐养天年是我们面临的时代课题。

老年是生命的衰退时期,多病缠身,尤其是高龄老年人、失能老年人离不开照顾。这个照顾是从生活服务到心理慰藉的全方位护理,是从饮食起居到健康

[①] 数据来源于全国老龄办、民政部、财政部发布的第四次中国城乡老年人生活状况抽样调查结果。

监管的科学护理。护理不仅能协助老年人生活，减少老年人痛苦，还能促进老年人康复，延长老年人生命。尤其是居家护理，是每个老年人的期盼，是他们发自心底的呼唤。故此，开展老年人家庭护理是破解居家养老服务难题的金钥匙。握住护理这把金钥匙，就能解决诸多难题，不仅能提高多病老年人、高龄老年人的生命质量，也能解除低龄老年人的后顾之忧。有了护理服务，老来不难。

二、发展居家养老护理是每个子女的期盼

伴随人口老龄化、家庭规模小型化和老年家庭空巢化，一对年轻夫妻要照顾四个、六个甚至八个老年人。忙于事业的他们难有分身术，即使忙得团团转也难以全面关照老年人的生活和健康，既让他们感到愧疚，又难免心生忧虑。而那些远在他乡的子女更是对老年人牵肠挂肚，家里来的一个电话也会让他们寝食难安。他们渴求护理服务走进父母家中，渴求老年人健康得到监护，渴求老年人生活有人协助，渴求老年人孤独、寂寞的心理得到慰藉。科学的居家养老护理是每个子女的期盼。

三、发展居家养老护理是"医养结合"的纽带

"医养结合"是养老服务发展的必然，是经过多年实践探索形成的社会化养老服务模式，是保障老年人颐养天年的关键。那么，"医"与"养"怎样结合？尤其是在国家卫生资源比较缺乏的当代，有限的医护人员不可能进入每个老年家庭。那么，老年人的科学饮食由谁来指导和操作？老年人抑郁、焦躁的心理由谁来调节？老年人的日常健康由谁来监管？老年人的康复训练由谁来帮助完成？这一系列问题如果得不到解决，"医养结合"只能是空谈。

居家养老护理能将这些问题一揽子解决。首先，居家养老护理是科学的生活护理，把对老年人常见病的干预寓于一日三餐的日常生活服务中，通过科学养生改善老年人的体质。其二，居家养老护理是在医疗护理指导下进行的，遵循医嘱①扶助老年人，监管老年人的日常健康。其三，居家养老护理是满足老年人需求的全方位护理，遵照医嘱把康复训练寓于老年人的日常活动中。其四，居家养老护理是一对一的零距离服务，护理师付出的不仅有技能，更有爱心和耐心，这是慰藉老年人孤寂心理的最好服务，是调整老年人心态的最佳人文

---

① 医嘱，就是医生根据病情和治疗的需要对老年人在饮食、用药、化验等方面的指示，它是医生根据老年人病情制订的诊疗计划，也是护理师为老年人进行生活护理的依据。

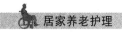

方式。

综上所述,以科学的生活护理为主又兼顾基础医疗护理的居家养老护理是"医养结合"的桥梁和纽带。

四、发展居家养老护理是与国际接轨的家庭健康护理的延伸

家庭健康护理是当代国际推广的基础卫生服务,面向社会成员、家庭、人群以及整个社区。服务内容包括医疗护理、生活护理、饮食护理、心理护理和休息睡眠护理五大类。

家庭健康护理形成于19世纪的西方发达国家,历经"原始家庭护理、地段护理、公共卫生护理和社区护理"四个发展阶段。1978年,世界卫生组织不仅对社区护理给予充分肯定,还要求社区护理成为居民"可接近的、可接受的、可负担得起的"卫生服务。在世界卫生组织要求下,社区护理以多种方式在世界各国迅速发展起来。

我国是家庭护理开展最早的国家,秦汉时期的《黄帝内经》就提出"养生、摄生、益寿、延年"的健康观,比西方发达国家提前2 600多年。然而遗憾的是,随着西方现代医学的传入和发展,传统的中医慢慢萎缩,中华民族养生的瑰宝渐渐被丢弃。19世纪正是公共卫生和家庭护理在发达国家风起云涌之时,而此时期我国却遭受列强的瓜分,国无宁日、民不聊生,何谈健康?为此,我国现代家庭护理起步晚、发展慢。

中国现代家庭护理真正的发展是在新中国成立后,可又因遭受"文革"而中断,护理工作停滞不前。党的十一届三中全会召开后,才迎来护理工作发展的春天,护理学不仅成为一门综合性应用学科,社区卫生服务的发展还促进了家庭健康护理的快速发展。

由于我国卫生资源不足,家庭健康护理目前还不能走进每个家庭;服务内容达不到"五大结合",医疗护理与其他护理相对脱节,与发达国家相比,还有差距。这是我国发展家庭健康护理的薄弱环节和短板。

我们开展的居家养老护理就是在老年群体中加强薄弱环节,弥补这一短板,它不仅将健康护理带入每个老年家庭,而且还通过"医养结合"的纽带把以上"五大护理"结合起来。这是我国家庭健康护理在与国际接轨的道路上迈出的一大步。

综上所述,居家养老护理是应对老龄化、造福每个家庭和每位老年人的社

会职业,也是利国利民、大有前途的社会职业。

本节知识要点

1. 国际上对于老年人生活自理能力的评估指标及失能、半失能的界定。
2. 多样化社会养老服务体系的内容。
3. 居家养老护理的含义及社会意义。

第二节 居家养老护理师的社会责任

居家养老护理是崇高的社会职业。取得相应职业技术资格,并从事居家养老护理的从业人员称为居家养老护理师(以下简称护理师)。居家养老护理师应肩负哪些社会责任呢?

一、护理师是老年人健康的守护者

走进家门的护理师是老年人健康的监护者。尤其是空巢家庭老年人,护理师是唯一的陪伴者,老年人健康监管的责任都落在了护理师身上。护理师是每天观察老年人身体状况、精神变化的第一人,是发现疾病的第一人,是老年人康复训练的协同者,还是老年人生命急救的第一施行者。可以说,老年人的健康管理责任全在护理师身上,护理师肩上的责任大于天!

二、护理师是子女及其家庭的分忧者

"家有一老,如有一宝。"可对忙于事业的年轻人来说,照顾家中老年人则带来了很大的家庭压力;特别是需要陪护的高龄老年人,往往成为家庭成员最大的忧虑。

进入家门的护理师,就是这忧虑的分担者。通过精心的护理服务,替子女尽孝道,减轻家人负担,呵护老年人安度晚年。故此,护理师肩负的是子女的重托、家庭的期盼。

三、护理师是医生的助手

从老年人治疗和康复历程看,医院的临床护理只是康复的前半部分,后半部分则是出院后的家庭护理。家庭护理尤为重要,护理能否到位,关系到老年

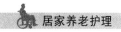

人的康复效果;有些疾病如果护理跟不上,或者出了差错,不仅会让治疗前功尽弃,甚至关系到老年人的生命安危。

由于我国医疗资源有限,医生到老年人家里回访不现实,那么,后续康复的接力棒谁来接?唯有居家养老护理师。护理师是医嘱的执行者,是医生与老年人之间的沟通者,是按时陪老年人去医院复查的陪伴者,是老年人身体动态变化的监护者。故此,居家养老护理师是医生最好的助手。

四、护理师是和谐社会的建设者

"老人安,天下安。"席卷而来的银发浪潮给社会运行造成冲击,带来一系列社会问题。而居家养老护理则可将这些社会问题通过服务化解在家中,老年人能居家安享晚年,子女少了后顾之忧,家庭安宁、社会和谐也得以实现。居家养老护理是构筑和谐社会的基础,护理师肩负着建设和谐社会的重任。

综上可见,居家养老护理师肩负着老年人的健康、子女的重托、家庭的期望和社会的责任,是一个非常神圣的职业。

居家养老护理师肩负的社会责任。

第二章

职业素养

居家养老护理是一个既神圣，又精细，也不乏高风险的职业。因为居家养老护理的对象多是年迈病残的老年人，往往需要提供护送生命最后历程的服务。故此，职业素养决定了这个职业的使命。

首先，居家养老护理与机构养老护理不同，这是进入家门的、非监控环境下的护理服务，护理效果如何，很大程度上取决于护理师的职业道德和主观能动性。

其二，居家养老护理面对的大多是生活不能自理的、多病缠身的失能老年人，他们是老年群体中的弱势人群。一旦护理操作不规范，就有可能酿成无法挽救的后果。因此，护理师的职业操守至关重要。

其三，进入家庭的护理师，与老年人是面对面的、甚至零距离的服务，难免发生各种矛盾。如何化解矛盾、减少矛盾、建立和谐的护理关系，取决于护理师的职业素养。

鉴于此，职业素养是护理师首选的必修课，也是永久的必修课。

第一节 职业态度、职业道德与职业礼仪

一、护理师的职业态度

职业态度是指个人对职业选择所持的观念和态度。护理师应具备良好的职业态度，具体内容如下：

（1）积极。主要表现为两方面：一是不轻言放弃，护理过程中遇到一些困

难,要勇敢面对;二是不怨天尤人,即使遭遇不公或误解也能释然而不抱怨。

(2)乐观。它既是一种生活态度,也是一种职业心态。在护理工作中,不论遇到怎样的困难,面临怎样的处境,都要保持乐观的心态。

(3)主动。服务过程中,一是对本职工作要主动;二是协助他人要主动;三是对所在服务机构、对所护理的老年人有利的事情要主动;四是对提升自我能力和素质的事情要主动。

(4)学习。具备"学无止境"的心态,在护理实践中不断充实自我、提升自我。

(5)包容。服务过程中,始终做到严于律己,宽以待人。

(6)坚持。对待护理工作能够坚持不懈,持之以恒。

二、护理师的职业道德

职业道德是职业素养的核心,是从业人员必须遵守的准则。居家养老护理师的职业道德建设更为重要,不仅关系到护理队伍的建设、护理行业的发展,还关系到老年人的利益乃至家庭和睦。故此,职业道德建设是居家养老护理服务发展的重中之重。

(1)遵纪守法。具备较强的法律意识,自觉遵守老年人相关的法律法规;遵守行规行约;遵守服务机构[①]制定的各项规章制度和管理规定。

(2)爱岗敬业。明确护理职业的社会责任,对护理职业有认同感、自豪感和荣誉感。服从管理与分配,维护单位形象;对护理工作尽职尽责、精益求精,坚守岗位,具有奉献精神。

(3)以人为本。对老年人充满爱心、热心、善心、孝心、耐心,始终以老年人为服务中心,尊重老年人的生活习俗和宗教信仰,有问题及时与用户[②]沟通,建立和谐的服务关系。

(4)诚信自律。严格履行服务承诺,守时守信,保证服务质量,让用户满意。品行端正,不接受他人贵重物品;尊重用户知情权,保护老年人及其家属的隐私。

(5)积极进取。按照服务机构要求参加培训和学习,加强自我学习,勤于思考、善于总结,不断提高护理技能,不断创新服务方法。

---

① 服务机构:这里指从事居家养老护理经营活动的组织机构。

② 用户:接受居家养老护理的家庭。包括接受护理服务的老年人及其家属、监护人,以下统称为用户。

三、护理师的职业礼仪

礼仪是职业文明的要求,尤其是进入家庭的护理师,其礼仪尤为重要,职业礼仪旨在从视觉、听觉、感觉上提高服务质量。护理师的职业礼仪要求如下。

（1）仪容仪表。工作期间,穿着大方得体,以方便、舒适为宜,服饰整洁朴素,不穿奇装异服。不化妆,表情亲切自然,精神饱满,情绪稳定。举止行为文明礼貌,坐、立、走等动作以轻、稳为宜。

（2）文明用语。学会使用普通话,语速较缓,语气温和,语言简洁清晰。对老年人要用礼貌称谓。与老年人交流时必须先用亲切的称谓,对男性老年人可称呼大爷、大伯、大叔;对女性老年人可称呼大娘、大妈或大婶,还可使用老师、教授等职称称谓。注意运用"您好"、"请"、"谢谢"、"不客气"、"对不起"等文明用语。

（3）善于沟通。要掌握与老年人交流的技巧。与老年人对话时要身体稍前倾,面带微笑,全神贯注,耐心倾听,适时点头,以示对老年人的尊重、理解和认同。与此同时,要善于察言观色,不随意打断,礼貌复述,必要时做好笔记,以确保理解老年人的语义,准确完成他（她）的要求。对听力不好的老年人,语音要提高、语速要放缓,态度要亲切,必要时应借助手势。对失语或交流困难的老年人,更要保持耐心,可借助眼神、手势或者书写等交流方式,弄清老年人要表达的意思,努力满足他（她）的要求。如有做不到的事情或老年人要求不合理的情况,应向其耐心解释;如遇到误解,要充分体谅,待气氛缓和后做好解释,增进互信。

本节知识要点

1. 护理师应具备的职业态度。

2. 护理师应具备的职业道德。

3. 护理师应具备的职业礼仪。

第二节　岗位要求与职业修养

一、护理师的岗位要求

居家养老护理是专业性较强的健康服务,有如下岗位要求。

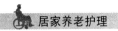

（一）遵照医嘱的要求

居家养老护理与医疗护理紧密结合，是在医疗护理指导下的生活护理。为此，护理师必须以认真、严谨的态度执行医嘱进行操作，在护理中细心观察老年人细微的变化，及时询问老年人的感受，虚心征求老年人的意见，并主动与医生沟通。

（二）护理流程的要求

居家养老护理是在护理学科理论指导下的服务，每项护理都有规范的流程，护理师必须认真执行，不得马虎大意。

例如：每次服务前，护理师都应按照"七步洗手法"洗净双手（详见本书第十一章第二节无菌技术的相关内容）。必要时戴上手套或口罩。这些防护措施，不仅可预防所护理老年人不受感染，也可避免护理师自身受到病菌侵扰。又例如：为偏瘫老年人穿衣服时，应遵循正确的穿衣顺序，先穿患侧，再穿健侧，以减少老年人的不适感和疲劳感。

（三）事先沟通的要求

每次服务前，护理师均应向老年人讲明护理的目的和内容，取得配合，使其身心状态都适合护理操作。

例如：吸痰前，护理师应与老年人做好沟通，可以说"老人家，我现在开始给您吸痰，可能有点难受，但不要紧张，尽量放松，我动作会很轻柔，您放心啊"，使其情绪稳定，能够积极配合护理操作。

（四）护理记录的要求

护理记录是护理过程的真实反映，是老年人健康档案的重要组成部分，也是处理服务纠纷的法律依据。因此，护理师必须做好护理记录。

护理记录的要求如下：记录及时，书写规范，内容客观真实、准确完整；文字工整，字迹清晰，无错别字，不产生歧义。如护理过程中发现任何问题，均须进行详细记录。如有事需提前离开，应做好工作交接和交接记录。护理记录应妥善保存，以便查证。如遇老年人突发意外事件或危重急症，应先实施抢救，在抢救结束后及时据实补记护理记录，并加以注明。

（五）护理师签字的要求

每天护理结束时，或与老年人家属及其他护理师交接时，当班护理师须在护理记录上签字。这既是对老年人权利的尊重,也是护理师履行告知义务的需要,以明确责任,避免纠纷。

(六)护理计划编制的要求

为了保障护理服务科学有序进行,需要编制护理计划。护理计划编写要个性化,应符合老年人的身心状况及生活需求;要征得用户的同意,获得他们的配合;要具有灵活性,能够根据老年人的身心变化与需求及时调整。

(七)建立和谐护理关系的要求

和谐的护理关系是服务的润滑剂和推进器。居家养老护理是进入家门的服务,护理师面对的不仅有老年人,还有老年人的子女、家属及监护人,关系比较复杂,矛盾、冲突难免发生。如有矛盾发生,护理师要遵循以下要求。

(1)冷静处理,不争论。冲突之后,作为护理师,应不计较、不争执,要冷静地表达观点,避免不必要的语言暴力。当双方情绪都很激动时,护理师应暂时停止争论,待双方情绪平复后,再作处理。

(2)主动开口,打破僵局。双方产生冲突时,护理师应大方处事,及时主动示好,以消除矛盾、冲突所造成的阴影。

二、护理师的职业修养

居家养老护理是一份高付出的特殊职业。首先,进入家庭的护理师,活动在有限的空间内,面对的老年人有的老年失智、有的生命垂危、有的常年卧床不起。特殊的工作环境及服务对象,会给护理师心理带来压力,长时间的工作容易产生抑郁、焦躁、逆反等心理问题。其次,老年人家庭护理是全方位的护理服务,护理师不仅劳动强度大,而且持续处于职业应激状态[①],容易造成生理疲劳和心理疲劳。

面对这些职业问题,护理师只有不断加强职业修养,提高心理素质、增强体质,加强自我调适,才能肩负起居家养老护理的重任。

(一)加强自我心理调适

首先,增强职业认同感。充分认识到自己肩负的责任:"苦了我一人、幸福

[①] 职业应激状态,又叫职业紧张感,是指在某种职业条件下,客观需求与主观反应(个人适应能力)之间失衡而出现的(可感受到的)生理变化和心理压力以及由于不能满足需求而引起的(可察觉的)功能性紊乱。

一个家"。增强主观能动性。从"让我做"转为"我要做",压力就会变成动力。这是解除心理压力,做好养老护理工作的根本。

其二,换位思维。"如果服务对象是自己的父母,我会怎样?""如果我老了……"换位思维能使人豁然开朗,充分理解老年人,拉近与老年人的距离,心理压抑也就迎刃而解。

其三,善于沟通。与家属的沟通、交流是做好护理的前提。在沟通中争取家属的理解,共同寻求问题的解决方法,增进相互间的感情,狭小空间也会充满温情。

其四,及时调整。定期到所在服务机构汇报自己的工作情况,参与培训及各种活动,多与同事、家人或心理老师交谈,及时调整生活和工作状态。

其五,加强学习。掌握一些自我疏导、减压、调节的保健方法。

(二)增强体质,陶冶情操

首先,生活尽量有规律,加强体育锻炼,增强体质。

其次,还可选择一些有益于身心健康的文娱活动,如听音乐、爬山、养花养草、游泳、跳舞等,丰富自己的业余生活,陶冶情操,缓解心理压力。

(三)注意职业安全防范

在护理过程中,要注意增强自我保护意识,加强职业安全防范。

例如:护理师在护理前,要先做暖身动作,以保护韧带和肌肉;护理时,要尽量靠近老年人或物品,保持良好的身体姿势,避免拉抬重物、迅速转身或扭头,预防发生扭伤、拉伤等问题。

又比如:护理师要提高警惕,预防来自个别失智或情绪暴躁的老年人的伤害;切忌出现刺激性语言或行动,预防因特殊情况而发生的冲突。

本节知识要点

1. 护理师的岗位要求。
2. 护理师应具备的职业修养。

第三节 法律法规常识

养老护理工作是一个高风险的工作,同时老年人在很多护理师无法顾及的情况下出现意外的比例很高。另外,随着人口老龄化日益加剧,很多老年人可能面临子女赡养、财产、婚姻、社会保障等合法权益受损的诸多问题。因此,深入家庭为老年人的身心健康提供服务的护理师应掌握相关法律法规常识,以便在风险发生时,能维护自身及老年人的合法权益。

下面主要介绍《老年人权益保障法》《侵权责任法》等法律以及行规行约等方面的知识,供护理师学习掌握。

一、《老年人权益保障法》

《老年人权益保障法》是我国为保障老年人合法权益,发展老龄事业,弘扬中华民族敬老、养老、助老的美德而制定的法律。

《老年人权益保障法》第三条规定:禁止歧视、侮辱、虐待或者遗弃老年人。第十三条规定:老年人养老以居家为基础,家庭成员应当尊重、关心和照料老年人。第十四条规定:赡养人应当履行对老年人经济上供养、生活上照料和精神上慰藉的义务,照顾老年人的特殊需要。第四十七条规定:养老机构及其工作人员不得以任何方式侵害老年人的权益。第五十条规定:国家和社会采取措施,开展各种形式的健康教育,普及老年保健知识,增强老年人自我保健意识。第七十二条规定:老年人合法权益受到侵害的,被侵害人或者其代理人有权要求有关部门处理,或者依法向人民法院提起诉讼。

护理师应学习《老年人权益保障法》,一方面增强对护理工作的责任心,增加对老年人的关心与爱护;另一方面,向老年人宣传《老年人权益保障法》,鼓励老年人增强法律意识,遇到权益受损及时拿起法律武器维权,做好老年人维权的陪同人。当老年人遇到具体法律问题时,护理师可协助其进行法律咨询和法律援助。如老年人需要维权,护理师可陪同其进行维权,若护理师有能力可在老年人委托下代写诉讼材料。

二、《侵权责任法》

《中华人民共和国侵权责任法》是为保护民事主体的合法权益,明确侵权责任,预防并制裁侵权行为,促进社会和谐稳定而制定的法律。

居家养老护理过程中,会不可避免地发生一些安全事件,导致用户人身财产权益受到侵犯。护理师应学习了解相关法律条款与规定,成为维护自己和老

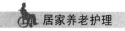

年人合法权益的明白人。

《侵权责任法》第十六条规定了人身损害赔偿方法:"侵害他人造成人身损害的,应当赔偿医疗费、护理费、交通费等为治疗和康复支出的合理费用,以及因误工减少的收入。造成残疾的,还应当赔偿残疾生活辅助具费和残疾赔偿金。造成死亡的,还应当赔偿丧葬费和死亡赔偿金。"第十九条规定了财产损失计算方法:"侵害他人财产的,财产损失按照损失发生时的市场价格或者其他方式计算。"

《侵权责任法》第三章规定了不承担责任和减轻责任的情形:第二十六条规定"被侵权人对损害的发生也有过错的,可以减轻侵权人的责任。"第二十七条规定"损害是因受害人故意造成的,行为人不承担责任。"第二十八条规定"损害是因第三人造成的,第三人应当承担侵权责任。"第二十九条规定"因不可抗力造成他人损害的,不承担责任。法律另有规定的,依照其规定。"第三十条规定"因正当防卫造成损害的,不承担责任。正当防卫超过必要的限度,造成不应有的损害的,正当防卫人应当承担适当的责任。"

另外,《侵权责任法》第三十四条规定:"用人单位的工作人员因执行工作任务造成他人损害的,由用人单位承担侵权责任。劳务派遣期间,被派遣的工作人员因执行工作任务造成他人损害的,由接受劳务派遣的用工单位承担侵权责任;劳务派遣单位有过错的,承担相应的补充责任。"第三十五条规定:"个人之间形成劳务关系,提供劳务一方因劳务造成他人损害的,由接受劳务一方承担侵权责任。提供劳务一方因劳务自己受到损害的,根据双方各自的过错承担相应的责任。"

综上所述,护理师在护理过程中,出现某一方权益受损时,要学会明确自己、用户、所在服务机构各方的责任,并能通过调解、仲裁、诉讼等方式实现维权的最优解。

三、签署劳动合同或劳务合同

护理师上岗时应与所在的服务机构签订《劳动合同》或《劳务合同》,以明确双方的权利与义务。劳务合同适用于合同法以及民法通则和其他民事法律所调整,而劳动合同适用于劳动法以及相关行政法规所调整。

居家养老护理是由"用户、护理师、服务机构"三方构成的契约关系下的护理服务。为保障各方合法权益、约束各方行为,各方需在平等、自愿、公平的基础上协商一致并订立具有法律效应的书面文件,即《居家养老护理服务协议》。一般来说,一份正式的服务协议应包含:服务内容、服务时间、工资待遇、各方权利与义务等内容。护理师应知悉护理服务协议的具体内容,并严格按照协议要求提供相应护理服务。一旦发生纠纷,该协议可以作为维护自身合法权益的有效法律文书。

四、纠纷处理

在居家养老护理过程中,护理师应遵守相关法律法规、行规行约和服务机构的规章制度。若在服务过程中发生纠纷,应学会按照正确的纠纷处理流程,维护自身的合法权益。

(1)出现服务纠纷,护理师无法与用户妥善解决的,应及时通知所在服务机构出面协调;

(2)服务机构协调未果的,可拨打家政服务公益热线电话 0531-12346 或登录家政网络信息公益平台 www.sd12346.gov.cn 进行投诉,由山东省家庭服务业协会仲裁中心调解员负责调解,调解成功后签订调解协议书,具体调解流程见图 2-1;

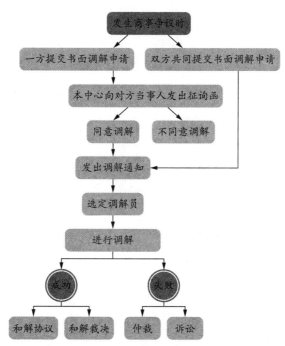

图 2-1 山东省家庭服务业协会调解流程

(3)若调解不成,可提交山东省家庭服务业协会仲裁中心仲裁解决。

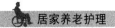

本节知识要点

1.《老年人权益保障法》关于老年人维权的内容。

2.《侵权责任法》关于人身损害赔偿方法、不承担责任和减轻责任等的条款内容。

3.《服务协议》的主要内容。

4. 服务纠纷的处理流程。

第三章

心理护理

老年人患病后对物质、经济和医疗的需求，可以通过看得见、摸得着的方式来实现，而老年人的精神需求却容易被忽视。因此，为老年人提供心理护理也是居家养老护理的重要内容之一。

护理师要学会通过良性沟通，了解老年人的心理变化及其心理需求，并对其心理压力进行疏导、泄压、引导，协助老年人调节情绪，改善心态，优化精神状况，增强康复信心，提高生活快乐指数。

第一节　心理护理的重要性

心理护理是以心理学的理论为指导，以良好的人际关系为基础，运用心理学的方法，通过语言和非语言的沟通，改变护理对象不良的心理状态和行为，促进康复或保持健康的护理过程。

心理护理是一个复杂的过程，在居家环境中，护理师与老年人的每一次接触，都包含了心理护理的内容。要做好心理护理工作不是一件简单、轻松的事情，护理师必须熟悉和掌握相关理论知识和技术，尤其是护理心理学知识。

一、心理护理的目标与原则

（一）心理护理的目标

（1）提供良好的心理环境；

（2）满足老年人的合理需要；

（3）消除老年人的不良情绪反应；

（4）提高老年人的适应能力；

（5）防止过激行为,如自杀、自伤或攻击行为等。

（二）心理护理的原则

（1）服务性。心理护理同其他服务工作一样具有服务性,护理师应始终以服务老年人为中心,为老年人提供所需要的各项护理服务。

（2）交往性。心理护理以良好的人际交往为基础,在交往中,护理师应与老年人平等相待,互相尊重,主动协调与其的关系,增进与其的感情,使老年人保持良好的心理状态。

（3）启迪性。护理师应学会运用相关学科知识,在日常护理中启发老年人,给老年人以健康指导,消除其对疾病的错误观念和认知,使其对待疾病和治疗的态度由被动转为主动。

（4）针对性。心理护理没有统一模式,护理师应做到因人而异,因时而异。应根据老年人的不同性格特点和不同阶段的身心状况,采取有针对性的心理护理措施,以适应心理需求。

（5）自我护理。自我护理是一种为了自己的生存、健康及舒适所进行的自我实践活动,包括维持健康、自我诊断、自我用药、自我预防、参加保健工作等,良好的自我护理有助于维持老年人的自尊和自信。护理师应启发和指导老年人,尽可能地进行自我护理。

二、心理护理在居家养老护理中的地位和作用

无论是满足老年人的心理需求还是提高老年人的生命质量,心理护理在居家养老护理中都具有举足轻重的作用。

（一）从康复学分析

古往今来,心理护理都是重点,因为心主神明。无论是中医还是西医,无论古代医疗还是现代医疗,都非常重视精神调养,都非常重视良好心态在战胜疾病中的重要作用。心理作用发挥得好,有时胜过任何良药,甚至能创造人间奇迹。有的"被判死刑"的癌症晚期患者,由于有强大的精神力量做支撑,而脱离了死神的魔掌;有些患者则过早地被"吓"死。因此,心理护理在老年人康复中起到至关重要的作用。

（二）从生命过程分析

人生暮年是生命衰亡期，一些老年人不仅被多种疾病缠身，而且面对身体的痛苦及死亡的威胁，负面心理加大，心理疾病增多，悲观厌世，甚至有自杀的心理乃至行为。年高多病的老年人亟待心理呵护。

（三）从社会因素分析

老年人退休后，社会角色发生转变，社会交往变少，尤其是退休的领导干部，失落感、孤独感接踵而来。而那些生活不能自理的失能老年人，由于身体活动的限制，其内心苦楚就更多，心理疾病也更多。他们急需情感关怀、心理慰藉及心理疏导，心理护理对他们的健康起到导引作用。

（四）从家庭因素分析

首先，随着年龄增长和疾病增多，老年人居家时间越来越长，有些年高多病的老年人几乎常年困于狭小的房间或病床上。对于忙碌一生的他们，抑郁的心情如同满天乌云压满心头。

其次，在规模小型化的家庭中，即使与子女同居的老年人，白天子女上班，他们孤独在家；而那些空巢家庭，老年人更是昼夜形单影只。他们渴求与人交流、渴求被关注，更渴求心理慰藉。

最后，家家都有本难念的经。婆媳关系、子女关系等家庭矛盾不仅影响老年人的身心健康，更给他们带来心理阴影。老年人渴求倾诉、渴求心理排解，渴求家庭和睦。

（五）从经济因素分析

老年人失去了劳动能力，靠退休金生活。而多病之秋的老年期又是花钱最多的时期，尤其是退休金不多的老年人，心理压力加大。这些压力如不能及时得到释放、缓解，就会产生各种心理问题。

综上所述，不良情绪及心理疾病隐没于居家日常生活之中的老年人，是威胁老年人健康和生命的最大隐患。因此，心理护理在居家养老护理中非常重要，应贯穿于居家养老护理始终。

本节知识要点

1. 心理护理的概念。

2. 心理护理的目标与原则。

3. 心理护理在居家养老护理中的地位和作用。

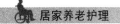

第二节　老年人的心理特点

老年人群由于身体状况、家庭结构、社会角色、经济状况、性格特点等发生变化，表现出以下心理特点。

一、孤独与寂寞

（一）主要原因

（1）家庭结构变化：发生丧偶、失独、空巢等情况。

（2）社会角色变化：离退休后，空余时间增多。

（3）身体状况变化：随着身体行动的不便，活动空间有限，人际交往减少。

（二）主要表现

老年人出现孤独、空虚、寂寞、情绪低落等一系列心理失调症状，即空巢综合征，容易产生怀旧、少言、缄默、嗜睡等情形。

二、恐惧与焦虑

（一）主要原因

身体状况变化：老年人患病后，身体机能出现退行性变化，自理能力下降，有的疾病久治不愈，患病老年人只能长期忍受病痛折磨。

（二）主要表现

面对身体机能衰退，有的老年人易产生精神紧张、忧虑、坐卧不安，爱唠叨、失眠等情形；有的老年人因疾病加重而回避谈论病情，更害怕谈论死亡。

三、敏感与多疑

（一）主要原因

（1）身体状况变化：老年人经常出现颈肩腰腿痛，头痛、发烧等小恙。

（2）性格特点变化：性格内向、孤僻，与周围人的关系疏远。

（二）主要表现

长期患病的老年人做事变得小心谨慎，怕犯错；多不愿谈及病情，易产生警惕、敏感、多疑等情形,对接近他的人表现出不信任,拒绝配合治疗和护理的现象。

四、悲观与抑郁

(一)主要原因

(1)身体状况变化:因患病导致的疼痛及自理能力下降,治疗效果不佳,外形改变,感知、记忆思维能力下降。

(2)家庭结构变化:丧偶、失独,或家庭关系不和谐。

(3)社会角色变化:离退休后,生活方式改变,社会交往减少,自身价值感减弱[①]。

(4)经济状况变化:有的老年人经济来源少,社会保障不足。

(5)性格特点变化:自控力下降,情感脆弱,依附性强,遇到困难变得被动、易妥协。

(二)主要表现

老年人易产生消极、冷漠情绪,精神萎靡、少言寡语,对生活缺乏兴趣,闭门不出,孤僻、害怕见人,有的甚至产生厌世轻生念头或自杀倾向。

五、固执与易怒

(一)主要原因

(1)身体特点变化:不能适应身体的残缺、机能的衰退等。

(2)性格特点变化:心理调节能力差,思想容易固化,行为容易模式化。

(二)主要表现

不愿接受新鲜事物,过于固执保守,容易较真,不愿听取他人的意见或建议;情绪不稳,遇事容易急躁,容易发怒。

综上可见,由于多种原因,老年人容易产生一系列心理问题,对此护理师要及时发现、及时宽慰,以促进老年人的身心健康。

---

① 由于老年人离退休后适应不了社会角色、生活环境和生活方式的突然改变,会出现情绪上的焦虑、抑郁、悲哀、消沉、恐惧和偏离常态的行为,甚至引起疾病,此即所谓的"离退休综合征"。

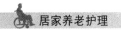

本节知识要点

1. 老年人的五大心理特点。

2. 老年人五大心理特点的产生原因及其主要表现。

第三节 情感慰藉

慰藉即安慰。所谓精神慰藉就是在精神层面给予安慰,在思想上给予鼓励。护理师对老年人的情感慰藉一般是指语言上的情感安慰与思想鼓励,让老年人产生安全感和满足感。

一、服务原则

(一)针对性

老年人的身心状况、性格特点、兴趣爱好不同,受教育程度、社会地位及经历、社会价值取向、精神文化生活需求层次不同,这都决定了其心理需求也会不同。因此,护理师应全面了解所护理对象,了解其特定的心理需求,并有针对性地给予护理服务。

(二)融合性

护理师进行的生活护理服务,不仅包括对老年人躯体上的照料,还包括对老年人心理上的关怀。而且二者相互交织,密不可分。护理师应有意识地将情感慰藉融入到生活护理的全过程。

(三)人文性

情感慰藉要充分尊重老年人的意愿和接受程度,不能将过度的关心与安慰强加于老年人,否则只会适得其反。

二、服务方法

情感慰藉主要包括环境调节、活动锻炼、健康指导、陪同聊天、亲属支持等方面。

(一)优化休养环境

居室环境的美化是平衡老年人心理状态的重要因素。护理师应做好日常居室卫生服务,保持居室安静、整洁,布置合理有序;空气清新,光线充足,温度、湿度适宜;被褥整洁、舒适,最大限度地消除老年人对环境的压抑感,缓解其紧张情绪,从而使其心绪宁静。

(二)适当活动和锻炼

应鼓励、陪伴老年人参与力所能及的活动和锻炼,满足老年人的身心需求,分散其对疾病的注意力,增强心理调适。

1. 鼓励参加文体活动

在老年人身体状况允许的情况下,天气晴好、微风无尘时,可搀扶老年人到附近的公园、广场等地散散步,晒晒太阳,呼吸新鲜空气,增强身体机能和抵抗力;条件允许的情况下,可鼓励老年人参与做保健操、合唱等群体性活动,增进人际交流,融洽人际关系;还可鼓励老年人种养花草、饲养宠物等,以陶冶其情操,使其保持心情舒畅。另外,尊重老年人的宗教信仰,协助老年人参加一些宗教活动,保护其虔诚的宗教热情。

2. 协助进行视听训练

条件允许的情况下,可定时为老年人读书、读报,或让其听广播、听音乐、看电视,不断提升老年人获取社会信息的能力。这些训练均可充实老年人的精神生活,增强其价值感和自信心,分散对疾病、疼痛的注意力,有利于调节和稳定情绪。

3. 开展益智游戏

有的老年人虽然记忆力减退,但智力并未衰减。护理师可陪伴其开展下棋、打牌等益智游戏,另外,还可指导其进行拼图、绘画、书法等益智活动。这样不仅能锻炼老年人手部活动能力,还能加强老年人大脑中枢神经系统的活动能力,有利于健脑防衰。

(三)加强健康生活指导

在护理过程中,多向老年人宣传健康理念和医学防病知识,指导其正确对待疾病,促进其积极配合治疗和护理;逐步培养老年人良好的生活习惯,促进其身心健康。

(四)陪同聊天

要多与老年人交流、沟通。以老年人感兴趣的话题为切入点,鼓励引导老

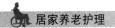

年人倾诉,做老年人的忠实听众,满足老年人心灵交流需求。对老年人给予充分理解和尊重,与老年人建立良好的信任关系,通过柔和的语言和真诚的态度劝慰老年人,帮助其消除不良情绪,缓解精神压力。

(五)加强亲友对老年人的关爱

护理师应主动创造老年人与亲朋好友交流、相处的机会和环境。

例如:协助老年人与子女定期通过视频或电话取得联系;向老年人的亲属普及扣背按摩、家庭氧疗、肢体被动训练等护理知识与技巧,让亲属参与到老年人的护理服务之中;协助邀请老年人的同学、同事、朋友来看望等等。这些措施均能让老年人感受到家庭的温馨和亲友的关怀,提升老年人的幸福感和满足感。

(六)协助寻求专业心理护理

针对有较为严重心理问题的老年人,护理师应做到以下三点:一是根据老年人的自我表述及监护人的情况反映,了解老年人的心理精神状态,并与老年人家属及监护人协商,寻求专业心理咨询师的帮助,以做好老年人的心理评估;二是明确心理护理的总体目标和具体目标,熟悉心理咨询师制订的心理护理计划/方案;三是根据心理护理计划/方案,确定心理辅导的次数和时间,协助定时定量地进行心理辅导,并及时反馈辅导情况,以便心理咨询师进行辅导效果评价,更好地促进老年人的心理康复。

本节知识要点

1. 情感慰藉的概念。
2. 情感慰藉的服务原则。
3. 情感慰藉的服务方法。

第四章

基础护理一
——常规护理的基础知识及基本内容

基础护理是研究临床护理基本理论、基本知识、基本技术和方法的一门学科。它是临床各科护理的共性基础，是护理学的一个重要组成部分。

基础护理有狭义和广义之分，狭义的护理是指护理工作者所从事的以照料病人为主的医疗、护理技术工作；广义的护理是指为人类健康服务的专业技术，是在尊重人的需要和权利的基础上，通过改善、维持或恢复人们所需要的生理、心理健康和在社会环境变化中的社会适应能力，以达到预防疾病、提高健康水平的目的。

居家养老的基础护理，属于广义的基础护理，是尊重老年人、满足老年人需求的，为居家老年人提供生理、心理及其生活适应能力的健康服务。为此，本书的基础护理既包括常规护理的基本知识，也包括居家老年人的卫生护理、饮食护理、睡眠护理和排泄护理等生活护理技能；还包括针对家庭规模小型化、老年家庭空巢化所带来的老年人看病难、居家安全等一系列社会问题而开设的"助医"、"安全防护"服务。这两项服务技术是本书的特色，是传统基础护理学的创新。

第一节　常规护理的内涵

常规护理属于临床护理的要求，也称护理常规，分为特殊常规护理和一般常规护理。特殊常规护理，是指针对各种疾病出现的重症进行的特殊护理；一般常规护理，是指各科的一般护理，即根据疾病发展的一般规律进行的常规服务。

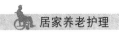

居家养老护理是护理学支撑下的专业服务,是与医疗服务紧密结合的规范护理。为此,居家养老护理应以护理常规为指导。由于居家养老护理不同于临床护理,护理人群、护理环境都与临床护理不同,为此,居家养老的常规护理又有其特殊的内涵。

首先,常规护理首要的是对人的生命体征和生理信息的监测。这也是居家养老护理的首要任务。针对居家老年人,护理师要为其做好日常的体温、脉搏、血压、血糖等生命体征的监测,这是居家养老常规护理最基本的内涵之一。

其二,制订护理计划是常规护理的基本要求。居家养老护理是对老年人心理、生理及生活能力的全方位护理。其护理计划要求更全面、更详细、更富有操作性,这是居家养老常规护理基本内涵之二。从某种程度上讲,居家养老的护理计划,是临床护理计划的发展和创新。

其三,规范地评估老年人的生活自理能力,是居家养老常规护理基本内涵之三。居家养老护理对象是多病体残的老年人;护理过程属于非临床护理,主要是对老年人身体和生活的全方位护理服务。为此,居家养老护理服务的前提是针对每位老年人的生活自理能力进行评估,该评估是包括身体自理能力和活动能力的全方位的评估。评估能否科学、细化、量化、个性化,直接关系到护理服务的质量。因此,对老年人生活自理能力的规范评估是常规护理在家庭护理中的创新发展。

鉴于上述"居家养老基础护理、常规护理"的内涵,护理师必须掌握相关知识和技能,尤其是初学者,更要打好基础。

 本节知识要点

居家养老常规护理的三大内涵。

第二节　人体结构及其功能简介

人体主要由九大系统组成,即运动系统、消化系统、呼吸系统、泌尿系统、生殖系统、内分泌系统、神经系统、循环系统、免疫系统。而各个系统之间都有关联且相互影响,若其中一个器官或系统出现问题,都可能造成全身性的影响。同时,若老年人的感觉器官出现严重伤患时,也可能会引起其他组织、器官或系统的疾患。因此,作为护理师,对于人体的构造和功能必须有一定的认识,否则

难以提供安全有效的护理服务。

一、运动系统

运动系统是由骨、骨连结和骨骼肌组成。骨以不同形式连接在一起,构成骨骼,形成了人体的基本形态,并为肌肉提供附着。在神经支配下,肌肉收缩,牵拉其所附着的骨,以可动的骨连结为枢纽,产生杠杆运动。

运动系统的主要功能是运动功能(实现简单的移位和高级活动如语言、书写等)、支撑功能(维持体姿)、保护功能(由骨、骨连结和骨骼肌形成了多个体腔,保护脏器)。

二、消化系统

消化系统包括消化道和消化腺两大部分。消化道是指从口腔到肛门的管道,可分为口、咽、食道、胃、小肠、大肠和肛门。

消化系统的基本功能是食物的消化和吸收,提供机体所需的物质和能量。

三、呼吸系统

呼吸系统是由呼吸道、肺血管、肺和呼吸肌组成。呼吸道包括鼻、咽、喉、气管和支气管,通常把鼻、咽、喉称为上呼吸道;把气管、支气管及其在肺内的各级分支称为下呼吸道。

呼吸系统的主要功能是进行气体交换。

四、泌尿系统

泌尿系统是由肾、输尿管、膀胱和尿道组成。肾产生尿液,输尿管将尿液输送至膀胱,膀胱为储存尿液的器官,尿液经尿道排出体外。

泌尿系统的主要功能是排出机体新陈代谢产生的废物和多余的液体,保持机体内环境的平衡和稳定。

五、生殖系统

生殖系统是生物体内的和生殖密切相关的器官的总称。男性生殖系统包括睾丸、附睾、输精管、尿道、前列腺、阴囊和阴茎等。女性生殖系统包括阴道、子宫、输卵管及卵巢、阴阜、大阴唇、小阴唇、阴蒂等。睾丸产生精子、分泌雄激素;卵巢产生卵子、分泌雌激素和孕激素。

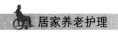

生殖系统的功能是产生生殖细胞、繁殖新个体、分泌性激素和维持第二性征。

六、神经系统

神经系统是机体内对生理功能活动的调节起主导作用的系统，主要由神经组织组成，分为中枢神经系统和周围神经系统两大部分。

中枢神经系统由脑、脊髓组成，脑包括大脑、小脑和脑干，大脑具有感觉、运动、语言等多种生命活动的功能区，是人体的"最高司令部"；小脑具有使运动协调、准确、维持身体平衡的作用；脑干中具有专门调节心跳、呼吸、血压等人体基本生命活动的部位，如果这些部位受到损伤，心跳和呼吸就会停止，从而危及生命。脊髓是脑与躯干、内脏之间的联系通路。而周围神经系统是中枢神经系统发出，导向人体各部分的神经，包括脑神经、脊神经和内脏神经。

七、内分泌系统

内分泌系统是神经系统以外的另一个功能调节系统，它是由机体不同部位的内分泌腺和一些具有内分泌功能的组织和细胞组成。人体内分泌腺包括甲状腺、甲状旁腺、肾上腺、垂体和松果体等，内分泌组织和细胞有胰岛、卵泡、睾丸间质细胞等。

内分泌系统的功能是通过分泌特殊的化学物质来实现机体的控制与调节；并与神经系统相辅相成，共同调节机体的新陈代谢和生长发育，维持机体内环境稳定，并影响行为和控制生殖等。

八、循环系统

循环系统是由生物体的细胞外液（包括血浆、淋巴和组织液）及其借以循环流动的管道组成的系统，由心血管系统和淋巴系统组成。

循环系统是生物体内的运输系统，其功能是不断地将氧、营养物质和激素等运送到全身各组织器官，并将各器官、组织所产生的二氧化碳和其他代谢产物带到排泄器官排出体外，以保证机体物质代谢和生理功能的正常进行。

（一）心血管系统

心血管系统包括心脏、动脉、静脉和毛细血管。心脏是血液循环的动力器官；动脉将心脏输出的血液输送到全身各器官；静脉则把全身各器官的血液带回心脏;而毛细血管是位于小动脉和小静脉的微细管道,管壁薄,有通透性,是进行物质交换和气体交换的场所。

人体各组织器官要维持其正常的生命活动,需要心脏不停地搏动以保证血液的运输。而心脏作为一个泵血的肌性动力器官,本身也需要足够的营养和能源,而供给心脏营养的动脉是冠状动脉。如果冠状动脉粥样硬化,造成冠状动脉狭窄,供应心肌的血液减少,即冠状动脉供血不足,则导致冠心病等心脏疾病。

（二）淋巴系统

淋巴系统是血液循环的支流,协助静脉运回体液进入循环系统,属于循环系统的辅助部分。

淋巴系统是人体重要的防卫体系,它与心血管系统密切相关。淋巴系统能制造白细胞和抗体,滤出病原体,参与免疫反应,对液体和养分在体内的分配也有重要作用。人受伤以后组织会肿胀,要靠淋巴系统来排出积聚的液体,恢复正常的液体循环。

九、免疫系统

免疫系统是人体抵御病原菌侵犯最重要的保卫系统。在感染过程中,各免疫器官、组织、细胞和分子互相协作、互相制约、密切配合,共同完成复杂的免疫防御功能。

除以上九大系统外,护理师还应了解人体感觉器官方面的知识。感觉器官是人体与外界环境发生联系,感知周围事物变化的一类器官。人体有多种感觉器官,如眼、耳、鼻、舌、皮肤等。其中,眼睛感光,耳朵感声,鼻子有嗅觉,舌头有味觉,皮肤有温、痛、触觉,当老年人的眼、耳、鼻、舌、皮肤等功能退化或发生疾患时,将会相应地引发其他问题或病症。

本节知识要点

1. 人体九大系统及其构成。

2. 人体九大系统的功能。

3. 人体感觉器官的分类。

4. 皮肤的构造及功能。

第三节　生活能力评估

随着年龄的增长，老年人从外表到身体都发生了一系列的变化。护理师只有掌握老年人的身体特点及患病特点，并对其生活能力给予动态的评估，才能做到个性化的科学护理。这是居家养老常规护理的基本要求。

一、老年人的身体特点

老年人的生理状况存在个体差异，与自身健康状况、生活方式、营养条件、精神状态等因素都有密切关系。这里将从以下八个方面阐述疾病期老年人的身体特点。

（一）体表外形变化显著

老年人的体态和外形逐渐发生变化，主要表现为白发增多，稀疏脱落；皮脂分泌减少，皮肤变得松弛、无弹性、缺乏光泽，褶皱增多，且干燥、多屑、粗糙；皮肤对冷、热刺激及触觉、痛觉等感觉功能减弱；皮肤的生理功能和抵抗力降低，皮肤疾病逐渐增多，如出现老年斑、老年性湿疹、老年皮肤瘙痒症、压疮等；眼睑下垂，眼窝脂肪消失、眼球凹陷；牙龈组织萎缩，牙齿松动脱落；脊柱弯曲度增加、弯腰驼背、躯干变短、下肢弯曲。

（二）感觉器官功能衰退

老年人对外界事物的反应变得迟钝，对事物判断的准确性降低。例如：由于视觉衰退，容易出现老花眼，且易产生白内障、青光眼等眼疾；听觉的减退使老年人与他人的交流变得困难，易出现耳聋、耳鸣等听力障碍。另外，老年人的味觉、嗅觉、触觉等也会有所减退。

（三）循环系统功能衰退

老年人心肌细胞出现萎缩，血管口径变小，心肌收缩力下降，心输出量减少，易产生心脏功能障碍，导致各组织器官的营养障碍；冠状动脉出现粥样硬化，血管和心肌弹性下降，血管对血压的调节作用下降，血管外周阻力增大，使老年人血压常常升高；静脉血管弹性降低，血液回流困难，易出现下肢肿胀、不适；毛细血管脆性增加，易发生心血管意外（如心肌梗死、脑出血、脑梗死等）；皮肤受到轻微碰撞就会发生皮下出血，易形成瘀血。

（四）消化系统功能衰退

（1）口腔：老年人唾液腺萎缩，唾液分泌减少，唾液稀薄、淀粉酶含量降低，常感口干；舌上味蕾数目减少，导致味觉明显减退，对甜、咸味都不敏感；因舌肌、牙周病、龋齿、牙齿的萎缩性变化，出现牙齿脱落或明显的磨损，影响对食物的咀嚼和消化。

（2）食管：老年人的食管肌肉萎缩，收缩力减弱，吞咽功能欠佳，贲门括约肌松弛，食管排空延迟，食管扩张和无推动力的收缩增加，易发生噎食。

（3）胃肠道：老年人胃黏膜变薄、肌纤维萎缩，胃酸分泌不足，胃液量和胃酸度下降，胃蛋白酶不足，各种消化酶活性下降，对钙、铁、维生素 D 的吸收减少，易发生营养不良，进而导致缺铁性贫血、骨质软化等。食物滞留在胃窦的时间延长，幽门螺杆菌的感染机会加大，易导致胃炎、胃溃疡。老年人胃肠平滑肌张力不足，蠕动减弱，胃排空速度减慢，故常发生便秘。

（4）小肠：老年人小肠平滑肌萎缩变薄，收缩能力下降，导致营养物质的吸收率降低，造成贫血及营养不良。消化道运动能力降低，尤其是肠蠕动减弱，易导致消化不良及便秘。

（5）肝脏：老年人肝脏中肝细胞数量减少，变性结缔组织数量增加，易造成肝纤维化和硬化；肝功能衰退，合成蛋白能力下降，部分肝细胞的酶活性降低，肝解毒功能下降，易引起药物性肝损害。由于老年人消化吸收功能差，易引起蛋白质等营养缺乏，导致肝脂肪沉积。

（6）胰腺：老年人胰液分泌减少，脂肪分解和糖分解能力下降，对淀粉、蛋白质、脂肪等的消化吸收能力降低。

（7）胆囊：老年人的胆囊壁及胆管壁变厚、弹性降低，因含大量胆固醇，易发生胆囊炎、胆石症，胆管发炎可使胰腺发生自身消化，引发急性胰腺炎。

（五）呼吸系统功能衰退

老年人的呼吸道对气体的过滤和加温功能衰退或丧失，使整体气道防御功能下降，易发生感冒、上呼吸道感染、气管炎、肺炎等疾病。老年人的呼吸肌、胸廓骨骼及韧带萎缩，肺泡弹性下降，肺泡数量减少，气管及支气管弹性下降，易导致肺气肿，肺活量及肺通气量明显下降，活动量增加后常感到呼吸急促、气喘、换气困难。另外，老年人的咳嗽反射及纤毛运动功能退化，咳嗽和反射机能减弱，使滞留在肺中的分泌物和异物增多，肺部易受感染。

（六）运动和神经系统功能衰退

老年人的运动平衡能力下降，动作、反应迟缓，站立、走路不稳，抬脚困难；骨骼肌萎缩，肌力减退，骨密度降低，骨骼韧性减退、脆性增加，易患骨质疏松或骨质增生；关节灵活性和活动能力下降，易跌倒、脚踝部扭伤和骨折。

老年人的脑组织逐渐出现萎缩，出现一系列脑功能、心理和智能等方面的相关变化，同时还会出现不同程度的"近记忆"衰退现象。

（七）内分泌系统与代谢功能衰退

老年人甲状腺功能衰减，肾上腺皮质功能下降，对胰岛素敏感性降低和葡萄糖耐量降低，易患甲状腺疾病、糖尿病、高脂血症等。

（八）泌尿生殖系统功能衰退

（1）肾脏：老年人的肾脏萎缩变小，肾血流量减少，肾小球滤过率下降，肾小管重吸收和排泄能力下降，导致出现肾功能衰退现象。

（2）膀胱：老年人膀胱的容量减小，膀胱逼尿肌萎缩，膀胱括约肌松弛，肌肉收缩能力下降，易发生尿频、尿失禁等现象，尤其是夜尿次数增多，有时甚至出现遗尿。

（3）前列腺：65岁以上的男性老年人多有不同程度的前列腺增生，易造成排尿困难，甚至尿潴留。

正是由于身体各个系统的生理机能衰退，老年人常常罹患各种疾病。老年人的常见疾病可总结如下（图4-1）：

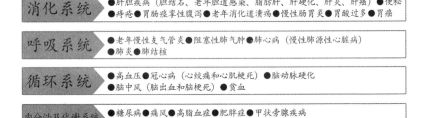

运动系统 ●颈椎病 ●肩周炎 ●腰椎间盘突出 ●骨关节炎 ●骨质疏松症 ●骨质增生 ●骨折 ●股骨头坏死

消化系统 ●肝胆疾病（胆结石、老年胆道感染、脂肪肝、肝硬化、肝炎、肝癌）●便秘 ●痔疮 ●胃肠痉挛性腹泻 ●老年消化道溃疡 ●慢性肠胃炎 ●胃酸过多 ●胃癌

呼吸系统 ●老年慢性支气管炎 ●阻塞性肺气肿 ●肺心病（慢性肺源性心脏病）●肺炎 ●肺结核

循环系统 ●高血压 ●冠心病（心绞痛和心肌梗死）●脑动脉硬化 ●脑中风（脑出血和脑梗死）●贫血

内分泌及代谢系统 ●糖尿病 ●痛风 ●高脂血症 ●肥胖症 ●甲状旁腺疾病 ●甲状腺疾病（甲状腺机能减退、甲状腺机能亢进）

泌尿系统 ●肾病（肾盂肾炎、急性肾炎、急性肾衰、慢性肾衰）●泌尿系统结石（输尿管结石、肾结石、膀胱结石）●急性膀胱炎

神经系统 ●帕金森氏病 ●阿尔兹海默病 ●癫痫病

生殖系统 ●慢性前列腺炎 ●前列腺增生 ●乳腺癌

感觉器官 ●白内障 ●青光眼 ●老年性耳聋 ●老年性雀斑 ●老年性白斑病 ●老年性血管瘤 ●老年性皮脂腺增生

图4-1 老年人常见疾病

二、老年人的患病特点

随着生理功能的减退，老年人机体的抗病能力和对疾病的反应性也会出现

不同程度的降低,大致有以下几个特点:

(一)一人多病,病情复杂

老年人的器官组织结构和功能先后发生衰退,故往往有多种疾病同时存在。多病共存的表现形式可以是同一器官的多种病变。以心脏为例,冠状动脉粥样硬化、肺源性心脏病、传导系统或瓣膜的退行性病变可同时存在;也可以是多系统疾病同时存在,如不少老年人患高血压、冠心病,还同时患糖尿病、慢性支气管炎或伴有肾功能减退等。

多种疾病可能造成疾病之间相互作用,使病情更复杂,治疗更困难。例如:控制不良的糖尿病老年患者易发生足部伤口感染,感染会造成血糖更难以控制,而长期高血糖也会进一步加重感染。

(二)起病隐匿,症状不典型

老年人由于神经系统和免疫系统发生退行性改变,代偿能力[1]差,感觉、体温、呼吸、咳嗽、呕吐等神经中枢的反应性降低,使一些老年疾病的症状表现不典型。

例如:急性感染时没有发烧、白细胞增加的现象;心肌梗死时老年人并无典型的心前区疼痛,仅表现为上腹不适、恶心等消化道症状,或肩痛、牙痛、跌倒、头晕等非典型征兆,故容易被忽视、延误诊断,错过最佳治疗时机。

(三)病情重、进展快、易发生意识障碍

老年人机体对疾病的应激能力下降,症状表现不典型,当出现明显的症状或体征时,往往病情已非常严重或迅速趋于恶化。由于老年人组织器官的储备能力和代偿能力差,在急性病或慢性病急性发作时,容易出现多脏器功能衰竭等各种危象[2]、甚至猝死。

例如:老年人的消化性溃疡,平时无明显胃肠道症状,直至发生消化道大出血时才就诊,发现时已并发出血性休克和肾衰竭,病情迅速恶化。

(四)并发症多

并发症是指当患某种病时,在该病的基础上并发其他疾病。由于老年人的

---

[1] 代偿能力,亦称"代偿作用",是指通过加强某一器官或组织的功能,以适应或补偿生理或病理情况下需要的一种心理现象。

[2] 危象,即危险的迹象,特指疾病症状突然加剧,危及生命的现象。

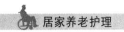

免疫功能降低,抵抗力差,对外界微生物及其他刺激的抵御能力减弱,故老年患者尤其是高龄老年患者常发生多种并发症,这是老年人患病的最大特点。

例如:老年人常患有冠心病、高血压、糖尿病等慢性疾病,并伴有高血压视网膜病变,糖尿病足等并发症。而长期卧床的老年人易并发压疮、骨质疏松、坠积性肺炎、便秘、泌尿系统感染、下肢静脉血栓等病症。

(五)病程长、恢复慢、致残率高

一般来讲,慢性非传染性疾病治愈的可能性几乎没有,老年人患病后易转为慢性过程,病程长,往往不易恢复或恢复缓慢,甚至不少疾病还留下后遗症,使老年人丧失部分或全部自理能力,往往需要长期治疗并采取康复措施。

(六)多药并用,易用药过量

老年人因患多种慢性疾病,需同时服用多种药物,且用药量常常超过实际需要量。其原因有三:一是可能会因同一类问题而重复用药,例如:心脑血管疾病的老年人,常先后在多家医院或诊所就诊,出现处方药相同或相似的情形,且治同一种或同一类疾病的合成药中主要成分大同小异,在不辨别的情况下就会重复用药;二是错误的用药观念,很多老年人存在"有病治病,没病强身"的错误观念;三是缺乏专业的、以老年人为中心的药物治疗指导。

(七)药物不良反应多,个体差异性大

由于老年人自身体质和病情复杂,多有药物不良反应发生,且个体对用药的反应也有较大差异。老年人的肝、肾功能减退,药物代谢与排泄水平下降,药物耐受性和敏感性降低,长期用药或用药过多、剂量不当易引起药物蓄积中毒,多药合用也可导致不同药物之间交互作用,产生毒性反应;老年人个体间差异较大,应用于这一位老年患者并无副作用的剂量,对另一位老年患者来说可能会产生较大的副作用。因此,应高度重视治疗药物剂量的个体性。

三、老年人生活能力评估

由于老年人身体差异较大,其生活能力千差万别。为使护理服务具有针对性,必须对每位老年人的生活能力进行评估,这是护理的前提;同时还应结合老年人年龄的增长、身体的变化进行动态评估。常规护理的评估是指老年人生活自理能力的评估。

为便于操作,本书将老年人生活自理能力的划分指标归纳为"进食、洗澡

（漱）、更衣、如厕、活动"五大类,将老年人划分为能力完好、轻度失能、中度失能、重度失能四类。评估采取计分方法,具体内容见表 4-1。

表 4-1　老年人生活能力评估

姓名:_____　　　　　　　　　　　　　评价日期:_____年___月___日

评估事项、内容与评分	自理能力分类	自理程度等级	分值	评分
（1）进食 （使用餐具将饭菜送入口、咀嚼、吞咽等活动）	能力完好	进食自理,无需帮助	0	
	轻度失能	需帮助备餐,能自己进食	0	
	中度失能	需要协助,如切碎、搅拌食物等	3	
	重度失能	完全需要帮助 （喂食、部分或全部胃管喂食,或需静脉输液）	5	
（2）洗澡（漱） [洗澡（包括擦浴、盆浴或淋浴）、洗漱（包括梳头、洗脸、刷牙、剃须）等活动]	能力完好	独立完成（洗盆浴时进出浴缸自如）	0	
	轻度失能	能独立地洗头、梳头、洗脸、刷牙、剃须等; 洗澡需要协助	1	
	中度失能	在协助下和适当的时间内,能完成部分梳洗活动 （如背部或一条腿）	3	
	重度失能	完全需要帮助（不能自行洗浴）	7	
（3）更衣 （穿脱衣裤、袜子、鞋子,以及扣纽扣、系鞋带等活动）	能力完好	独立完成（穿脱衣物独立完成）	0	
	轻度失能	只需要帮助系带	0	
	中度失能	需要协助,在适当的时间内完成部分穿衣	3	
	重度失能	完全需要帮助	5	
（4）如厕 （如厕大小便的活动及大小便的自控、排泄后能清洁及整理衣裤）	能力完好	不需协助,完全能自控,或能借助辅助器具进出厕所	0	
	轻度失能	偶尔失禁,但基本上能如厕或辅助器具进出厕所	1	
	中度失能	经常失禁,在很多提示和协助下尚能如厕或使用便具 （需要帮助清洁或整理衣裤）	5	
	重度失能	完全失禁;不能自行出厕所完成排泄过程, 完全需要帮助,需用导尿管等	10	
（5）活动 （上下床、站立和坐下、室内行走、上下楼梯、户外活动）	能力完好	独立自如完成所有活动	0	
	轻度失能	借助较小的外力或辅助器具能完成站立、行走、上下楼梯等	1	
	中度失能	借助较大的外力才能完成站立、行走,不能上下楼梯	5	
	重度失能	卧床不起,活动完全需要帮助	10	
总分:_____	结果评估:□能力完好　　□轻度失能　　□中度失能　　□重度失能			

评估说明:
1. 此表用于评估老年人各项功能完成的独立程度。
2. 根据老年人的实际情况,将相应的分数填在评分空格处。
3. 计算总分,并在评估结果前"□"上打"√"。

评估分析:此表最高为 37 分,分值越低说明老年人生活自理能力越强。

总分 0～3 分者为能力完好,说明能够独立完成上述 5 项活动;

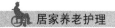

总分 4～8 分者为轻度失能,说明上述 5 项活动中有项目不能独立完成;

总分 9～18 分者为中度失能,则说明上述 5 项活动中有多半无法独立完成;

总分 ≥ 19 分者为重度失能,即上述 5 项活动都不能独立完成。

本节知识要点

1. 老年人的身体特点。

2. 老年人的患病特点。

3. 老年人生活自理能力评估表的评估内容及使用方法。

第四节　生命体征的监测

人的基本体征监测是指对人的体温、脉搏、血压、血糖的测量。老年人体弱多病,生命体征变化快且复杂,作为护理师必须加强对这些体征的监测,以便早发现、早治疗。

一、老年人体温的监测

(一)基础知识

1. 老年人体温的特点

老年人因活动量减少,机体代谢率低,体温比成年人略低。正常情况下老年人的体温相对恒定,但有时也会受年龄、性别、昼夜、情绪、疾病等因素的影响。

例如,24 小时内老年人的体温波动范围不应超过平均数上下 0.5℃,一般凌晨 2～6 点最低,下午 2～8 点最高。当体温中枢受到致热源(如细菌、病毒等)的侵害,内分泌功能紊乱时,体温会发生变化。一般来说,女性体温比男性略高。另外,进食后、运动或劳动时、情绪波动时体温会上升,在睡眠、饥饿、禁食、卧床休息时体温会下降。

因此,当老年人精神不济、没有食欲时,最好先为其测量体温,看是不是发烧。发烧等体温异常是许多重大疾病的前兆,不可大意。

2. 体温监测方法

测量体温的仪器分为玻璃汞柱式体温计和数字式体温计两种,前者包括口表、腋表和肛表；后者包括电子探头体温计、耳温枪等（图4-2）。目前家庭常用的体温计为玻璃汞柱式体温计（即水银体温计），同时，随着技术的发展和广泛应用，耳温枪和电子体温计在家庭的应用也逐渐增多。

常用的体温测量方法有口腔测温法、腋下测温法和直肠测温法三种。护理师应根据老年人的病情选择合适的体温测量方法（表4-2）和测量频率，通用的测量方法是腋下测温法；但直肠测温法测温数值最为准确。对于部分失能老年人，护理师可定期为其测量体温；对于完全失能的老年人，护理师应每天定时为其测量体温。

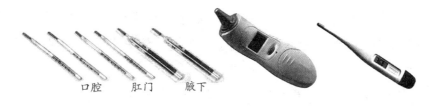

口腔　　　肛门　　　腋下

a.玻璃汞柱式体温计　　　b.耳温枪　　　c.电子体温计

图4-2　体温计的种类

表4-2　老年人的体温测量方法

项目	口腔测温法	腋下测温法	直肠测温法
部位	舌下	腋下	直肠
用时	3分钟左右	5～10分钟	3分钟左右
正常范围	37.0℃ （范围在36.3℃～37.2℃）	36℃～37℃ （比口腔温度低0.3℃～0.6℃）	36.5℃～37.7℃ （比口腔温度高0.3℃～0.5℃）
适用对象	口部可闭合、意识清醒且能配合的老年人	不适合口腔测温法或直肠测温法的老年人	昏迷与不合作的老年人
禁忌对象	精神异常、昏迷、不合作、口鼻腔手术、口腔疾患、呼吸困难、面神经受损的老年人	腋下多汗、腋下有创伤或炎症、手术、肩关节受伤、体形过于消瘦、身体虚弱无法合作等腋下无法夹紧的老年人	接受直肠、肛门会阴处手术或肛门、直肠疾病（如痔疮、腹泻、肠炎）、心肌梗死、大小便失禁的老年人

3. 玻璃汞柱式体温计的校准和消毒

（1）校准：每次测温前应将体温计的水银甩至35℃以下，甩表时要用拇指和食指握紧体温计上端，手腕急速向下、向外甩动。甩动时要注意四周，不可触及其他物品，以防撞碎。

（2）消毒：每次使用前，应用医用酒精擦拭温度计。必要时，将体温计放于浓度为75%的酒精中浸泡30分钟，再用清水冲净，擦干备用。需要注意的是，体温计不能放入热水或沸水中清洗，更不能放在酒精灯上灼烧，以防爆裂。

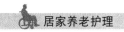
4. 玻璃汞柱式体温计的读数

在光亮处,将体温计横持,并慢慢转动,观察水平线位置的汞柱所在刻度。

若水银体温计摔碎,如何处理?

水银在常温下即可蒸发,气温越高,蒸发越快。水银体温计掉到地面上摔碎后应立即处理,否则可能会发生汞中毒。对此,正确的处理方法是:

(1)立即收集:可戴上手套,用湿润的棉棒或者胶带将洒落在地面上的水银粘集起来,放进可以封口的小瓶中(如饮料瓶等塑料瓶并贴上标签注释),在瓶中加入少量水,水可防止水银蒸发。收集过程中千万不要使用吸尘器,不要使用扫帚或毛巾来擦拭散落处,避免水银扩散。

(2)打开窗户:保持室内良好通风,并利用电风扇加强房间与室外的空气流通。

(3)对于掉在地上不能完全收集起来的水银,可撒些硫黄粉,以降低水银毒性。

(4)对于被汞污染的房间,可用碘加酒精点燃熏蒸,使碘和空气中的汞生成不易挥发的碘化汞,可降低空气中汞蒸气的浓度。用10%的漂白粉液体冲洗被汞污染的地面,也有一定的除汞效果。

(来源:南方日报 http://hz. southcn. com/content/2016-04/12/content_145760419.htm)

耳温枪如何使用?

耳温枪的使用方法如下:

(1)检查耳温枪外观是否完整;按一下耳温枪上的按钮开关,确认电力充足;套上新的耳温套。

(2)检查老年人耳道中的耳垢多少,如果过多,则应先清除干净后再测量。

(3)协助老年人于舒适体位,告知其固定颈部,轻轻将其耳道往上、往后拉。

(4)轻轻将耳温枪枪头伸入老年人耳道,枪头越深入越好,但不要造成老年人不适。用手指按压测量键约 1 秒钟,待"哔"声后松开按键;最好两耳均测量,甚至单独一耳测三次,取最高值(因为两边可能有 0.1℃～0.3℃的误差)。

(5)正确读数并记录,取下耳温套并丢弃,将耳温枪放回原处。

(来源:台北华都文化事业有限公司《照顾服务员单一级检定学术科捷径》第 27-29 页)

(二)操作流程

以玻璃汞柱式体温计测量体温为例。测量体温的时间安排,应避开老年人进食、洗浴、热敷、活动、情绪激动等时间。如有以上影响测量体温的情形时,安静休息 30 分钟后再测量。

测温前,护理师需备齐以下物品:体温计(口表、腋表或肛表)、浓度 75% 的酒精、纱布,卫生纸及专用油剂(如凡士林、开塞露等,直肠测温法时使用)。测量前,应先检查体温计是否完好;并对体温计进行校准,必要时进行消毒。

1. 口腔测温法

第一步:将消毒后的体温计水银端斜放于老年人舌下,叮嘱其闭紧口唇,但牙齿不要咬合,并用鼻呼吸;如果老年人口唇闭合不紧,可轻柔帮助其闭紧。

第二步:3 分钟后将体温计取出;准确读数并做好记录(附表 2);如发现体温异常,应做二次测量。

第三步:测量完毕后,将体温计清洗、消毒后放入体温计盒中。

注意事项:若老年人不慎咬破体温计而吞下水银时,尽快清除玻璃碎屑,并让其立即口服大量蛋清或牛奶,促使蛋白质和汞结合,延缓汞的吸收,最后排出体外。若病情允许,可让其摄入大量韭菜等粗纤维食物,加速汞的排出。

2. 腋下测温法

第一步:将消毒后的体温计置于老年人健肢腋下最顶端,水银端与腋下的皮肤紧密接触,叮嘱老年人夹紧或用手扶托,以免体温计滑落。测量时注意保持腋下干燥。

第二步:5～10 分钟后将体温计取出;准确读数并做好记录(附表 2);如发现体温异常,应做二次测量。

第三步:测量完毕后,将体温计清洗、消毒后放入体温计盒中。

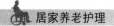

3.直肠测温法

第一步:协助老年人于合适体位(侧卧、俯卧或屈膝仰卧),露出臀部。

第二步:用专用油剂(如凡士林、开塞露等)润滑肛表水银端,将其慢慢以旋转方式插入肛门3～4厘米处。

第三步:3分钟后将体温计取出,准确读数,并记录体温值(附表2)。

第四步:为老年人擦净肛门,安置其于舒适体位,并将体温计清洁消毒后放入体温计盒中备用。

二、老年人脉搏的监测

脉搏即动脉的搏动。随着心脏节律性的收缩和舒张,动脉管壁相应地出现扩张和回缩,在表浅动脉上可触到搏动。每分钟脉搏搏动的次数称为脉率。正常人的脉率和心率是一致的,当脉搏微弱难以测得时,应测心率。

(一)基础知识

1.老年人的脉搏特征

正常成年人在安静时的脉搏每分钟60～100次,节律规则。脉率可随年龄、性别、劳动和情绪等因素而变化。

老年人的脉率与成年人相比一般较慢;女性比男性稍快;运动和情绪激动时可加快,休息和睡眠时较慢。当老年人发生一些伤患时,脉搏的速率、节律、强弱等都会发生变化,表现为异常脉搏,应特别注意(表4-3)。

表4-3　正常脉搏与异常脉搏

脉搏类型		脉搏次数(次/分钟)	表现
正常脉搏		60～100	节律规则。脉率可随年龄、性别、劳动和情绪等因素而变化
异常脉搏	心动过速	>100	见于发热、大出血等的老年人
	心动过缓	<60	见于颅内压增高、房室传导阻滞等的老年人
	细脉(脉搏短绌)	—	在单位时间内脉搏率少于心率,快慢不一,强弱不等,极不规则。见于心房纤颤的老年人
	洪脉	—	脉搏强大有力。常见于高热、甲状腺功能亢进等老年人
	丝脉	—	当心输出量减少、动脉充盈度降低时,脉搏细弱无力。见于大出血、休克等的老年人

2.脉搏测量部位

凡靠近骨骼的浅表大动脉均可用于诊脉。最常用和最方便的诊脉部位为桡动脉,其次为颞动脉、颈动脉、肱动脉、足背动脉等(图4-3)。如果怀疑老年患者心搏骤停或休克时,应选择大动脉为诊脉点,如颈动脉、股动脉。

(二)操作流程

测量前,护理师应指导老年人放松身心,使其情绪稳定。在老年人有进食、剧烈活动或过度兴奋时,护理师应先让其休息20分钟后再测量。同时要保持周围环境的安静,避免干扰。脉搏测量前,护理师需准备好如下物品:手表或秒表、必要时准备听诊器。

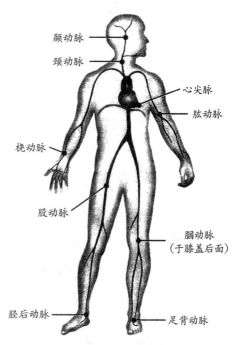

图4-3 测量脉搏的常见部位

第一步:协助老年人平卧或坐起,将其手腕伸展放于舒适位置,并保证手臂有适当支托;如为偏瘫老年人,应选择其健侧肢体。

第二步:护理师将自己的食指、中指、无名指三指并拢,指端轻轻按于老年人的桡动脉(沿着拇指往腕关节处滑下凹陷处)表面,压力大小以能清楚地触到脉搏为宜(图4-4);勿用拇指诊脉,因拇指小动脉的搏动较强,易与老年人的脉搏相混淆。

第三步:测量脉搏频率,一般计数30秒,并将所测数值乘以2,即为每分钟的脉搏数;对于异常脉搏者(如心血管疾病、危重病的老年人)应测1分钟。当脉搏细弱而触摸不清时,可用听诊器(图4-5)听心率1分钟(将胸片置于左乳下听诊,可听到咚咚两声心音,用任一心音为基准,听诊两次相同心音为一次心跳,以此连续1分钟),认真计数并做好记录(附表2)。测量脉率发现异常情况,

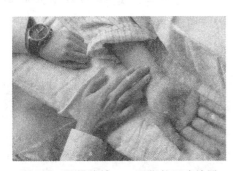

图4-4 测量脉搏——手指的正确放置

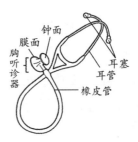

图4-5 听诊器的构造示意图

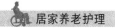

应及时报告监护人并做好记录。

三、老年人血压的监测

血压是指血液在血管内流动时，作用于血管壁的压力，它是推动血液在血管内流动的动力。正常的血压是血液循环流动的前提，血压在多种因素调节下保持正常，从而提供各组织器官足够的血量，以维持正常的新陈代谢。

（一）基础知识

1. 老年人血压特征

通常血压是以上臂肱动脉血压为标准，正常老年人安静时收缩压为90～140毫米汞柱[①]，舒张压为60～90毫米汞柱，脉压（收缩压与舒张压之差）为30～40毫米汞柱。见表4-4。

表4-4 老年人肱动脉的血压值表　　　　　　　　　　　　　　　　单位：毫米汞柱

项　目	高血压	正常血压	低血压
肱动脉收缩压	≥140	90～140	＜90
肱动脉舒张压	≥90	60～90	＜50
常见情况	常见于动脉硬化、肾脏疾病、颅内压增高的老年人	血压正常的老年人	常见于大量失血、休克、急性心力衰竭、心肌梗死等的老年人

备注：根据《中国健康老年人标准（2013）》，老年人正常血压范围为＜140/90毫米汞柱，其中高龄老年人（80周岁及以上的老年人）≥120/60毫米汞柱；高血压（除年龄外无其他危险因素或病史）老年人降压目标值＜150/90毫米汞柱，高龄老年人≥130/60毫米汞柱。

血压值会受老年人的心理状态、昼夜时间、睡眠情况、环境温度、疾病状况等因素影响，运动、情绪紧张、激动、寒冷等均可使血压增高；随着年龄增长血压也会有变化。一般血压常在清晨最低，午后或黄昏最高。血压过低或过高（低血压、高血压）都会对老年人的健康造成严重影响。

2. 血压的测量原则

为老年人测量血压是居家养老护理的基础内容。定期为老年人测量血压，可以及时了解其血压波动情况，避免其因血压突然升高而发生心脑血管意外，降低脑中风、冠心病和心脏性猝死的发生率。

对于需要密切观察血压的老年人（即高血压老年人，特别是血压不稳定的老年人），护理师应做到四定：定时间、定部位、定体位、定血压计，以保证测量的准确性和可比性。

---

① 7.5 mmHg = 1 kPa，全书同。

（1）定时间：每次固定时间测量血压，血压值才有可比性。例如：对于血压控制较平稳者，每天可测量两次，测量时间可定于6～9点测一次，18～21点测一次。

（2）定部位：每次测量血压时应固定上肢（或下肢），首次测量时要测量两上臂血压，以后通常测量较高读数一侧的上臂血压。对偏瘫、一侧肢体外伤或手术的老年人，应选择健侧上肢（或下肢）测量。

（3）定体位：可根据老年人的身体状况选择血压测量时的体位。对于可坐起的老年人，采取坐位测量，挺直身体，坐在有靠背的椅子上，将一侧上臂（如为偏瘫，则为健侧）放在前方桌面上，两腿放松，自然落地，上臂绑定袖带，袖带中心与心脏同高；对于卧床、不能坐起的老年人，可协助其采取仰卧位测量。

（4）定血压计：常见的血压计包括水银血压计、表式血压计、电子血压计三种（图4-6）。电子血压计包括腕式、手指式和上臂式电子血压计。其中，水银血压计的测量比较准确，但是操作起来需要一定的专业技能；电子血压计操作起来简单方便，但是数据不是特别准确。对此，护理师可根据具体情况选择合适的血压计，一般常使用水银血压计。

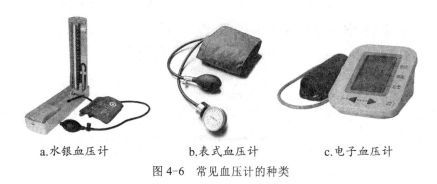

a.水银血压计　　　　b.表式血压计　　　　c.电子血压计

图4-6 常见血压计的种类

水银血压计主要由以下部分组成：输气球、调节空气压力的阀门、袖带、测压计（水银槽）及其开关，如图4-7所示。不同的血压计需要不同的保养，包括校正、更换袖带或电池、检查连通管道是否老化等，可到专业机构或是售后维护服务中心进行校正、保养。

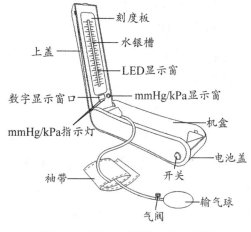

图4-7 水银血压计的构造示意图

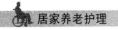

小 常 识

校准血压计的方法

关闭输气球阀门,一手压住袖带,另一手按压输气球向袖带内充气,如汞柱不能上升或有裂隙,则表示血压计漏气或水银量不足,此时血压计需更换;如汞柱能够上升,则血压计可以正常使用。

(来源:邻医网 http://jbk.999ask.com/article/37338.html)

(二)操作流程

下面就以常用的水银血压计为例,讲解为卧床老年人进行上臂肱动脉血压测量的具体操作。

1. 准备工作

测量前,要让老年人安静休息至少 5 分钟以上,保证其情绪稳定。另外,还需检查血压计有无破损,汞柱平面应在"0"位。如果不是,则应当进行校准、维修,否则会影响测得的数值。同时,注意调节房间温度,使温度适宜。测量血压前,护理师应准备好测量物品:血压计、听诊器、记录表和笔。

2. 操作程序

第一步:协助老年人采取舒适卧位,将其一侧衣袖卷起,以露出大半个上臂为准(图 4-8),在不影响保暖的前提下,尽可能地减少测量手臂的衣服,注意袖口不可太紧;叮嘱其将手臂自然平整地放在平面上,伸直肘部,掌心向上,手指自然弯曲呈虚握拳头状。

第二步:将袖带平整无折地缠于老年人上臂中部(图 4-9a),连接袖带的橡皮管不得弯曲;袖带下缘距其肘窝上 2～3 厘米(两横指),袖带绑定的松紧度以能够放入 1 指为宜(图 4-9b),调整老年人手臂位置,使血压计"0"点与其上臂肱动脉、心脏(右心房)在同一水平高度。

第三步:戴好听诊器,将听诊器的胸件放到老年人肘窝内侧处(图 4-10a),再向上摸到肱动脉搏动点后固定;关闭输气球阀门,握住输气球(图 4-10b),匀速向袖带内充气至肱动脉搏动音消失,再加压使汞柱继续升高 20～30 毫米。

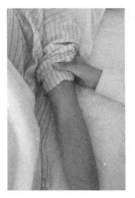

图 4-8 测量血压——露出上臂

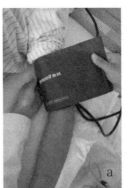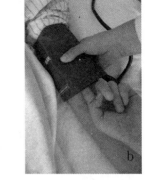

图 4-9 测量血压——袖带的正确绑定

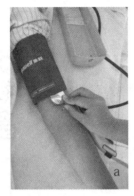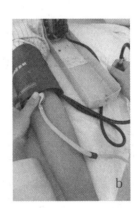

图 4-10 测量血压——听诊

第四步：打开输气球阀门，缓慢均匀放气，速度以每秒汞柱下降4毫米为宜，双眼视线与汞柱刻度平视（图4-11），正确读数，并在护理记录表上记下血压值（格式为：收缩压／舒展压）（附表2），及时告知老年人：当从听诊器中清晰听到第一声搏动音时，汞柱所指刻度即为收缩压，搏动音突然减弱或消失时汞柱所指刻度即为舒张压；若所测血压过于异常或搏动音听不清时，应重新测量。重测时应先将袖带内气体排尽，使汞柱降至"0"点，中间间隔1～2分钟后再次测量，若两次测量结果相差比较大，应再次测量[①]，取3次读数的平均值记录。

第五步：测量完毕，为老年人解下袖带，挤压排尽袖带内的空气（图4-12），关闭输气球阀门，折叠放入血压计盒内，将血压计向右倾斜45°角左右，使水银全部流入水银槽内，关闭水银槽开关，合上盒盖，将血压计放置回原处。

_____

① 《中国高血压防治指南（第三版）》中指出，规范测量血压应该测2～3遍，中间要间隔1～2分钟。如果第一遍与第二遍测量值差距在5毫米汞柱之内，说明血压平稳，取两遍的平均值记录；如果不在5毫米汞柱之内，则需要再休息1～2分钟测第三遍，取三遍的平均值记录。

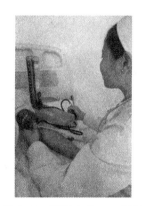 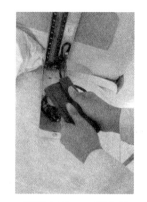

图 4-11　测量血压——读数　　　图 4-12　测量血压——测完整理血压计

为卧床老年人测量血压

为卧床老年人测量血压是居家养老护理师必须掌握的服务技能之一。

想看视频就用手机扫描右边的二维码吧！

[扫一扫,看视频]

小常识

臂式电子血压计的使用

电子血压计在测量方式上有臂式和腕式两种。这两种电子血压计对健康人来讲都适用。针对患有血液循环障碍的老年人,如糖尿病、高血脂、高血压等,建议选择臂式电子血压计。在使用前根据血压计的型号、功能不同,对照说明书进行调整,并仔细阅读。打开血压计的电源开关(图 4-13),确保电量充足。

以卧姿为例,臂式电子血压计的使用方法如下:

第一步:协助老年人取舒适体位,将其手臂放平并卷起或整平袖子,露出肘弯。

第二步:将血压计放平于适当位置(图 4-14),使老年人手臂与心脏呈一水平线。

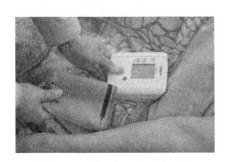

图 4-13 打开电子血压计开关

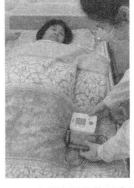

图 4-14 电子血压计的正确放置

第三步：找出肱动脉搏动点（图 4-15）。

第四步：将血压计袖带平置于老年人上臂里肘弯 2～3 厘米处（图 4-16a），将袖带上的记号标示点对准肱动脉搏动处（图 4-16b），缠绕袖带于老年人手臂上，松紧度以可伸入一指为宜。

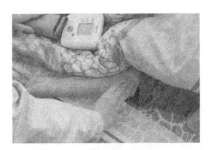

图 4-15 找到肱动脉

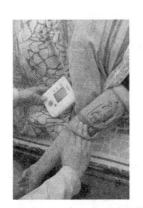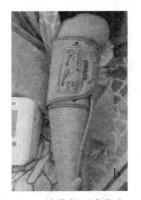

图 4-16 电子血压计测量血压——袖带的正确绑定

第五步：按下加压键，即开始充气并监测血压值（图 4-17）。

第六步：正确记录收缩压和舒张压的数据和单位（图 4-18）。

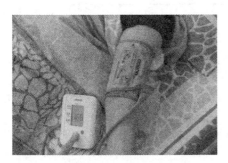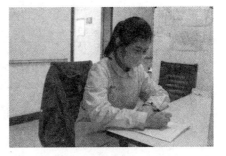

图 4-17 充气后测量血压　　　　　图 4-18 正确记录血压值

第七步：取下袖带并放下老年人衣袖，为其整理好衣服（图4-19）。

第八步：关闭血压计电源开关（图4-20）；将袖带放入血压计中，整理用物。

注意事项：如欲测量第二次血压，需帮助老年人稍微活动一下肢体（手部及上臂）（图4-21）。

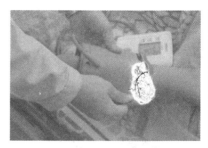

图4-19　取下整理袖带

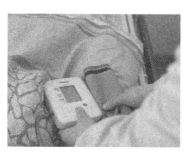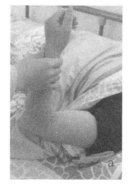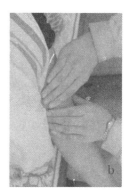

图4-20　关闭血压计开关　　图4-21　电子血压计测量血压——测血压后帮助老年人活动肢体

（来源：台北华都文化事业有限公司《照顾服务员单一级检定学术科捷径》第32-34页）

四、老年人血糖的监测

血液中的糖分称为血糖，绝大多数情况下都是葡萄糖。血糖的含量是反映体内糖代谢状况的一项重要指标。老年人糖尿病的发病率较高，在日常生活护理中，护理师应加强对糖尿病老年人的血糖监测，并对照《血糖监测量表》（表4-5）的数值，指导老年人合理饮食和适当运动，这是糖尿病护理的一个重要组成部分。

表4-5　血糖监测量表　　　　　　　　　　单位：mmol/L（毫摩尔/升）

项　目	正常老年人	糖尿病老年人血糖控制的理想目标	糖尿病老年人
空腹（早餐前）血糖值	3.89～6.1	4.0～6.1	≥7.0
三餐后2小时的血糖值	<7.8	≤7.2（或6.0～10.0）	≥11.1
其　他	—	全日无低血糖发生	—

注意：糖尿病老年人血糖波动大，对低血糖耐受能力差，在治疗（口服降糖药或注射胰岛素）和护理过程中，一般不可能要求其血糖水平达到正常人的水平，因此，老年人血糖控制得过于严格容易出现低血糖。因而老年人控制血糖的标准可稍高。根据《中国糖尿病防治指南（2010版）》，糖尿病老年人血糖控制标准略宽于一般人，空腹血糖<7.8 mmol/L，负荷后2小时血糖<11.1 mmol/L即可。

（一）基础知识

1. 监测血糖的时间点

血糖是随时波动的，一般血糖监测选择以下时间点进行。

（1）空腹血糖：指隔夜空腹8小时以上、早餐前采血测定的血糖值。中餐、晚餐前测定的血糖不能叫空腹血糖。护理师测量血糖的时间最好在清晨6～8时，超过10时以后的"超空腹"状态也会影响检查结果的可靠程度。

（2）餐前血糖：指早、中、晚餐前测定的血糖。

（3）餐后两小时血糖：指早、中、晚餐后两小时测定的血糖。

护理师一般监测老年人空腹或餐前、餐后两小时的血糖，以此来了解老年人的血糖状况。

2. 血糖的监测频率

监测血糖的频率要因人而异，护理师应根据糖尿病老年人不同的治疗方案以及血糖控制情况来决定血糖监测频率。

其一，血糖控制差或病情危重的老年人应每天测量4～7次，直到病情稳定，血糖得到控制。

其二，当老年人病情稳定或已达到血糖控制目标时，可每周为其监测1～2次。

其三，使用胰岛素治疗的老年人在治疗开始阶段每日至少监测5次，达到治疗目标后每日监测2～4次。

其四，使用口服药和生活方式干预的老年人血糖达标后，每周监测2～4次①。

其五，老年人餐后血糖控制较好而空腹血糖却居高不下，护理师应监测夜间12时、凌晨3时和早晨餐前的血糖。

最后，当老年人尝试一种新的饮食方法、运动前后、旅行、调整胰岛素剂量或次数等情况时，都要增加监测次数。

为了全面判断病情，有条件的老年人还应该定期就诊（医），每3个月监测一次糖化血浆白蛋白和糖化血红蛋白（HbA1c），以了解近2～3周和近2～3月的血糖水平。

———————

① 见2013年版《中国2型糖尿病防治指南》。

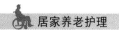

3. 监测血糖时的采血部位

一般建议取血点选在手指偏侧面,最好是无名指指腹侧面,该位置血液循环好,神经分布较少,痛感较轻;但也不要太接近指甲边缘,这样不易消毒,不好挤血;可在老年人十个手指轮换选取,多数人选取除大拇指外的其余八指,不要长期刺扎一个地方,以免形成疤痕。

4. 监测血糖的用品

包括血糖仪、血糖试纸、采血针等。应将血糖测试用品存放在阴凉、清洁、干燥处。尽量选购有独立包装的血糖试纸。每次取出一条试纸后应立即盖紧试纸筒的密封盖,并尽量在三个月内用完该筒试纸,避免受潮。

(二)操作流程

血糖测量前,护理师应备齐所需物品:血糖试纸、家用血糖仪、医用酒精(75%的酒精)、消毒棉棒、专用一次性采血针等。同时,护理师须检查血糖仪,看清血糖试纸上的代码是否与血糖仪相符,并查看试纸是否在有效期内、是否清洁干燥。

测血糖时,应进行无菌操作(见本书第十一章第二节无菌技术的相关内容),必要时戴上口罩和手套。具体血糖测量步骤如下:

第一步:协助老年人用温水(40℃～45℃,以不烫为宜)洗净双手(尤其是指尖),晾干;指导其手臂自然垂下,使其手指血管充盈,叮嘱其放松;用消毒棉棒蘸取适量医用酒精(75%的酒精)对老年人手指的采血部位(无名指指腹侧面)消毒。

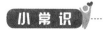

如果挤不出血或血量较少怎么办?

针对不同的原因采取不同的对策:

(1)末梢(手指)循环差。可采取温水洗手、垂手臂等措施。

(2)采血的深度不够。采血笔有不同的刻度,要了解采血时适合哪个刻度然后再"下手"。

(3)挤血的技巧没掌握。除了上述的"轻用力"外,挤血的用力处应在取血点至少 0.5 厘米以上,挤血时可以看到出血点处的皮肤充血。如果在距离出血点太近的地方用力挤血,血管会被"压扁",反而挤不出血。

(来源:中国百科网 http://www.chinabaike.com/z/shenghuo/20141111/2988582.html)

第二步:待酒精液挥发干后,护理师一手固定老年人手指,一手持专用一次性采血针,用针头快速刺破老年人手指皮肤,让血自然流出;若血量较少,可从其指根向指端(采血点)方向轻轻挤血;取血完毕后,用消毒棉棒蘸取酒精,为老年人消毒手指。

第三步:打开血糖仪,待血糖仪提示取血后,护理师将血滴(约黄豆大)滴在试纸上(注意不要触碰试纸的测试区,避免污染试纸);并将试纸放在血糖仪中,按动读数按钮(有些仪器自动读取);读取屏幕显示的血糖值并做好记录(附表2)。

第四步:血糖仪用完之后,用软布擦拭测试区及其周围,清除血渍、布屑、灰尘;注意不要用清洁剂清洗或将水渗入血糖仪内,以免造成损坏;将用过的酒精棉棒、采血针头、试纸,放入双层垃圾袋中丢弃。

本节知识要点

1. 老年人体温的特点、体温监测方法种类以及体温测量服务流程。
2. 老年人的脉搏特点、脉搏测量部位以及桡动脉脉搏测量服务流程。
3. 老年人血压的特点、血压测量原则以及测量血压的服务流程。
4. 老年人血糖监测的时间点、监测频率、采血部位、用品以及服务流程。

第五节　护理计划的编制

与临床护理相比,居家养老护理是一对一的个性化护理,而不同于医院的群体护理;是对老年人身心健康的全面护理,而不同于医院的病种护理。居家养老护理不仅在护理环境上与临床护理不同,时限也比临床护理长。故此,护理计划非常重要,这是居家护理的前提和基础。

一、护理计划编制的内容

日常护理计划主要包含老年人的基本情况、护理周期、护理内容、护理注意事项四大部分(附表1)。

(一)老年人的基本情况

主要包括老年人的姓名、性别、年龄、疾病诊断及医嘱等基本信息。

（二）护理周期

护理计划具有阶段性，应针对医嘱及老年人的病情，在某个期限内（如每月、每季度）编制护理方案。各阶段的护理计划应具有衔接性、连贯性。

（三）护理内容

护理服务主要包括基础护理、专项护理、心理护理、康复护理、特殊护理五部分内容。护理内容应按照轻、重、缓、急明确护理要点，文字描述应简单明了，具体可行。护理要点排序如下：

（1）首优服务。指可能威胁老年人生命，需要立即采取行动去解决问题的服务。许多是与生命体征有关的内容。例如：对于哮喘的老年人，护理师护理的首要工作是密切监测其呼吸情况，并及时为其提供吸氧服务。

（2）中优服务。指针对虽不直接威胁老年人生命，但可能给老年人身体或心理健康构成威胁的事情提供的服务。例如：对于糖尿病老年人，护理师除了在饮食方面加以控制外，还应注重其足部并发症的预防。

（3）次优服务。指在服务过程中动态产生的，护理师在完成基本护理服务后需再进行处理的服务。

（四）护理注意事项

护理计划的编制要注重老年人的身体差异，明确护理内容和注意事项，以提高护理质量和效果。

二、护理计划编制的原则

为保证护理计划具有可操作性，在编制过程中应遵循以下四项原则。

（一）针对性

由于老年人在生活习惯、性格特点、生活经历等方面存在差异，病情的轻重、病程的长短以及疾病不同阶段的身心状况、营养需求各不相同，编制护理计划要因人而异，不能一概而论、千篇一律，要切实满足老年人的特定需要。

例如：不同疾病的老年人对饮食要求有其特殊性。高胆固醇症、动脉硬化、冠心病等的老年人需要低胆固醇饮食，便秘老年人需要高纤维饮食；发热老年人或病情较重者需要半流质软食，吞咽困难、昏迷等症状的急性病期老年人只能食用流质食物。因此，护理师应遵医嘱，并根据老年人的疾病特点和营养需要，制作特定的护理餐。

（二）阶段性

生活护理服务应根据老年人疾病的阶段变化,明确护理要点,并动态地观察老年人的身心状况,不断调整护理计划。

例如:在饮食方面,有的老年人刚开始只能摄入流食,但随着机体功能的逐步好转,肠胃功能也慢慢恢复,护理师应逐步调整饮食计划,制作适合老年人当前身体特点的护理餐。

（三）整体性

人是生理活动和心理活动相互影响的统一整体。在护理服务过程中,护理师应从老年人的身心健康出发,将心理疏导与生理护理有机结合,在为其提供生活照料的同时,还应加强对老年人心理健康的指导,对老年人的心理压力耐心疏解,使老年人得到全方位、高质量的护理服务。

例如:护理师为老年人制作的饮食,不仅要考虑到其疾病特点、营养需要与禁忌,也要讲究色、香、味、形、量以及就餐环境等。老年人心情舒畅有利于消化吸收,进而促进老年人的身体健康。

（四）系统性

对老年人的护理工作不是孤立存在的,护理师应及时与老年人的医疗诊断情况相衔接,以适应其对护理服务的需求,进一步提升工作效率。

例如:护理师在提供日常生活护理服务外,还应根据老年人复诊、就医或治疗、康复等情况的变化,与其监护人协商,相应地修改其日常护理计划。

三、护理记录表的制订

护理记录表是护理师对老年人实施生活护理措施的原始文字记载,是护理档案中的重要内容。护理师应根据护理计划表,制订出各项护理服务的具体内容,并及时、认真地填写。

由于老年人护理服务需求日益多样化,护理记录表包含的内容丰富、广泛,护理记录表可分为且不限于以下服务项目:居室卫生清洁、老年人卫生护理服务、饮食护理、睡眠护理、大小便护理、体温测量、脉搏测量、血压测量、血糖测量、冷热疗法、给药服务、吸氧服务、吸痰服务、突发事件处理、康复训练及工作交接等。

下面将护理记录表分项归类整理成基础护理、专项护理、特殊护理、康复训

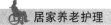

练、交接班记录表五大类表格,如附表 2 至附表 6 所示。

由于老年人的个体差异性及用户的不同需求,护理师可对该记录表的内容进行适当调整,以满足老年人的个性化需求,更好地提供护理服务。

本节知识要点

1. 老年人护理计划的编制内容。

2. 老年人护理计划的编制原则。

3. 日常护理记录表的种类。

4. 日常护理记录表的内容。

第五章

基础护理二
——卫生护理服务

清洁卫生是人的基本需要,是满足身心舒适和健康的重要保证。护理师应做好日常的卫生护理服务,保证居室环境的清洁卫生,保证老年人床铺清洁平整,保证老年人衣物洁净如新。

第一节 居室清洁服务

老年人,尤其是患病的老年人,每天大部分时间在室内度过。因此,护理师要重视居室环境对老年人身体的影响。

一、居室卫生清洁

室内房间按功能分为卧室、客厅、厨房、卫生间、浴室等。本书中的居室卫生清洁主要包含对室内房间地面、墙面、玻璃的清洁以及水池、浴缸、便池等设施的清洁。

护理师应按照约定的服务内容定时进行居室卫生清洁,做到居室物品摆放有序、整齐清洁,室内目测无尘、空气清新无异味。卫生清洁结束后,护理师应填写居室卫生清洁服务记录(附表2)。

居室卫生清洁应遵循以下基本要求:

(一)减少室内灰尘的产生

打扫房间时,一般应先整理物品,后扫地,再擦拭墙壁、玻璃、桌椅、摆件,最后擦拭地面。整理房间时要轻扫轻擦,轻拿轻放。最好采用湿式清扫的方法,不宜采用拍打、抖动或用鸡毛掸之类的工具拂扫,以免尘土飞扬。

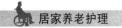

（二）室内空气清新，无异味

经常开窗通风换气。在通风良好的情况下，每天开窗 2 次以上，每次 30 分钟；室内定期消毒；没有通风窗的卫生间，应加强人工排风。妥善存放烹调用品，防止串味变质；及时清理油渍、水渍，并倾倒垃圾；便池或坐便器用后及时冲洗、定期消毒，确保无污渍、无尿垢、无异味；地漏应每天用消毒液消毒一次，保持排水顺畅、不反味。

（三）物品摆放整齐，用物及时归位

收拾房间时，物品摆放应充分尊重用户的生活习惯，摆放在固定位置不随意改变；清洁过程中需要移动家具、家电等物品时，应征得老年人或其监护人的同意后移动，清洁完成后及时复位。物品及家具摆放整齐、有序；清洁用品和用具使用完毕后应及时清洗、消毒、晾干，归位备用。

（四）清洁方法科学

避免在老年人休息前、饭前或饭后 30 分钟内或治疗时进行室内清洁，清洁顺序要先清洁区再污染区；墙壁擦拭顺序应按照一个方向轻轻擦拭，避免来回多次用力擦拭；清扫地面时应遵循从里到外，从角边到中间，由小处到大处，由床下、桌底到居室较大的地面，最后到门口的顺序。藤、竹、卯榫家具忌用力拖拉，以免使其松散。擦拭木质家具时不能用碱水，擦拭金属家具不能用酸碱等腐蚀性清洁剂等等。

（五）注意安全

清洁过程中注意安全操作。例如：保持走廊清洁、干燥、无杂物，发现地面有水应及时用干拖把擦干，防止滑倒；防止磨损地面、碰损室内物品；门窗清洁以安全为前提，可使用加柄的工具，不爬高，避免摔倒；使用清洁剂时注意戴上手套，以保护皮肤。

二、衣物清洗与整理

对于老年人换下的衣物，护理师的服务流程是：及时清洗干净→正确晾晒→有序整理→妥善存放。要求衣物清洗干净，无残留物；衣物晾晒后正确熨烫、折叠、存放，保持衣物平整，无褶皱，无霉变、无虫蛀。

（一）衣物清洗的基本原则

衣物清洗时需要注意以下几项基本原则：

1. 分类清洗

要将需要清洗的衣物按种类、颜色分类,分别清洗,避免衣物染色毁损。

2. 洗涤方式正确

不同衣物,洗涤方式不同,应依照衣物的洗涤标识进行洗涤(图 5-1)。家庭衣物的洗涤方式分为手洗和机洗两种。建议老年人的内衣、内裤等贴身衣物用手洗;其他衣物可根据衣物的洗涤要求使用洗衣机洗涤或送到洗衣店洗涤。对于贵重衣物,建议外出送洗。

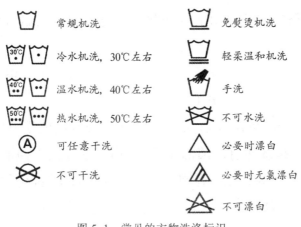

图 5-1 常见的衣物洗涤标识

3. 选用适合的洗涤溶剂

根据衣物的材质选用恰当的洗涤溶剂,如洗衣粉、洗衣液、洗衣皂等,必要时可选用食醋、食盐水、氨水(浓度 10% 左右)等。

4. 清洗干净,避免毁损

较脏的衣物应多洗几遍,直到洗衣水不浑浊为止。洗涤衣物前要注意检查污渍、残留物、破损情况,记得翻检出口袋里面的东西,避免衣物毁损。衣物需外出送洗时,护理师应建议用户选择具有专业资质的正规洗涤机构,送洗前检查送洗物品的性状并告知老年人或其监护人,取回时进行检查与核对。

5. 巧用洗涤小妙招

使用一些衣物清洗小妙招,可提高洗衣效率,使衣物崭新如初。

(1)巧除衣物上的血渍。

妙招 1:血迹未干时,要立即用冷水(18℃)清洗,再用肥皂或加酶洗衣粉洗搓,最后用清水洗干净即可。或在血渍处用生姜擦洗,效果也很好。

妙招 2:对于陈旧的血迹,则应先在温水里浸泡 10 分钟,再用硫黄香皂清洗去除血迹,最后用冷水清洗干净。还可以用柠檬汁加盐水来洗。

(2)巧除衣物上的汗渍。

妙招 1:先将少许食醋倒入喷雾瓶中,再对着有汗渍的衣物喷射,放置 15 分钟后,再用双手使劲揉搓即可。

妙招 2:按照 1∶20 的比例配好食盐水,然后将衣物浸泡在食盐水中,维持此状态 1 小时左右,再用手揉搓直到汗渍消失不见,最后用清水漂净。

(3)巧除衣物上的尿渍。

妙招 1:刚污染的尿渍可用清水洗除。也可趁湿放入温盐水中搓洗,然后用清水漂净。

妙招 2:先将柠檬酸与水按照 1∶10 的比例配好,再用此溶液将尿渍处浸湿,维持 1~2 个小时,再用清水洗干净即可。

妙招 3:若是陈迹,可用温热的洗衣粉(肥皂)溶液或淡氨水(氨水和水按照 1∶10 的比例配制)搓洗印有尿渍的位置,再用清水漂洗干净即可。

妙招 4:布绸类(锦纶、维纶除外)衣物上遗留的尿迹,可用 1∶1 的氨水与醋酸混合液清洗,或将 28% 的氨水、酒精按 1∶1 混合后洗涤。

(4)清洗泛黄的衣服。保留洗米水或是将橘子皮放入锅内加水烧煮后,将泛黄的衣服浸泡其中搓洗,即可轻松让衣服恢复洁白。

(二)衣物的晾晒及熨烫的基本要求

将清洗干净的衣物放置于阳台晾晒,注意根据衣物的材质及标识选择合适的悬挂和晾晒方式(图 5-2),如丝绸类、羊绒类、化纤类、皮革类不宜暴晒。

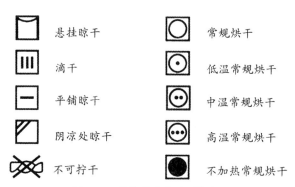

图 5-2　常见的衣物晾晒标识

衣物晾晒后,应及时收纳,必要时进行熨烫。熨烫时应注意根据衣物的材质及标识调整熨烫温度和熨烫方式(图 5-3)。

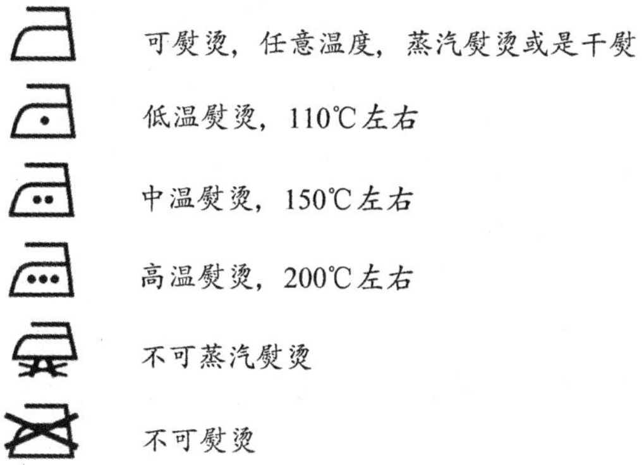

可熨烫，任意温度，蒸汽熨烫或是干熨

低温熨烫，110℃左右

中温熨烫，150℃左右

高温熨烫，200℃左右

不可蒸汽熨烫

不可熨烫

图 5-3 常见的衣物熨烫标识

（三）衣物整理的基本原则

老年人的衣物应按照衣物的材质、种类等分类整理，并正确存放于衣橱、收纳盒等处。做到分类合理、收纳整齐、便于拿取，注意防霉防蛀。做过防霉处理的衣物在穿着前要先洗涤晾晒。

1. 分类整理

将衣物按照季节、种类、颜色、厚薄程度等进行分类，分别收纳整理，以方便查找拿取。

2. 合理存放

充分利用衣橱空间，并选用收纳盒等工具，采取悬挂、叠放、卷放等方式存放衣物。应季衣物应放置在便于拿取的地方，而过季衣物可适当叠放到箱柜里收纳，同时防止衣物霉变、虫蛀。

三、床铺清洁与整理

日常卫生清洁中，护理师应重视卧室床铺的清洁与整理。

（一）基本要求

（1）及时清扫。护理师应每天为老年人清扫、整理床铺。

（2）及时更换。护理师应定期为老年人更换床单、被罩、枕套等，并及时清洗。

（3）注意事项。护理师应避免在老年人用餐和治疗时进行床铺清洁与整理。

（二）为卧床老年人清洁、整理床铺

以卧床老年人为例，为其提供床铺清洁时，应在三餐后进行。铺床的具体服务流程如下：

1. 准备工作

（1）关闭门窗，避免空气对流。

（2）备齐相关物品：床单[①]（大单、中单）、枕套、床刷及床刷套。

（3）必要时，协助老年人排空大小便。

2. 服务流程

第一步：将床单、枕套正确折叠，依次放在床旁椅子上（从下往上依次是新大单、新中单、枕套）（图5-4）。

第二步：掀开盖被，协助老年人向对侧翻身侧卧（图5-5）：先让其近侧腿搭在对侧腿上，顺势扶近侧肩部和髋部让其向对侧翻身固定，必要时可在对侧拉起床档或放置一靠背椅子挡住；为老年人盖好盖被。

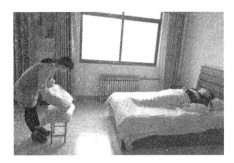
图5-4 放好用物

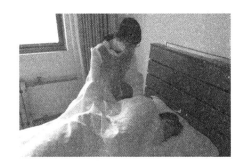
图5-5 掀被翻身

第三步：松开近侧一角床单，（大单和中单一起）向上卷起塞于老年人身下，用床刷从床头至床尾扫净渣屑；注意扫净枕下（图5-6）。

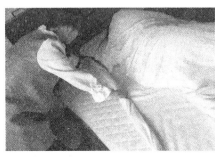
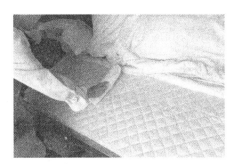
图5-6 清扫床铺

第四步：将新大单中线与床的中线对齐展开，铺好近侧大单，拉平、包紧床角，并将对侧大单向下卷入老年人身下；同法铺好近侧中单（图5-7）。

---

① 卧床老年人的床铺一般有2个床单，一是包床的较大的床单（简称大单），二是贴身的中等大小的床单（简称中单）。中单脏污后可立即更换，简便且可减少对老年人的搬动；大单可定期更换，不宜常换。

第五步:协助老年人平卧,移枕于护理师近侧,再将老年人向近侧翻身侧卧,拉起近侧床档或放一把靠背椅子以遮挡;护理师转至床的对侧,将脏床单向内卷起取下;用床刷扫净渣屑。

第六步:从老年人身下依次拉出该侧大单和中单并铺好。

第七步:协助老年人翻身平卧,一手轻轻托起老年人的头部,另一手将枕头缓慢抽出,并垫入软垫,更换枕套,将枕头拍松再放入老年人枕下;安置其于舒适体位,为其整理好盖被(图5-8)。

第八步:整理用物。

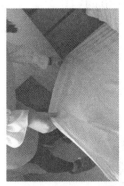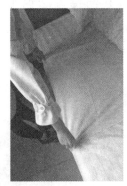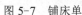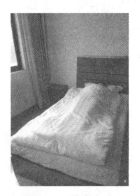

图5-7 铺床单　　　　　　　　　　图5-8 铺床完成

注意事项:

(1)卧床老年人若需铺盖橡胶单,则应铺在大单之上、中单之下,中单应盖住橡胶单,避免塑料或橡胶面直接与老年人的皮肤接触(橡胶单的铺法同上)。

(2)铺床时不要拍打床铺或抖动脏床单,避免扬起灰尘;动作要轻稳,避免拖、拉、推等,以防造成老年人皮肤擦伤或撞伤。

(3)协助老年人翻身(平躺→侧卧)的流程详见本书第十一章第四节关于翻身的相关内容。

小视频

为卧床老年人铺床

为卧床老年人铺床是居家养老护理师必须掌握的服务技能之一。

想看视频就用手机扫描右边的二维码吧!

[扫一扫,看视频]

四、物品消毒

老年人居室设施、物品的消毒是居家养老护理师的基础工作,其目的是预防和控制传染病的发生、传播和蔓延,为老年人营造卫生、安全、舒适的生活环境。护理师应定期对老年人的常用物品进行消毒。

(一)消毒方法

常用居家消毒方法主要包括物理消毒方法和化学消毒方法。前者包括日光消毒法、煮沸消毒法等,后者包括浸泡消毒法、擦拭消毒法、消毒柜消毒法、高压蒸汽消毒法等。不同性质的物品,其消毒方法也不尽相同(图5-9)。老年人物品的消毒尽量选用物理消毒的方法,如蒸煮、暴晒。必要时也可使用消毒剂进行化学消毒。

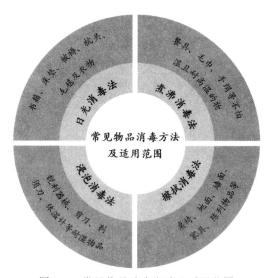

图5-9　常见物品消毒方法及适用范围

(二)消毒剂的选用

1. 消毒剂的选择

目前市场上销售的家庭用消毒用品比较多。家庭物品消毒时,若使用消毒剂,宜选择对人体无毒或毒性低、易溶于水、无显著气味和刺激性小的消毒剂。

一般来说,用氯化消毒剂可以达到很好的消毒效果,市场上出售的84消毒剂、滴露等都很适合家庭使用,可以用来消毒桌椅、厕所洁具等物品。购买消毒剂要去正规药店、超市,要看清产品的生产日期和有效期,生产企业的厂名、厂址,有无卫生行政部门的批准文号等。

2. 消毒剂的使用

（1）严格按照说明使用。消毒液应现配现用，以免影响消毒效果；要按照使用说明配制适宜的浓度。

（2）避免腐蚀。消毒剂对皮肤有刺激性，腐蚀性较强，家庭物品消毒过程中要有适当的防护措施，如戴上口罩、手套等，避免消毒剂直接接触、损伤皮肤。

（3）不可过度使用。长期大量使用消毒剂会使微生物产生抗药性，消毒效果大大降低。同时为了防止致病菌产生耐药性，须轮换使用消毒剂。

（4）在使用消毒剂前，必须彻底清除环境中存在的有机物，如粪便、污水或其他污物。因为这些有机物中带有大量病原微生物，会消耗或中和消毒剂的有效成分，严重降低对病原微生物的作用浓度。

（5）合理存放。消毒剂应避光、加盖、密闭保存，并加强管理，定期检查。家庭中的消毒剂避免使用酒瓶、饮料瓶盛装，以免误服，一旦误服应及时去医院处理。

（三）物品消毒的服务流程

1. 准备工作

备齐所需物品：

（1）日光消毒时需备齐：待消毒物品、晾衣竿、椅子、床刷、夹子若干。

（2）煮沸消毒时需备齐：待消毒物品、清水、带盖的煮锅、火源、手套、干净的容器。

（3）浸泡消毒时需备齐：待消毒物品、清洁剂、带盖的容器、消毒剂、清水、手套、清洁的镊子或弯钳。

（4）擦拭消毒时需备齐：手套、水盆、消毒剂、抹布或拖把、清水。

2. 物品消毒的原理及其服务流程

（1）日光消毒法。

日光中含有紫外线，它能使细菌体内的蛋白质凝固而死亡，并能破坏细菌分泌的酵素和毒素，从而达到消毒灭菌的目的。日光消毒法应选择阳光充足的天气。常用于书籍、床垫、被褥、毛毯及衣服等的消毒。

具体消毒流程如下：

第一步：清洁晾晒设施及周围环境。

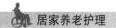

第二步:将待消毒物品分类,选择合适的晾晒设施,尽量使物品各表面直接与阳光接触。

第三步:多翻动被晒物品,一般每隔 2 小时翻动一次;持续暴晒 4～6 小时。

第四步:暴晒后,用床刷清扫、拍打物品表面,将物品归类整理,有序放回原处。

（2）煮沸消毒法。

煮沸消毒法是利用高温热力的作用,使物品表面微生物的蛋白质及酶变性凝固,从而达到消毒、灭菌的目的,是一种常用的经济方便的灭菌法,适用于消毒餐具、棉织品等。

具体消毒流程如下:

第一步:清洗待消毒物品。

第二步:在煮锅内放入适量清水。

第三步:将物品分类有序放入,放置合理:碗、盘等物品煮沸消毒时要竖放;带盖的物品要打开盖子,相等大小的容器要隔开、不重叠。尖锐的物品如刀、剪等应用纱布包裹。应保证物品完全浸没在煮锅的水中,消毒的物品应不超过煮锅容量的 3/4。

第四步:将锅盖盖严,水沸后计时,一般消毒煮 10～15 分钟为宜;中途添加物品应从再次水沸后重新计时。

第五步:消毒完毕后,及时关掉火源,小心打开锅盖,避免蒸汽熏烫眼睛和手臂,用清洁的镊子或弯钳把物品轻缓地从煮锅内取出,放入干净的容器内,晾干备用。

（3）浸泡消毒法。

浸泡消毒法是利用化学药物渗透细菌体内,破坏细菌生理功能,抑制细菌代谢生长,从而起到消毒作用。常见的消毒液有新洁尔灭溶液、酒精等。护理师应根据被浸泡的物品选用合适的消毒液。

具体消毒流程如下:

第一步:戴上手套,按照使用说明配制所需浓度的消毒液,倒入带盖的容器中。

第二步:清洁待消毒物品后,分类浸泡,有管腔的物品要将消毒液注入腔内,有盖的容器和有轴节的器械必须打开,但避免过紧重叠;让物品完全淹没在消毒液中,使物品的各个部位均与消毒液接触。

第三步:盖紧浸泡容器,保证密闭性,开始计时,浸泡消毒时间一般为30分钟。

第四步:计时结束后,用清洁的镊子或弯钳把物品轻缓地从浸泡容器内取出;再用清水冲净、晾干,确认无消毒液残留后,放回原处备用。

（4）擦拭消毒法。

擦拭消毒法是使用化学药液擦拭被污染的物体表面,以达到物品消毒杀菌的方法,适用于桌椅、地面等。

具体消毒流程如下:

第一步:戴上手套,按照使用说明配置所需浓度的消毒液,倒入水盆内。

第二步:将清洁干燥的抹布、拖把蘸取消毒液,拧干（以不滴水为宜）;不能将湿的抹布、拖把放入消毒液中,以免影响消毒液的浓度,进而影响消毒效果。

第三步:用含有消毒液的抹布擦拭桌椅、台面等,用拖把擦拭地面1～2遍;擦拭消毒使用的抹布、拖把和水盆应为专用的,注意标示清楚,以便与其他用途的同类物品分开使用。

第四步:消毒后使用清水抹布、拖把再次擦拭,彻底清除消毒液残留。

第五步:将抹布、拖把分别用清水洗净晾干、备用。

（5）其他消毒法。

家庭中的餐具、毛巾或抹布等也可用高压锅高压蒸汽消毒、用微波炉微波消毒,用臭氧消毒柜臭氧消毒、用烤箱红外线消毒。

① 高压蒸气消毒法:将餐具、毛巾或抹布洗净;放入高压锅（加入了清水）中,加热保持 30 分钟左右。

② 微波消毒法:将毛巾或抹布清洗干净;折叠好后放在微波炉中,开启后调整运行功率为 650 瓦,运行 5 分钟即可达到消毒目的。

③ 臭氧（红外线）消毒法:将餐具、毛巾、抹布清洗干净;放入臭氧（红外线）消毒柜中,30 分钟取出即可。

④ 烤箱消毒法:将餐具清洗干净;放入烤箱中,温度控制在 120℃左右,消毒 15～20 分钟。

注意事项:大部分的物品消毒可遵循清洗→消毒→再清洗的步骤进行,消毒后的物品应放置在远离污染源的地方。

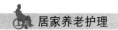

老年人常用物品如何消毒?

血压计、听诊器用湿布擦洗干净,再用消毒液擦拭或熏蒸消毒,每周消毒一次;热水袋、冰袋用后,用清水洗净擦干,再用0.2%的84消毒液擦拭消毒。

对于老年人专用的痰杯、大小便器等,先将污物倒掉,用去污粉或稀盐酸刷洗,再用清水冲净。有条件时,痰杯每次用后煮沸消毒10分钟,大小便器每晨倾倒后用0.5%的漂白粉澄清液浸泡2小时或0.2%的84消毒液浸泡30分钟,清水冲洗干净后备用。消毒液每周更换一次,每两周擦洗一次。

对于老年人专用的压舌板。用后可用清水洗净擦干,再用高压蒸汽灭菌,每日消毒一次;开口器、舌钳用后先用清水洗净擦干,再煮沸消毒或高压蒸汽灭菌,每周消毒一次。

(来源:医学教育网 http://www.med66.com/html/2008/8/ch59340234414880029340.html)

本节知识要点

1. 居室卫生清洁的基本要求。

2. 衣物清洗的基本原则、晾晒及熨烫的基本要求、衣物整理的基本原则。

3. 床铺整理的基本要求、为卧床老年人进行床铺清洁与整理的服务流程。

4. 消毒方法的分类、消毒剂的选用注意事项,及日光消毒、煮沸消毒、浸泡消毒、擦拭消毒的服务流程。

第二节 老年人卫生护理服务

疾病期老年人自理能力下降,对自身的卫生护理需求尤为强烈。为老年人做好卫生护理,可清除其体表微生物及其污垢,防止病原微生物的繁殖;清洗后为老年人按摩、扣背还可促进其血液循环,有利于其机体新陈代谢,使其感觉舒适,心情愉悦。护理师应熟练掌握老年人卫生护理的相关知识与服务流程。

一、口腔清洁

口腔具有进食、咀嚼、品味、语言等功能,口腔内的腺体分泌消化液可帮助食物的消化和吸收。同时,口腔也是病原微生物侵入机体的途径之一。

当健康状况良好时,口腔内存在大量的微生物,通过饮水、漱口、刷牙等活动,对细菌可起到一定的清除作用,所以很少产生口腔感染疾病。而失能老年人,由于患病后机体抵抗力下降,饮水少、进食少,消化液分泌减少,口腔内的细菌清除能力也随之下降。由于进食后食物残渣滞留,老年人口腔内适宜的温度、湿度使细菌在口腔内大量繁殖,易引起口腔内局部炎症、溃疡、口臭及其他并发症。有的老年人还因患病长期服用抗生素,使口腔菌群失调,可诱发口腔真菌感染。

因此,为老年人提供口腔清洁服务很重要。在口腔清洁过程中,护理师要注意观察老年人口腔黏膜、舌苔的变化,以及有无特殊口腔异味,以便对相关疾病做到早发现、早治疗。

(一)口腔清洁方法

老年人的口腔清洁方法有多种,主要包括一般口腔清洁和特殊口腔清洁。一般口腔清洁是指刷牙、漱口;特殊口腔清洁是指棉棒(球)擦拭。护理师应根据老年人的身体状况,选择适当的口腔清洁方法。

1. 一般口腔清洁:刷牙与漱口

针对意识清醒的老年人,每次进食后可安置其采取坐位或半坐位,协助其刷牙或漱口。对于神志清醒的卧床老年人,可协助其用吸管吸水,漱口清洁口腔。对于有活动性假牙的老年人,应先为其取下假牙后再进行口腔清洁,同时对假牙进行清洁。

2. 特殊口腔清洁:棉棒(球)擦拭

针对病情危重、高热、昏迷、禁食、鼻饲、口腔有疾患(牙痛、牙龈炎、牙周炎、冠周炎及黏膜炎等疾患)或术后及存在意识障碍的老年人,可使用棉棒(球)为其擦拭口腔。

(二)漱口溶液的种类及使用注意事项

1. 漱口溶液的种类

一般老年人常用的漱口溶液是温开水、生理盐水和朵贝尔溶液。为了辅助预防和治疗口腔疾病,可加入某些药物的溶液作为漱口溶液,这些漱口溶液均可到正规药店或口腔诊所购买。

2. 使用漱口溶液的注意事项

（1）使用漱口溶液漱口不能替代刷牙，因为它不能有效清除已经形成的牙菌斑。

（2）药用漱口溶液不应作为老年人的日常口腔护理用品，不能长期使用，一般用于牙龈炎的治疗、牙周手术及其他口腔手术后。当口腔疾患痊愈后，就应停止使用，以免引起口腔内正常菌群失调、产生抗药性。

（3）某些药用漱口溶液中的有效成分与牙膏中的成分会互相抑制，因此，在为老年人选用前请咨询专业牙医，暂停使用牙膏，避免漱口溶液发挥不出应有的效果。

（三）口腔清洁的服务流程

1. 准备工作

（1）一般口腔清洗需备齐：漱口杯（内盛温水）、漱口溶液、干毛巾或一次性防湿围布、吸管、水盆、润唇膏；刷牙另需备齐：牙刷、牙膏；

（2）特殊口腔清洗需备齐：无菌棉棒（球）、漱口溶液、干毛巾或塑料围布、镊子、无菌钳、压舌板、纱布、手电筒、吸管、无菌弯盘（或小碗）2 个、垃圾袋。必要时准备张口器、润唇膏、冰硼散、石蜡油等。

2. 服务流程

以中度和重度失能的老年人为例，主要介绍漱口、刷牙、棉球（棒）擦拭、活动性假牙清洁四项口腔清洁服务操作流程。

（1）漱口。

通常饭后要漱口，可清除食物碎屑，消除口臭。协助老年人漱口的服务流程如下：

第一步：协助老年人采取坐位或半坐卧位，将干毛巾或防湿围布围于老年人的颌下、胸前；将水盆放在跨床小桌上或用一只手托住，接近老年人口角旁。

第二步：协助老年人持漱口杯或经吸管吸水。

第三步：撤去水杯，叮嘱老年人闭口，将清水含在口中，用力鼓动双腮，使清水在口腔内能充分与牙齿、牙龈接触，尽可能地清除口腔内的食物残渣；叮嘱老年人将水吐到水盆中。

第四步：每次含漱 2～4 口即可；如需用漱口溶液漱口，可含约 10 毫升的漱口溶液，用上述方法再漱口 1 分钟，漱后 30 分钟内不要进食。

第五步：撤下水盆等物品，协助老年人用干毛巾擦干口唇及周围水痕；视需要为其涂抹润唇膏。

注意事项：有口腔秽臭的老年人，除按上述方法进行口腔护理外，每日可用漱口溶液、中药藿香煎成的汤、茶叶水等含漱半分钟后吐掉，一日多次漱口可除口臭，预防口腔炎症。

（2）刷牙。

应协助老年人坚持每天早晚刷牙，并使其养成进食后漱口或刷牙的好习惯。选用无刺激的牙膏和软毛牙刷。建议每三个月更换牙膏品牌，并定期（不超过 3 个月）更换牙刷。

第一步：协助老年人采取坐位或半坐卧位，将干毛巾或围布围于其下颌和前胸（图 5-10）。

第二步：协助老年人持漱口杯或经吸管吸水，将水盆放在跨床小桌上或用手托住，接近老年人口角旁，漱口后吐出。

第三步：将牙刷蘸湿，涂上适量的牙膏，水杯中盛 2/3 杯温开水，将水杯和牙刷递给老年人，尽可能地鼓励其自行刷牙。

第四步：指导老年人将上、下牙齿咬合，牙刷与牙龈呈 45° 角，采取竖刷法刷牙（图 5-11），顺序是：牙齿外侧面→内侧面（牙龈→牙冠，上牙从上往下刷，下牙从下往上刷）→咬合面（用螺旋形由内向外刷洗）→舌面；每次刷牙时间以 2～3 分钟为宜；牙刷不要伸入过深，以免触及咽部引起恶心；刷牙动作轻缓，力度适中，以免损伤牙龈。

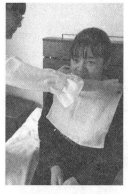 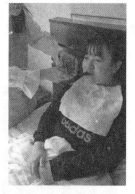

图 5-10　围围布　　　　　　图 5-11　进行刷牙

第五步：协助老年人漱口（图 5-12a），撤下漱口杯、水盆等物品，协助老年人用干毛巾擦干口角水痕（图 5-12b），视需要为其涂抹润唇膏（图 5-12c）。

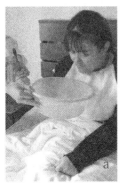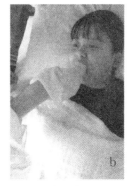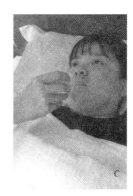

图 5-12　协助擦干嘴唇,涂抹润唇膏

第六步:协助老年人于舒适体位,护理师洗手并做好口腔清洁记录(附表2)。

(3)棉球口腔擦拭。

对于长期卧床、昏迷等不能进行漱口或刷牙的特殊老年人,护理师应每天为其擦拭口腔,保持口腔清洁卫生。棉球口腔擦拭的具体服务流程如下:

第一步:抬高床头,协助老年人取侧卧位或平卧,头朝向护理师一侧;在老年人头肩部垫入软枕,并将干毛巾或塑料围布围在其下颌和前胸,将一个弯盘(或小碗)置于老年人口角旁(图 5-13)。

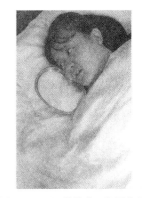

图 5-13　调整体位,放置物品

第二步:向另一个弯盘(或小碗)内倒入适量漱口溶液以浸湿棉球(图 5-14)。

第三步:一只手用无菌钳夹取一个棉球,另一只手用镊子轻轻捏干棉球(图 5-15),以不滴水为宜,并用棉球轻轻擦拭老年人嘴唇至湿润状态;棉球蘸水不可过湿,避免老年人误吸。

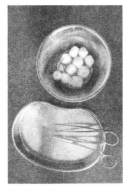

图 5-14　浸湿棉球

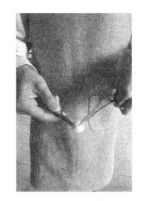

图 5-15　取棉球

第四步:叮嘱老年人张口;持手电筒照射,观察老年人的口腔黏膜和舌苔情况;查看其口腔内有无出血、感染、溃疡等(图5-16a)。

若老年人意识不清,不能予以配合,可使用压舌板帮助其张口,用纱布包裹的压舌板下压其舌体(图5-16b)。

对于昏迷或牙关紧闭的老年人,应用开口器从其臼齿处放入,轻轻撑开其口腔。

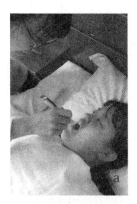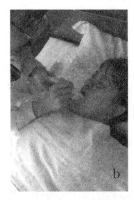

图5-16 让老年人张口和观察

第五步:用棉球按顺序依次擦拭:唇→牙齿外侧面(分别由臼齿擦至门齿,从齿根到齿尖纵向擦拭→牙齿内侧面→咬合面(环形擦拭)→两侧颊部黏膜(弧形擦拭)→上颚→舌面→舌下(图5-17)。

擦拭动作轻稳、熟练,擦拭上腭及舌面时,不要伸入过深,以免触及咽部引起恶心与不适;每次擦拭时间不宜过长,以20~25秒为宜;用镊子或无菌钳每次只能夹取一个棉球,每擦拭一个部位,应更换1个湿棉球;牙垢较多之处,可多次取棉球擦拭,直至擦净;夹紧棉球,避免掉入老年人咽喉部引发呛咳、阻塞呼吸道等。

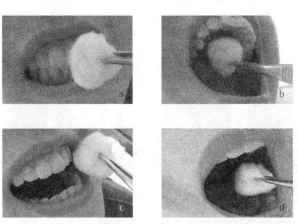

图5-17 棉球擦拭——按顺序擦拭口腔

第六步：擦拭完毕后，协助老年人用干毛巾擦干口唇及周围水迹，视需要涂抹润唇膏；如老年人口腔黏膜有溃疡，可按医嘱涂冰硼散于溃疡处，口唇干裂者可涂石蜡油。

第七步：安置老年人于舒适体位；整理用物，清洁消毒后备用；洗手后做好口腔清洁记录（附表2）。

注意事项：清洁口腔时如发现老年人痰多，护理师应及时帮其吸出痰液。

（4）棉棒擦拭。

棉棒擦拭法类似于棉球擦拭法。服务流程如下：

第一步：同上第一步。

第二步：向另一个弯盘（或小碗）内倒入适量漱口溶液，将一个棉棒蘸取少量漱口溶液，以不滴水为宜。

第三步：协助老年人张口，观察口腔情况。使用压舌板时要用纱布包裹，从其臼齿间插入棉棒。擦拭顺序为：唇→牙齿外侧面、内侧面、咬合面→上颚→舌面→舌下。牙齿擦拭从臼齿到门齿，纵向擦拭（图5-18）。

第四步：同上第六步。

第五步：同上第七步。

（5）活动性假牙的清洁。

佩戴假牙的老年人每次进食后，护理师应为其取下假牙，协助其漱口，再用软毛刷清洗假牙。若老年人暂时不用，可将假牙浸泡在冷清水（或假牙清洗液）中存放，一般于睡前取下，次晨戴上，避免牙龈长期受压。假牙不可泡在酒精或热水中，以免变色、变形或老化。

第一步：叮嘱或协助老年人张口，为其轻轻取下假牙（上下均有假牙时，一般先摘上面，再摘取下面），协助其漱口（图5-19）。

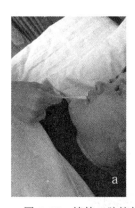 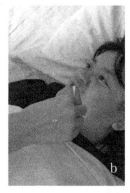 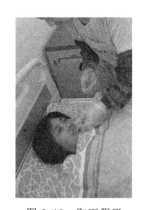

图5-18　棉棒口腔擦拭——按顺序擦拭口腔　　　　图5-19　取下假牙

第二步：将软毛牙刷或棉棒（或镊子夹持棉球）抹上牙膏，并刷洗假牙各面，使用流水冲净（图5-20）。

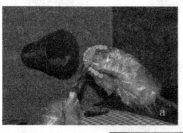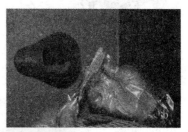
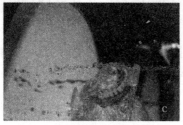

图5-20　刷洗和冲洗假牙

第三步：将假牙浸于干净的冷水中（图5-21）；在老年人清洁口腔后，再为其轻轻戴上假牙。

二、毛发护理

整齐、清洁的外表会给他人留下良好印象，一旦个人因健康问题影响清洁维护时，将影响其生理上的舒适度，给社交造成影响。因此，护理员应协

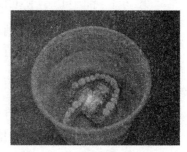

图5-21　将假牙放置于冷水中

助老年人定期维护毛发的健康整洁，保持良好的仪容。本书所讲的毛发护理主要包含头发梳理、头发清洁、修面剃须三个方面。

（一）头发梳理

老年人经常梳理头发，有利于头部血液循环，能起到坚固发根、减少白发和防止脱发的作用，还能提神醒脑，防止大脑衰退，增强记忆力。另外，通过梳头可刺激百会穴、太阳穴和风池穴（图5-22），有降血压的作用，眩晕症状也会有所缓解。

因此，护理师应鼓励能活动的老年人尽量自行梳发；对于重度失能、半失能老年人，应协助其梳理头发。

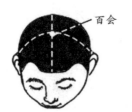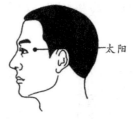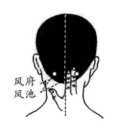

图 5-22 梳发时按摩的穴位

梳发时间应视需要而定,可在老年人洗头前后、睡前和晨起后进行,一般每日至少两次(早晚各一次),每次 5～10 分钟,时间不宜太长,以免引起老年人疲劳和不适。梳子在使用前应清洗干净。梳理头发宜选用竹制的密齿梳子、牛角梳子或木梳子,不宜使用塑料梳子,避免摩擦产生静电,造成头发损伤。宜选择长柄梳子,便于老年人握住自行梳头。

以协助卧床老年人梳理头发为例,梳发前,护理师应准备好干毛巾、梳子、垃圾袋,必要时备有发绳等。具体服务流程如下:

第一步:铺毛巾。协助老年人取坐位或半坐位,将干毛巾围于其颈肩部;若为卧床老年人无法坐起,则将干毛巾铺于其枕上。

第二步:梳头发。一只手压住其近发根处头发,另一只手持梳子从发根轻轻梳到发梢,先梳一侧再梳另一侧。

长发打结者,先从发梢至发根逐步梳理顺畅后,再从发根到发梢梳理整齐;头发缠绕、打结者,先用少量清水或发油润湿缠结处,再分次、小心梳理;

若为卧床老年人,则协助其侧卧,先梳好一侧;再协助其翻身,梳理另一侧;

梳头动作稳妥,用力适中,不强拉硬拽,避免牵扯老年人头皮,引起疼痛。

第三步:头发梳理好后,可为老年人做头部按摩,可依照其个人喜好和意愿为其梳理合适的发型。

第四步:取下毛巾,协助老年人处于舒适体位,并为其整理好衣被,将脱落的头发丢入垃圾袋。

(二)头发清洁

1. 服务要点

(1)时间:为老年人洗头最好选在白天温度稳定的时间,以午后洗头为宜。每次清洗时间以 10～15 分钟为宜,时间不宜过长,以免引起老年人不适或感到疲劳。

(2)姿势:一般老年人洗头宜采用坐位头部前倾或卧位后仰的方式,高血压、颈椎病、糖尿病的老年人不宜仰式洗头,否则易导致晕眩、脑部短暂缺氧,甚至中风。

(3)次数:应根据季节的不同和个人的发质情况而定。一般来说,干性头发的老年人可每周清洗一次;油性头发的老年人可每周清洗两次。

(4)水温:老年人洗发时水温不宜过冷或过热,以40℃～50℃为宜,这个水温可起到清洁头皮与头发、改善头皮血液循环、消除疲劳等作用。

(5)方向:洗发时,应顺着老年人头发生长的方向轻轻梳洗,不可用指甲抓挠头皮,以免造成头皮损伤。

(6)用品:① 洗发器具:卧床老年人洗头常使用特制的床上洗发器、充气式洗头槽、自制橡胶马蹄形洗头垫(用废旧报纸数张、塑料布卷制而成)、扣杯(包括水盆、搪瓷杯、毛巾、塑料虹吸管)等,这些洗发器具均下接水桶。可根据用户家庭条件选择合适的洗发器具。② 洗发用品:选择合适的洗发、护发用品。皮脂分泌较多的老年人可用中性的洗发用品;头皮和头发干燥的老年人可选择多脂洗发用品。

2.服务流程

(1)准备工作。

① 护理师指甲长度适宜,必要时修剪指甲。

② 关闭门窗,避免对流,冬季调节室温至22℃～26℃。

③ 必要时清洗服务前协助老年人排尿、排便。

④ 备齐所需物品:干毛巾两条、洗发露、护发素、梳子、水盆、水壶(内盛热水)、吹风机等;卧床老年人头发清洁还需:床上洗发器具、塑料布或橡胶单、水桶,棉球。准备好洗头的热水,保持水温至40℃～50℃,以老年人适应为宜。

(2)操作流程。

不同床上洗发用具洗头方法大同小异,见图5-23、图5-24。

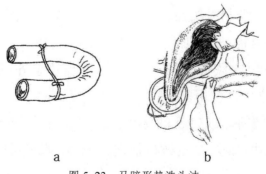

a　　　　　　　　b

图5-23　马蹄形垫洗头法

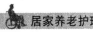

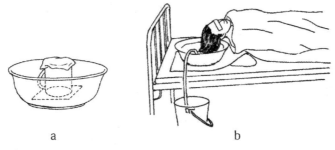

图 5-24　扣杯洗头法

下面以使用床上洗发器为卧床老年人洗头为例,其操作步骤如下:

第一步:正确安置体位。协助老年人斜角平卧,头靠床边,移枕于其肩背下;将塑料布或橡胶单、干毛巾铺于其头下;为其松开衣领并向内折,另取一干毛巾折叠后围于其肩颈部。

第二步:正确放置洗发器。一手托住老年人头部,另一手将床上洗发器垫于其头下,老年人头部隔毛巾枕于洗发器上,洗发器的排水口超出床沿,下接污水桶;或洗发器的排水管下接污水桶(排水口超出床沿)。

第三步:用棉球轻轻塞于老年人双耳内。

第四步:用梳子慢慢梳通老年人的头发。

第五步:叮嘱老年人闭上双眼,必要时可将小毛巾盖于老年人眼部。

第六步:舀出少量温水为老年人冲洗头发;均匀涂适量洗发露(图 5-25a);用指腹揉搓,并轻缓按摩头皮,力量适中,由发际向头顶部揉搓(图 5-25b);随时观察老年人的反应或询问其感受;注意室温、水温变化,及时向水盆里添加热水。

第七步:用温水冲净老年人头发(图 5-25c),注意不要让水流入眼睛和耳朵。

第八步:冲净后,用眼部小毛巾擦干老年人脸部水迹,并用肩颈部干毛巾包裹好头发。

第九步:一手托住老年人头部,一手撤去洗发器,将枕头移回其头下。

第十步:取出耳内棉球,及时用干毛巾为老年人擦干头发(图 5-25d),并为其梳通头发;必要时用吹风机为其吹干头发,并梳理整齐;注意电吹风的温度、风力应调至中低档位后再使用。

第十一步:撤去塑料布或橡胶单及毛巾,并安置老年人于舒适体位。

第十二步:整理用物,及时更换被沾湿的衣服、床单;清洗、消毒洗头用具;

洗手并做好清洁记录(附表 2)。

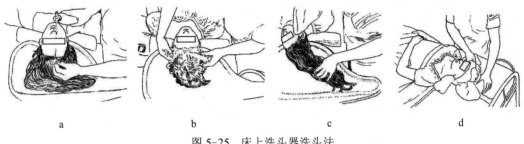

a　　　　　　　　b　　　　　　　　c　　　　　　　　d

图 5-25　床上洗头器洗头法

(三)修面剃须

护理师应根据男性老年人自己的意愿选择是否要刮胡子。剃须刀按结构可分为电动剃须刀、安全剃须刀、机械剃须刀 3 类。

下面以电动剃须刀和安全剃须刀为例讲解为男性失能老年人修面、剃须的具体服务流程。

1. 准备工作

(1)保证室内光线充足、温度适宜。

(2)备齐所需物品:脸盆、毛巾及大毛巾、面巾、电动剃须刀或安全剃须刀,刮胡膏或凝胶,乳液或面霜(视需要准备)、小镜子。必要时准备好手套。

① 在水盆内调好温水,水温一般为 41℃～43℃。

② 若使用电动剃须刀,使用前要检查,确定其干净清洁(依照使用说明书进行清洁。必要时用小毛刷进行清洁),保证电力充足(必要时更换电池或提前充电)。

③ 若使用安全剃须刀,要使用新的或清洗消毒过的刀片。安全剃须刀应每 2～4 周更换刀片,生锈的、变钝的刀片不得使用。使用前后都要冲洗干净,还需要经常消毒,使用酒精和水的混和溶液(比例为 7∶3)为刀片消毒。

2. 操作流程

第一步:抬高床头或在老年人颈背部垫上软垫,协助老年人采取坐位或半卧位,头侧向护理师一侧;将大毛巾围于老年人胸前。

第二步:使用剃须刀剃须时要注意操作方向:腮部及脸颊处的胡须由上往下剃,下巴到颈部的胡须则应由下往上剃;剃须动作要轻缓,特别小心鼻子及嘴唇周围的皮肤。叮嘱老年人头部保持稳定,避免刮伤皮肤。

(1)使用电动剃须刀:打开开关,护理师一手绷紧老年人胡须处皮肤,另一手持剃须刀顺着胡须生长方向剃净胡须。

（2）使用安全剃须刀：① 用温湿毛巾敷于老年人胡须处数分钟，以软化胡须；② 将刮胡膏或凝胶涂抹在胡须处；③ 用一手紧绷胡须处皮肤，另一手持剃须刀，刀刃与皮肤呈 45° 角，顺着毛发生长方向剃净胡须。剃须过程中要不时清除剃须刀上的胡茬，并用水润湿。

第三步：剃完胡须后，用温湿毛巾擦净胡茬及残留的刮胡膏，检查是否有未刮除的胡茬，若有则紧贴胡须根再剃一次。最后用毛巾或面巾轻轻拍干面部皮肤，必要时涂上面霜或乳液。

第四步：移去胸前大毛巾，协助老年人处于舒适体位。

第五步：整理用物，对剃须刀进行清洗和消毒，洗手，做好记录（附表 2）。

注意事项：可用小镜子让老年人查看剃须效果。

三、皮肤清洁

做好老年人的皮肤清洁卫生，是护理师必不可少的日常生活护理项目。皮肤清洁服务包括老年人淋浴、床上擦浴等服务内容。一般淋浴是为能够下床自主洗澡的半失能老年人提供的服务，床上擦浴是为重度失能老年人提供的服务。

（一）服务要点

（1）频率。根据老年人的生活习惯，定期协助其淋浴或擦浴，一般冬、春、秋季可每周 1～2 次，夏季则可每天或隔天 1 次。

（2）温度。淋浴或擦浴时，应调节室温在 22℃～26℃；水温以 40℃～45℃ 为宜。

（3）时间。淋浴或擦浴的时间不宜过长，以 10～20 分钟为宜，最长不超过 30 分钟，以防引发老年人心脑缺氧、缺血、胸闷、晕厥等。另外，淋浴或擦浴前，应协助老年人排尿、排便。

（4）用品。避免选用碱性强等刺激性的肥皂，应选择弱酸性、中性香皂（用婴儿皂、沐浴露较安全）；卧床老年人宜选用免洗浴液。擦拭毛巾应柔软，洗脸、洗脚的毛巾和浴盆要分开使用。老年人洗浴后可涂擦润肤乳液，以滋润皮肤，防止皮肤瘙痒；不宜使用粉剂，以免皮肤出汗后阻塞毛孔。

（5）禁忌。忌空腹洗澡，避免低血糖性休克。忌饭后立即洗澡，避免心脏负担加重，诱发心脏疾病。洗澡时忌突然蹲下或站立，避免脑缺血、缺氧导致休克，甚至发生脑出血。

（二）服务流程

下面以失能老年人为例,依次介绍为老年人脱穿衣裤、淋浴、床上擦浴的服务流程。

1. 脱穿衣裤的服务流程

护理师要按照正确的顺序为老年人穿脱衣裤,老年人休息时先脱裤子后脱上衣,起床时先穿上衣后穿裤子。对于偏瘫的老年人,脱衣时,先脱健侧,后脱患侧;穿衣时,先穿患侧,后穿健侧。

（1）脱开襟上衣。

第一步:为老年人解开上衣纽扣(图5-26)。

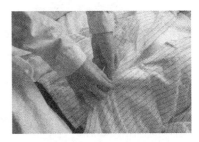

图5-26　脱开襟上衣:解开衣服纽扣

第二步:为老年人脱去一侧(健侧)衣袖(图5-27a),将上衣其余部分平整披于身下(图5-27b)。

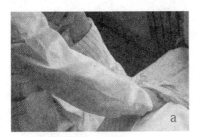
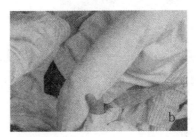

图5-27　脱开襟上衣:脱下一侧衣袖

第三步:从老年人身体另一侧拉出衣服(图5-28a),脱下另一侧(患侧)衣袖(图5-28b)。

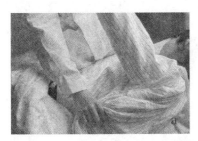
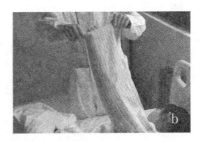

图5-28　脱开襟上衣:脱去另一侧衣袖

（2）穿开襟上衣。

第一步:一手扶住老年人肩部,另一手扶住髋部,协助其翻身侧卧(如老年人一侧肢体活动不便,应卧于健侧,患侧在上)。

第二步:为老年人穿好一侧(患侧)衣服的衣袖(图5-29a),并将上衣其余部分平整掖于其身下(图 5-29b)。

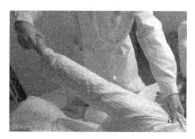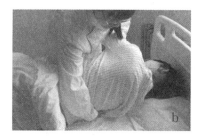

图 5-29　穿开襟上衣:穿一侧衣袖

第三步:协助老年人平卧,扶起其另一侧(健侧)肩膀,从身下拉出衣服(图 5-30a),穿好另一侧(健侧)衣袖(图 5-30b)。

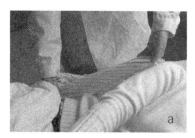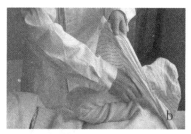

图 5-30　穿开襟上衣:穿另一侧衣袖

第四步:为老年人扣好纽扣,并拉平、整理好衣服(图 5-31)。

(3)脱套头上衣。

第一步:将老年人衣服向上拉至胸部(见图 5-32a),协助其一侧(健侧)手臂上举,顺势脱出该侧衣袖(图 5-32b)。

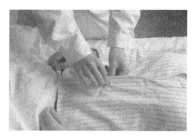

图 5-31　穿开襟上衣:拉平整理衣服

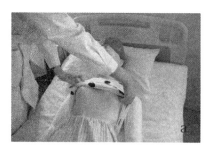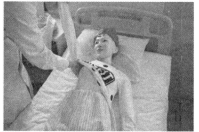

图 5-32　脱套头上衣:脱出一侧衣袖

第二步:同法脱出另一侧(患侧)衣袖(图 5-33)。

第三步:一手托起老年人的头颈部,另一手将衣服从其头上脱出(图 5-34)。

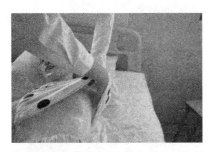
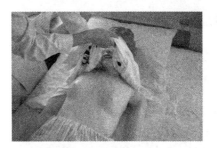

图 5-33 脱套头上衣:脱出另一侧衣袖　　　　图 5-34 脱套头上衣:将衣服从头部脱出

（4）穿套头上衣。

第一步:辨清老年人衣服的前后面。

第二步:护理师把一只手臂从老年人衣服袖口处穿入至衣服的下摆;另一手握住老年人一侧(健侧)手腕,将衣袖轻轻向手臂上拉套(应先穿健侧,后穿患侧)(图 5-35)。

第三步:同法穿好另一侧(患侧)衣袖(图 5-36)。

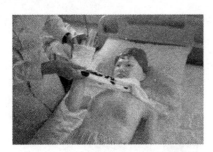
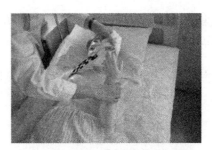

图 5-35 穿套头上衣:穿一侧衣袖　　　　图 5-36 穿套头上衣:穿另一侧衣袖

第四步:将上衣衣领开口套入老年人头部(图 5-37a),并拉平整理衣服(图 5-37b)。

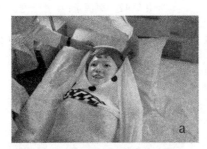
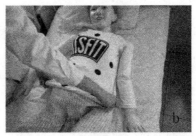

图 5-37 穿套头上衣:将衣服套入头部并整理

（5）脱裤子。

第一步:为老年人松开裤带、裤口(图 5-38)。

第二步:一手托起老年人腰骶部,另一手将裤腰向下褪至臀部以下(图

5-39），再协助其脱至膝部。

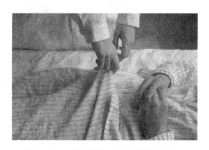

图 5-38 脱裤子：松开裤带、裤口

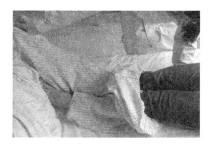

图 5-39 脱裤子：将裤腰褪至臀部以下

第三步：一手托住老年人一侧（健侧）膝部，另一手拉出该侧裤管（图 5-40）。

第四步：同法脱去另一侧（患侧）裤子。

（6）穿裤子。

第一步：护理师一手臂从一侧（患侧）裤管口向上套入至裤腰口，轻握老年人脚踝，另一手将裤管向大腿方向提拉（图 5-41）。

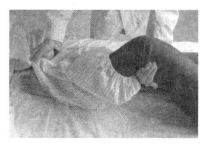

图 5-40 脱裤子：脱出一侧裤管

第二步：同法为老年人穿好另一侧（健侧）裤子（图 5-42）。

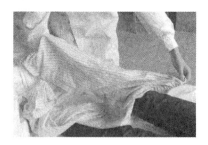

图 5-41 穿裤子：穿一侧裤管

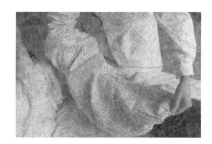

图 5-42 穿裤子：穿另一侧裤管

第三步：将裤腰向上提拉至大腿根部，协助老年人侧卧，将裤腰拉至腰部（图 5-43）。

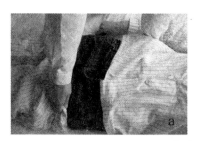

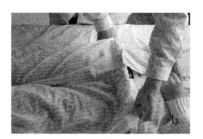

图 5-43 穿裤子：将裤腰拉至腰部

第四步:协助老年人平卧,为其系好裤带。

注意事项:在操作过程中,护理师应动作轻稳,避免过多翻动和长时间暴露老年人身体。

2.淋浴的服务流程

对于半失能的老年人,可协助其入浴室淋浴。浴室内应铺上防滑垫。老年人自行洗澡时,不反锁浴室房门,护理师可在一旁协助,或在浴室门外等待,随时关注其洗澡情况。

一般淋浴时需备齐:毛巾4块(擦脸巾、擦澡巾、清洁会阴毛巾、洗脚毛巾)、浴巾;浴液(或浴皂)及润肤霜;梳子、指甲刀、浴凳、吹风机、清洁衣裤等物品,并放在浴室易取位置。

以协助老年人淋浴为例,具体服务流程如下:

第一步:协助老年人进入浴室,在浴凳上坐稳。

第二步:调节淋浴水温:先开冷水开关,后开热水开关(图5-44)。

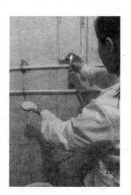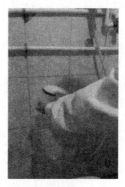

图5-44 协助淋浴:调节淋浴温度

第三步:协助老年人脱去衣裤(图5-45)。

第四步:协助老年人先洗头,再洗脸,用清水洗净,水温以老年人适应为宜。

第五步:协助老年人冲洗全身,用浴液(或浴皂)依次涂擦:耳后→颈部→双上肢→胸部→腹部→背臀部→会阴部→双下肢→双足,温水冲净,关闭沐浴开关;上肢功能尚好者,鼓励其自行擦洗前胸、腹部、会阴等部位,协助其洗头、擦洗后背、下肢等。

第六步:用浴巾擦干老年人的身体,用毛巾擦干头发(或用吹风机吹干)(图5-46),视老年人需要涂擦润肤霜。

第七步:整理用具并做好清洁记录(附表2)。

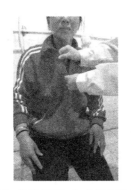

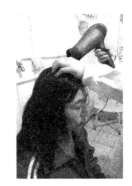

图 5-45　协助淋浴：为老年人脱去衣裤　　　图 5-46　协助淋浴：协助擦干身体和头发

3. 擦浴的服务流程

对于重度失能的老年人，护理师应定期为其床上擦浴。与淋浴相比，床上擦浴时还需备齐：水盆 3 个（内盛温水 40℃～45℃）、暖水瓶、污水桶等，必要时备有橡胶单（或塑料布），中单（或一次性尿垫）。

具体擦浴服务流程如下：

第一步：将物品放置床头，协助老年人平卧。

第二步：面部和颈部清洁。

（1）将浴巾铺于枕头上，将毛巾盖在老年人胸前；

（2）将毛巾浸湿后拧干（以不滴水为宜），包裹在手上；

（3）擦拭顺序：用小毛巾依次擦拭老年人的双眼（顺序是内眦→外眦）→前额部（顺序是中间→左右）→鼻翼（顺序是上→下）→人中（顺序是中间→左右）→两颊→耳后→下颌→颈部（顺序是中间→左右）。

第三步：上肢和手部清洁。

（1）协助老年人脱去一侧（健侧）衣袖，将浴巾铺于手臂下；

（2）将小毛巾浸湿，包裹在手上，用免洗浴液或温清水由上往下依次擦拭老年人的肩外侧→上臂外侧→臂肘→前臂外侧→手背，腋窝→臂内侧→前臂内侧→肘窝→手心；

（3）将老年人的手泡于水盆的温水之中，洗净手掌、指间及指缝，并用臂下浴巾轻轻擦干老年人的手臂和手部；

（4）同法清洁另一侧上肢和手部。

第四步：胸部和腹部清洁。

（1）将盖被向下折叠，将浴巾直接盖于老年人的胸部（图 5-47a）；

（2）一手掀起浴巾，另一手裹上干净、温湿的小毛巾，用免洗浴液或清水由上向下依次擦拭老年人的前颈部→锁骨中线→胸部及两侧；并擦净皮肤褶皱处（如女性乳房下垂部位）（图5-47b）；

（3）将盖被向下折至老年人的大腿上部，用浴巾遮盖其胸腹部（图5-47c）；

（4）一手略掀起浴巾，另一手裹上干净、温湿的小毛巾，用免洗浴液或清水由上向下依次擦拭老年人的上腹部→肚脐→下腹部→耻骨；并擦净肚脐褶皱处（图5-47d）。

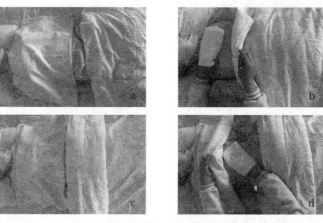

图5-47　床上擦浴：胸部和腹部清洁

第五步：后颈和背臀清洁。

（1）协助老年人翻身侧卧，背部朝向护理师（图5-48a）；

（2）将盖被向下折，暴露老年人的后颈、背、臀部，并将浴巾铺于其背、臀下（图5-48b）；

（3）将温湿小毛巾包裹在手上，用免洗浴液或清水按颈后→背部→腰骶部→臀部由上到下的顺序螺旋形为老年人擦洗（图5-48c）；

（4）用浴巾擦干老年人后颈和背臀部，为其更换干净的上衣。

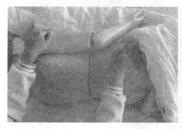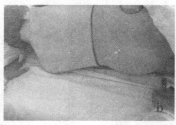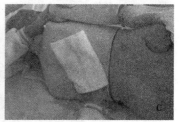

图5-48　床上擦浴：后颈和背臀部清洁

第六步：下肢和足部清洁。

（1）协助老年人取平卧位，为其脱下裤子，将盖被盖于其身体一侧，将其另

一侧下肢屈膝,下铺浴巾(图5-49a);

(2)一手包裹温湿小毛巾,另一手扶老年人屈膝下肢的踝部(呈固定状),用免洗浴液或清水由上到下按髋部→大腿外侧→膝盖→小腿外侧→外踝的顺序为其擦洗,并用浴巾擦干;再由上到下按腹股沟→大腿内侧→腘窝→小腿内侧→内踝的顺序为其擦洗,并用浴巾擦干(图5-49b);

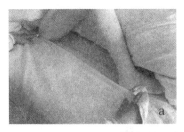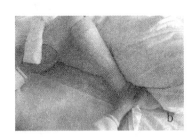

图5-49　床上擦浴:下肢清洁

(3)擦洗另一侧下肢,擦洗完下肢后将棉被盖上,将被尾向上折,露出足部;

(4)协助老年人屈膝,取一软枕垫于其膝下(图5-50a);将橡胶单(或塑料布)或洗脚毛巾依次铺于其足下;放水盆于洗脚毛巾上;将裤管卷至膝部,先将一只脚浸于盆内温水中(图5-50b),询问水温是否适宜,再将另一只脚放入盆内温水中,浸泡数分钟;

(5)用小毛巾擦洗双脚各部位:踝部→足背→足底→趾缝(图5-50c、d、e);必要时先用香皂或其他清洁剂为其涂擦足部,再用清水洗净;

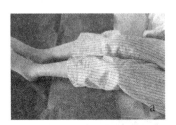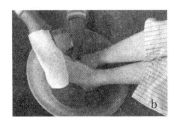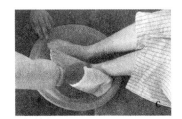

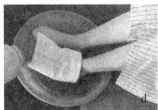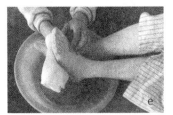

图5-50　床上擦浴:足部清洁

(6)洗毕撤下水盆,将双脚放在洗脚毛巾上擦干;若老年人足跟部皮肤干裂,则适当为其涂抹润肤霜加以保护。

第七步：整理用具并做好清洁记录(附表2)。

注意事项：

(1)每擦洗一个部位均需清洗一次毛巾。擦浴过程中,要随时遮盖老年人,保护其隐私,减少翻动,注意保暖;动作要轻柔,避免用力揉搓,防止擦伤其皮肤;避免衣被沾湿,如有污染或不慎沾湿应及时更换。

(2)擦浴时,应做好安全措施,最好用椅子靠紧远侧床边加以防护,防止给老年人翻身时发生坠床;密切观察老年人的反应,如出现寒战、面色苍白等不适情况,应立即停止操作。

四、会阴部清洁

老年人长期卧床,易造成泌尿系统感染。经常清洁会阴部,能除去分泌物、消除异味,增进舒适,预防和减少感染。因此,对于重度失能的老年人,护理师应协助进行会阴部冲(擦)洗。

清洁前需备齐的物品有:水盆(内盛40℃～45℃温水)、暖水瓶、一次性手套、浴巾与毛巾(会阴部专用)、冲洗壶及便器(会阴冲洗时用)、污水桶等,必要时备有橡胶单(或塑料布),中单(或一次性尿垫)、清洁内裤、无菌棉棒、0.02%的碘伏溶液或1∶5 000的高锰酸钾溶液等。擦洗会阴部的毛巾、浴巾、浴盆应为老年人专用,注意与擦拭其他部位的毛巾分开使用。

由于生理上的特殊性,男性与女性卧床老年人的会阴部清洁流程不同,下面将分别介绍。

(一)男性老年人的会阴部清洁

第一步　将棉被折叠盖于老年人腹部(图5-51a),协助老年人抬高臀部,在其臀下垫橡胶单(或塑料布)、中单(或一次性尿垫)(图5-51b)。

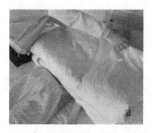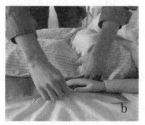

图5-51　铺橡胶单或塑料布

第二步：为老年人脱下一侧裤管,将脱下的裤子拉向另一侧并缠绕于另一侧腿上(图5-52)。

第三步:协助老年人双腿屈膝分开,暴露会阴部;一手托住老年人臀部,另一手将便器轻轻置于其臀下(图5-53)。

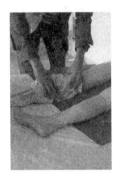 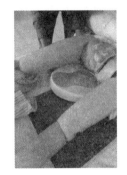

图 5-52　脱裤子　　　　　　图 5-53　暴露会阴部,放置便器

第四步:为男性老年人清洁会阴部:

(1)会阴擦洗法:护理师双手戴上手套,一手轻轻提起老年人阴茎,将包皮轻轻往后推动,露出龟头,另一手用消毒棉棒清洗龟头(图5-54a),再用清洁温湿毛巾按以下顺序依次擦洗:尿道口→阴茎头部→冠状沟→阴茎体(图5-54b)、阴茎下面皮肤→阴囊(图5-54c)、阴囊下面皮肤褶皱处→肛门→腹股沟,注意不可来回擦洗;直至擦净;再用浴巾擦干。

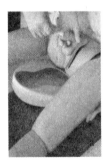 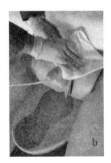 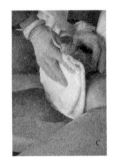

图 5-54　男性老年人的会阴部清洁:会阴擦洗法

(2)会阴冲洗法:护理师戴上手套,一手持冲洗壶,先从上到下倒少许温水于老年人大腿内侧测试温度(图5-55a),再一手持冲洗壶,另一手用棉签或清洁温湿毛巾从上到下依次冲洗(图5-55b)老年人的阴茎头部、冠状沟→阴茎体、阴茎下面皮肤→阴囊、阴囊下面皮肤褶皱处→肛门→腹股沟,直至清洁,再用浴巾擦干。

第五步:撤去便器(图5-56)和橡胶单(或塑料布)、中单(或一次性尿垫)、浴巾。

第六步：为老年人更换内裤（图5-57）。

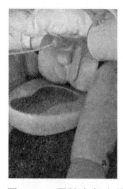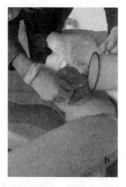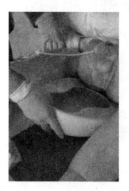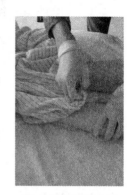

图5-55　男性老年人的会阴部清洁：会阴冲洗法　　图5-56　撤去便器　　图5-57　更换内裤

第七步：安置老年人于舒适体位，为其整理衣裤和棉被。

第八步：整理用具并做好清洁记录（附表2）。

（二）女性老年人的会阴部清洁

第一至三步同上。

第四步：为女性老年人清洁会阴部：

（1）会阴擦洗法：护理师双手戴上手套，一手用小毛巾（或镊子夹持一个干净的棉球）轻轻分开老年人的阴唇，另一手用清洁温湿小毛巾（或小棉棒）由上而下依次擦洗：阴阜→尿道口→阴道口→小阴唇→大阴唇→会阴部周围及大腿内侧→肛门及周围皮肤，直至彻底擦净；再用浴巾擦干（图5-58）。

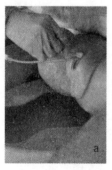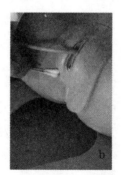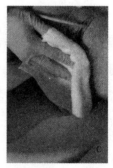

图5-58　女性老年人的会阴部清洁：会阴擦洗法

（2）会阴冲洗法：护理师持冲洗壶，从上到下先倒少许于老年人大腿内侧测试水温（图5-59a）；再一手持冲洗壶，另一手用棉签从上到下依次冲洗老年人的阴阜→尿道口→阴道口→小阴唇→大阴唇（图5-59b）→会阴部周围及大腿内侧→肛门及周围皮肤，最后用清洁毛巾（或小棉棒）依次擦干。

第五至八步同上。

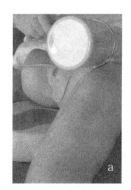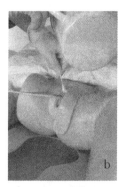

图 5-59　女性老年人的会阴部清洁:会阴冲洗法

注意事项:

(1)会阴清洁时,应注意检查老年人会阴部的皮肤有无破损、肿胀、触痛等,若会阴部有伤口,可用 0.02% 的碘伏溶液或 1:5 000 的高锰酸钾溶液擦拭或冲洗消毒。

(2)若老年人做过会阴部、直肠手术或有失禁、留置导管等情况,则在擦洗时应使用无菌棉球轻轻擦净手术部位及会阴部周围。每擦拭一次,应更换一个棉球。

五、指(趾)甲修剪

协助老年人修剪指(趾)甲,可保持皮肤清洁和舒适,避免损伤。建议在老年人沐浴后为其修剪指(趾)甲。具体服务流程如下。

(一)准备工作

(1)护理师洗净并温暖双手。

(2)关闭门窗,防止空气对流。

(3)备齐物品:指甲刀、指甲锉、毛巾、纸巾、脸盆(脚盆)、热水等。保持水温 45℃ ~ 50℃,以老年人适应为宜。指(趾)甲刀应专人专用。

(二)服务流程

第一步:将老年人的手(或脚)浸泡于热水中 5 ~ 10 分钟,并用毛巾擦干。

第二步:先剪手指甲。在老年人手下垫上纸巾;逐一修剪手指甲,指甲宜剪成半弧形,并用指甲锉修整;修剪手指甲最好使用圆剪。

第三步:后剪脚趾甲。在老年人足下垫上纸巾;逐一修剪脚趾甲,趾甲应修剪呈平形,两侧略作修剪不留锐角,并用指甲锉修平趾甲;指(趾)甲不可修剪过深,避免伤及皮肤,尤其对患有糖尿病的老年人;修剪脚趾甲最好使用平剪。

第四步:修剪完毕后,将指(趾)甲碎屑丢入垃圾袋内;对于真菌感染者(甲癣),指(趾)甲修剪后遵医嘱对足部涂药。

第五步:整理用物,清洁、消毒指甲刀、指甲锉。

第六步:整理用具并做好清洁记录(附表2)。

小常识

手指倒刺的处理

倒刺,学名叫"逆剥",大多是角质层过于干燥而发生分离导致的。如果皮肤干燥,或是经常用肥皂、洗涤剂等洗手,除去了皮肤表面的皮脂,容易让角质层失去保护,出现干燥和剥离。手指长倒刺后若盲目地撕掉它,可能引起创口扩大、流血、感染,甚至发生甲沟炎等并发症。

正确的处理方法是:用40℃左右的温水泡手5分钟左右,使指甲及周围的皮肤变得柔软,再用锋利且清洁的指甲刀从倒刺根部整齐地剪掉。切不可在没有泡手的情况下直接剪,因为干燥的倒刺在剪除时可能造成皮肤微小的撕裂,导致出现更多的倒刺。

为避免感染,应事先用酒精给手指消毒,处理后最好涂抹一层护手霜,再用含维生素E的护肤品按摩指甲四周,减少长倒刺的几率。

如果老年人手指上频繁出现倒刺,而且不容易愈合,要注意其均衡营养,让其适当多喝牛奶,多吃豆类、胡萝卜、鸡蛋、花生、核桃和蔬菜、水果等。此外,可指导老年人经常搓搓双手,帮助其手部血液循环,促进皮脂腺的分泌,也能一定程度上预防长倒刺。对于物理摩擦和不可避免的洗手,应当在洗手后即刻涂抹护手霜,以保护湿润的角质层。

(来源:中国新闻网 http://finance. chinanews. com/life/2015/01-09/6953146. shtml)

本节知识要点

1. 口腔清洁的方法、漱口溶液的使用注意事项。

2. 漱口、刷牙、棉球(棒)口腔擦拭的服务流程。

3. 头发梳理的服务流程、头发清洁的服务要点及服务流程、修面剃须的服务流程。

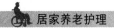

4. 皮肤清洁的护理要点,脱穿开襟、套头衣服的服务流程,脱穿裤子的服务流程。

5. 协助老年人淋浴、为卧床老年人床上擦浴的服务流程。

6. 为男性卧床老年人会阴部擦拭(冲洗)的服务流程;为女性卧床老年人会阴部擦拭(冲洗)的服务流程。

7. 为老年人修剪指(趾)甲的服务流程。

第六章

基础护理三
——饮食护理

疾病期的老年人,由于活动能力降低,消化、吸收功能减退,其摄取食物、吸收营养的能力也严重下降,大多表现出不同程度的营养不良或营养过度,而这些营养问题又可能引发并发症或其他疾病,危害老年人的身心健康。因此,重视老年人的膳食营养,做好饮食护理服务至关重要。

在饮食护理服务中,护理师应了解老年人的营养膳食平衡原则及常见病的饮食搭配,掌握膳食的制作方法与技巧,以更好地提供饮食护理服务。

第一节　老年人营养状态的评估

护理师应对老年人的营养状态进行客观、合理的基本评估,有针对性地制定科学的、个性化的营养搭配,做好饮食护理。

一、营养状态的概述

营养状态与人体内食物的摄入、消化、吸收和代谢密切相关,其好坏可作为鉴定老年人健康和疾病程度的标准之一。常见的营养状态异常包括营养不良和营养过度两个方面。

(一)营养不良

营养不良是指由于摄食不足或消耗增多而引起的,常表现为消瘦。营养不良多见于长期或严重的疾病。引起老年人营养不良的常见原因如下:

(1)摄食障碍:多见于老年人食管、胃肠道疾病,神经系统及肝、肾等内脏疾病引起的严重恶心、呕吐等。

（2）消化障碍：常见于老年人胃、肠、胰腺、肝脏及胆道疾病引起的消化液或酶的合成和分泌减少，导致食物的消化和吸收受到影响。

（3）消耗增多：常见于老年人慢性消耗性疾病，如长期活动性肺结核、恶性肿瘤、代谢性疾病、内分泌疾病，导致糖、脂肪和蛋白质的消耗过多，机体营养不良。

（二）营养过度

营养过度是指由于人体内脂肪积聚过多而引起的，主要表现为超重或肥胖。超重或肥胖可使机体患糖尿病、高血压、高血脂等疾病的风险增加。按病因可将肥胖分为外源性肥胖和内源性肥胖两种。

（1）外源性肥胖：主要是摄入热量过多所致，表现为全身脂肪分布均匀，身体各个部位无异常改变。

（2）内源性肥胖：主要是某些内分泌疾病所致。如肾上腺皮质功能亢进、甲状腺功能低下等，可引起具有一定特征的肥胖。

二、营养状态的评估

营养状态可通过老年人的身高与体重、身体表征以及检验资料来评估。

（一）身高与体重

身高和体重的测量值，可反映老年人营养状态的变化。如果老年人体重不在理想体重 ±10% 以内，则表示其体重过重或过轻。若体重低于理想体重范围，表示老年人的营养需求可能没有被满足，有营养不良的风险。

护理师应定期（每月或每季度）为老年人称量体重，并做好记录，及时把握其体重变化情况，并针对老年人的体重变化情况，及早筛查营养问题，及早干预，制订相应的膳食和活动计划，以尽可能地促进老年人恢复健康、标准的体重。

老年人理想体重可通过下面的简易公式计算得出：

$$男性体重（千克）= 身高（厘米）- 105$$
$$女性体重（千克）= 身高（厘米）- 100$$

（二）身体表征

老年人在疾病期的营养良好或不佳，还可通过观察其身体外观得知（表

6-1)。

表6-1 老年人营养状态的身体表征

身体区域	营养良好的症状	营养不佳的症状
活　力	有生气、有精神	易疲倦、虚弱无力
头　发	有光泽、有弹性、没有不明原因的大量脱落	干燥、易脆裂、无光泽、稀疏、易脱落
皮　肤	光滑、滋润、有弹性、饱满感、肤色良好、没有肿胀和斑点	粗糙、干燥、苍白、缺乏皮下脂肪、水肿、斑点
口腔状况	黏膜红润、平滑、没有肿胀和溃疡，牙龈坚固、没有出血和肿胀	黏膜红肿、溃疡、嘴角干裂，牙龈松软、易出血
眼　睛	明亮、清澈、湿润、黏膜呈粉红色	黏膜苍白、干燥、充血
骨骼肌肉	坚实、有张力、结构发育良好、无疼痛	松弛、无张力、萎缩、触痛、畸形
腹　部	平坦，肌肉丰满	腹水、肿大
肋骨、锁骨、肩部	肋间隙及锁骨上窝深浅适中，肩胛部肌肉丰满	肋间隙、锁骨上窝凹陷，肩、肋骨嶙峋突出

注释：参考中国台北华杏出版股份有限公司《照顾服务员训练指引》第161页表7-1。

（三）检验资料

血液化验报告也可作为老年人营养状态的评估指标。检测项目包括血中的葡萄糖、血清白蛋白、铁含量、血色素等。

老年人体重下降的十大病因

（1）癌症。主要为胃癌、结肠癌、直肠癌等消化道癌症，由于早期症状不明显或缺乏典型性，人们的警惕性又普遍不高，待确诊时大多处于中晚期，已失去了最佳治疗时机。

（2）糖尿病。可引起胃蠕动及排空减慢，影响食欲，并可影响小肠的消化吸收功能，而使体重下降。

（3）结核病。主要为肺结核，属慢性消耗病，加上常有的心理障碍及治疗药物的副作用而影响食欲，导致体重下降。

（4）抑郁症。或兼有焦虑，长期睡眠差，均可引起厌食及消化功能障碍，使体重下降。

（5）慢性心肺功能障碍。原发病为高血压、冠心病、慢性支气管炎等，由于血液循环障碍，影响食欲和消化吸收功能，可使体重下降。

（6）慢性肾功能不全。由于氮质废物在体内潴留，造成慢性酸中毒及胃

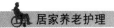

肠功能障碍,导致厌食、少食、恶心呕吐而导致营养缺失,体重下降。

（7）甲状腺功能亢进。在老年人中多见"情感淡漠型甲亢",表现为寡言少语,嗜睡懒动,食少便溏,体重下降。

（8）慢性肾上腺皮质功能减退症（阿狄森氏病）。表现为食欲减退、乏力、体重减轻,皮肤变黑。

（9）口腔疾病。主要是牙齿松动、缺齿、牙龈炎等,影响咀嚼功能,又因老年期味觉减退而影响食欲,导致少食、消化不良与体重下降。

（10）药物因素。老年期慢性病多,服药的种类也相应增多,很多药物都会对消化道有副作用,多种药物联用也有可能发生不良的相互作用,因而导致体重下降。

因此,老年人遭遇非自主性体重下降,特别是体重下降较明显（在 1 个月内体重减少 5％,或在 6 个月内体重减少 20％）时,绝不可掉以轻心,宜及时就医查治。

（来源:百拇医药 http://www.100md.com/html/200803/0359/6265.htm）

本节知识要点

1. 老年人营养状态评估的方法。
2. 老年人理想体重的计算方法。
3. 老年人营养状况的临床表征。

第二节 老年人营养膳食的平衡

膳食平衡是指膳食中的营养素[1]能满足人体需要,既不缺乏也不过剩的状态。老年人必须摄取多种营养素,才能维持机体的正常功能。因此,护理师应根据老年人的疾病特点、营养需求和生活习惯,通过合理调节饮食结构和营养素的比例,科学搭配,平衡膳食,以保证老年人摄取足够的营养素,维持其机体功能的正常运行,促进其身体康复。

---

[1] 营养素是指食物中维持生命所需的营养物质,包括糖类、蛋白质、脂肪、维生素、膳食纤维、水、矿物质和无机盐等。

一、膳食平衡原则

在膳食搭配时应遵循以下三项基本原则(图 6-1)。

膳食平衡的原则		
遵照医嘱 尊重老年人的饮食习惯 ● 注意饮食宜忌 ● 满足营养需求 ● 优化饮食习惯	平衡结构 ● 合理搭配主食与副食 ● 适当摄入零食 ● 合理摄入膳食补充剂	总量合理 ● 合理安排进餐时间与次数 ● 少食多餐,适时适量

图 6-1 膳食平衡的原则

(一)遵照医嘱、尊重饮食习惯

护理师在为老年人搭配膳食时,应首先了解老年人的病情,以及咀嚼、吞咽能力,遵照医嘱注意老年人的饮食宜忌;其二,要尊重老年人几十年来养成的饮食习惯,按照老年人的饮食偏好合理搭配,烹制出符合老年人口味的膳食;其三,要对老年人不良的饮食习惯,如暴饮暴食、好冷饮、喜甜食、口味重等,耐心指导,逐渐调整转变。

(二)膳食结构平衡

护理师应保证老年人一日三餐的膳食平衡,合理搭配主食与副食,使得老年人的膳食食物多样、谷类为主,多吃蔬果、奶类、大豆,适量吃些鱼、禽、蛋、瘦肉。另外,应根据老年人自身特定营养素的需求,遵医嘱适当选择一些零食、保健食品和膳食补充剂[①],以保证老年人各种营养素的均衡供应。

(三)总量合理

老年人患病后,机体基础代谢率下降,老年人饭量宜适当减少,加之活动量趋少,热量消耗也随之递减,因此饭量宜适当减少。另外,老年人肝脏中储存肝糖原的能力较差,对低血糖的耐受能力不强,容易饥饿。因此,应根据老年人的身体状况及活动强度,合理安排进餐时间和次数,宜少食多餐,可在两餐之间(如 9:30～10:00 或 14:00～15:00)适量增加点心、牛奶、水果等,保证老年人每天摄入的热量总量与其消化吸收的特点及营养需求相适应。

---

① 膳食补充剂是指可用以弥补膳食中微量营养素(维生素、矿物质)摄入不足而使用的营养素制剂。

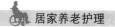

二、饮食分类

对于疾病期的老年人，合理的饮食十分重要。不同疾病的老年人，对饮食的营养需求也不同，一般疾病期老年人的饮食分为基本饮食和治疗饮食。

（一）基本饮食分类

基本饮食又分为普通饮食、软质饮食、半流质饮食和流质饮食。

（1）普通饮食的适用范围是没有特殊饮食要求的老年人，其饮食原则为：① 平衡膳食；② 注意色、香、味俱全；③ 少吃油炸食物以及辛辣刺激性食物。

（2）软质饮食的适用范围是：① 发热、术后恢复期、消化能力较弱的老年人；② 有口腔疾患、影响咀嚼能力的老年人。其饮食原则为：① 软烂、无刺激性、易消化，平衡膳食；② 副食应切碎、煮烂。

（3）半流质饮食的适用范围是：① 发热、体弱的老年人；② 消化道疾患、消化不良的老年人；③ 有口腔疾患、影响咀嚼的老年人；④ 手术后恢复期的老年人。其饮食原则包括：① 食物呈半流质状，营养丰富；② 少食多餐，主食定量，非平衡膳食；③ 无刺激性、易于吞咽和消化的食物；④ 忌用油炸食物、粗纤维蔬菜和刺激性调味品。

（4）流质饮食的适用范围是：① 高热老年人；② 吞咽困难、口腔疾患和手术后的老年人；③ 各种大手术、胃肠道手术后恢复饮食者；④ 急性消化道疾患的老年人；⑤ 危重或全身衰竭的老年人。其饮食原则有：① 食物呈液体状；② 非平衡饮食，只能短期使用。如表6-2所示。

（二）治疗饮食分类

治疗饮食是指在基本饮食的基础上，根据病情的需要，适当调整总热能和某些营养素而达到治疗目的的一种饮食。治疗饮食可分为高热量饮食、高（低）蛋白饮食、高（低）纤维饮食、低脂肪饮食、低胆固醇饮食、低盐饮食、无盐低钠饮食等。不同种类的饮食，适用范围不同，饮食原则也有区别（表6-3）。

表6-2　基本饮食

饮食分类	适用范围	饮食原则	食物形态
普通饮食	消化功能正常，病情轻，无发热，无需特殊饮食的老年人	花样繁多，饮食营养充分，能够满足身体需要，色、香、味俱全，食物鲜美、适口，易于消化	一般常用食物均可采用
软质饮食	咀嚼能力稍差或正常，但胃肠功能差，轻度发热，消化不良或胃肠道手术恢复期的老年人	同普通饮食，但饮食质量要求细、软、酥、易于消化，忌食粗纤维食物	稀软，粗纤维含量少，碎烂、易消化

续表

饮食分类	适用范围	饮食原则	食物形态
半流质饮食	不能咀嚼、吞咽大块食物,体虚及消化能力差的老年人,发热老年人或病情较重者	食物细软、易消化,呈半流质状,营养平衡,忌辛辣、粗纤维及胀气食物	稀饭、面片汤、碎肉末、面条、豆腐、蒸鸡蛋、菜泥等
流质饮食	出现高热、急性肠胃炎、吞咽困难、昏迷等症状的急性病期老年人	易消化、利吞咽的液体状食物,完全无刺激,无固体渣屑及粗纤维的食物,少量多餐,每日5~6次。所含热量及营养不足,故不宜长期食用	米汤、豆浆、藕粉、杏仁茶、肉汤、鸡汤、菜汤及各种乳类

注释:参考中国劳动社会保障出版社《养老护理员》第29、30页。

表6-3　治疗饮食

特殊饮食的分类	适用范围	饮食原则
高热量饮食	热能消耗较高的疾患,如甲亢、高热、结核、体重过轻、大面积烧伤等的老年人	① 每日三餐中加餐2次 ② 可食用牛奶、巧克力、蛋糕、甜食、鸡蛋、豆浆等,每日补充热量3 000千卡左右
高蛋白饮食	高代谢疾病、消耗性疾病,如甲亢、严重贫血、癌症晚期、结核、烧伤、低蛋白症、肾病综合征等的老年人	① 增加富含蛋白质的食物 ② 每日补充蛋白质1.5~2克/千克体重,总量≤120克 ③ 补充总热量:每日2 500~3 000千卡
低蛋白饮食	限制蛋白质摄入的疾患,如急性肾炎、尿毒症、肝性昏迷等的老年人	① 每日摄入蛋白质约0.5克/千克体重,总量限制在20~40克 ② 饮食中以蔬菜和含糖高的食物为主
高纤维饮食	便秘、肥胖、高血脂症、心血管疾病、糖尿病等的老年人	选择含膳食纤维多的食物,如芹菜、韭菜等新鲜蔬菜,以及水果、粗粮、豆类等
低纤维饮食(少渣饮食)	肠道疾患,如肠炎、腹泻、痢疾、咽喉部或消化道疾病等的老年人	① 选择含膳食纤维少的食物,忌膳食纤维多的蔬菜、水果,应吃菜泥、果汁等 ② 少油,忌油煎食物
低脂肪饮食	肝胆胰疾病、肥胖、冠心病、高脂血症、动脉硬化、高血压、脑血管疾病,腹泻等的老年人	① 少用油,限制椰子油的食用 ② 禁食肥肉、蛋黄、动物脑等 ③ 食物清淡,每日脂肪摄入量<40克
低胆固醇饮食	高胆固醇症、动脉硬化、冠心病等的老年人	① 每日胆固醇摄入量<300毫克 ② 禁食用或少食用含胆固醇高的食物,如动物内脏、蛋黄、脑、鱼籽等
低盐饮食	心脏病、急慢性肾炎、肝硬化(有腹水)、有高血压但水肿较轻的老年人	① 每天食盐不超过2克(含钠0.8克);但不包括食物内自然存在的氯化钠 ② 禁食腌制品,如香肠、皮蛋等
无盐低钠饮食	心脏病、急慢性肾炎、肝硬化(有腹水)、重度高血压的老年人	① 无盐饮食:除食物中自然存在的钠盐外,烹调时不放食盐 ② 低钠饮食:除无盐外还需控制食物中自然存在的钠量(每日<0.5克) ③ 禁食腌制食品和含钠的食物、药物,如发酵粉(油条、挂面)、汽水(含小苏打)和碳酸氢钠药物等

注释:参考中国劳动社会保障出版社《养老护理员》第119、120页。

本节知识要点

1. 老年人膳食平衡的基本原则。

2. 老年人基本饮食的分类及其适用范围、饮食原则。

3. 老年人治疗饮食的分类及其适用范围、饮食原则。

第三节　老年人常见病的饮食调理

老年人常见病是指在老年人群中患病率和发病率较高的疾病,主要包括高血压、冠心病、脑梗死、糖尿病、高脂血症、痛风、慢性支气管炎、骨质疏松症等。

对于患有常见疾病的老年人来说,想要身体恢复健康是急不来的,应该慢慢调养。从饮食方面着手调理,不仅能够有效控制病情,还能让身体逐渐恢复健康。本节以常见病为例,详细讲解老年人的饮食调理知识。

需要说明的是,书中推荐了很多食疗方剂,仅供护理师参考。护理师要注意,在中医师的指导下,针对老年人的特定症状及体质为其制作,让其服用。

一、心脑血管疾病的饮食调理

无论是预防心脑血管的老年人还是已经患有心脑血管疾病的老年人,都要特别注意日常饮食。因为饮食和健康有密切的联系,如果不能均衡控制饮食,就会容易出现或加重心脑血管等疾病。下面介绍患有心脑血管疾病的老年人都有哪些饮食原则和禁忌。

（一）高血压

高血压是指以体循环动脉血压(收缩压和／或舒张压)增高为主要特征(收缩压≥140毫米汞柱,舒张压≥90毫米汞柱),可伴有心、脑、肾等器官的功能或器质性损害的临床综合征。高血压是老年人最常见的慢性疾病,也是引发心脑血管疾病最主要的危险因素。高血压老年人能吃什么,不能吃什么?高血压老年人在饮食上有哪些注意事项呢?远离高血压要遵循8字箴言:低盐、减肥、减压、限酒。

1. 高血压老年人的饮食注意事项

（1）控制钠盐摄入。一般高血压老年人每日摄入钠盐的量在4克以内,病情严重的应每日控制在 2 克以内(约一个牙膏盖大小)。这里的食盐量包括烹调用盐及其他食物中所含钠折合成食盐的总量。尽量少选用腌制的、含钠盐较高的食物,如咸(腌)菜、酱菜、榨菜、腐乳、酱豆腐、松花蛋等。

(2)限制脂肪、胆固醇摄入量。尤其是对于超重的高血压老年人,应少吃或不吃炸鸡、炸糕、奶油蛋糕等油脂含量多的食物;尽量选用豆油、花生油等植物油烹调,每天烹调油摄入总量控制在 25～30 克。尽量不选用或少选用含胆固醇较多的食物,如肥肉、动物心脑肝肾、各种动物油脂、鱼子等。

(3)主食粗细搭配,控制总热量的摄入。尤其对于超重者,提倡食用全谷类、玉米、燕麦、荞麦、大麦、小米、糙米等。另外,尽量不吃或少吃糖果、点心、含糖饮料等。

(4)多摄入绿色蔬菜与新鲜水果。应多吃些含钾丰富的降压蔬菜,如土豆、茄子、海带、莴笋等。西红柿、胡萝卜、油菜、菠菜、芹菜、冬瓜、洋葱、豆芽、香菇、黑木耳等也是降血压的蔬菜。另外,高血压老年人(无糖尿病)适宜食用的水果有苹果、西瓜、香蕉、梨、菠萝、橘子、猕猴桃。

(5)多摄入含钙和优质蛋白质丰富的食物。建议老年人每天摄入不超过250 克的新鲜牛奶或酸奶;每天肉类控制在 75 克以内,主要是瘦肉;每周吃2～3 次鱼类蛋白质,如海产鱼,可改善血管弹性和通透性,增加尿钠排出,从而降低血压。如高血压合并肾功能不全时,应限制蛋白质的摄入。

(6)饮食禁忌及其他。一是高血压老年人应戒烟、戒酒。二是多喝茶,因为茶叶里面含有的茶多酚对人体脂肪代谢有着重要作用。但睡前忌喝(浓)茶,以免影响睡眠。三是老年人服用降压药期间,应遵医嘱注意饮食。

2. 推荐食疗方剂

(1)主食:黑米党参山楂粥、芹菜菠菜粥、绿豆饭、西红柿山药粥、赤小豆玉米饭。

(2)菜肴:黄豆芽煲花枝(墨鱼)、白菜煮豆芽、炒芹菜、蒜拌黄瓜、香芹炖豆腐。

(3)饮品:山楂麦芽茶、玉米须饮、牛膝降压饮。

(4)汤:黄瓜肉片汤、蒜香干贝汤、油菜丸子汤、芦笋丝瓜肉片汤。

(二)冠心病

冠心病是一种由冠状动脉器质性(动脉粥样硬化或动力性血管痉挛)狭窄或阻塞引起的心肌缺血缺氧(心绞痛)或心肌坏死(心肌梗塞)的心脏病,也称为缺血性心脏病。冠心病对老年人的危害很大,稍不注意就有可能发病,甚至有生命危险,因此,不可小觑。对于冠心病老年人饮食上要注意的问题,本节将会详细介绍。

1. 冠心病老年人的饮食注意事项

(1)控制总热量,维持正常体重。应让老年人少吃甜食,糖在膳食总热量中的比例应控制在 60%~70%,尤其是高脂血症和肥胖者更应注意。宜多吃些粗粮,多选用玉米、燕麦、荞麦、高粱、大豆、麦麸、大麦、小米、糙米等。

(2)限制脂肪及胆固醇摄入。脂肪应限制在总热量的 25% 以下,以植物脂肪为主。限制动物内脏、动物油脂的摄入。每天胆固醇摄入量应少于 300 毫克,鸡蛋应一天半个或每 2 日 1 个。

(3)摄入适量蛋白质。每日食物中蛋白质的含量以每千克体重不超过 1 克为宜,应选用牛奶(脱脂)、酸奶、海产鱼类和豆制品,对防治冠心病有利。

(4)饮食宜清淡、低盐。合并高血压者食盐摄入量每天应控制在 3 克以下。可随季节活动量适当增减。夏季出汗较多,可适当增加盐的摄入量;冬季出汗少,应控制盐的摄入。

(5)补充充足的维生素、矿物质及膳食纤维。多吃新鲜蔬菜和水果,有益于心脏,蔬菜可选择:胡萝卜、西红柿、芹菜、香菇、木耳、海带、紫菜等;水果可选择:橘子、山楂、香蕉、枣、柿子、苹果、猕猴桃、柠檬等。

(6)禁烟、禁酒。冠心病老年人应当戒烟,减少饮酒量。因为烟草中含有多种有害成分,吸烟会加重病情。当合并高脂血症时,应避免饮酒。

(7)忌喝浓茶、浓咖啡。浓茶和浓咖啡可兴奋交感神经,增加心血管疾病的发生率,因此,冠心病老年人应适当减少饮用或避免饮用。

(8)忌暴饮暴食,忌食用过冷、过热、辛辣刺激性的食物。

2. 推荐食疗方剂

(1)主食:绿豆粥、拨粥①、玉米粉粥、三仁粥、大蒜粥、桃仁粥、薤白②粥、玉竹粥、海带粥、山楂玉面粥。

---

① 拨粥是一道由薤白、葱白、白面粉等烹饪而成的特色美食,适用于冠心病、心绞痛以及急慢性痢疾、肠炎。

② 薤白(xiè bái),别名小根蒜,密花小根蒜,团葱,属百合科、葱属植物,有较高的食用、药用价值。薤白粥是由薤白与粳米共同做成的粥,煮熟后油盐调味食用。具有宽胸行气止痛作用,适用于冠心病之胸闷不舒或心绞痛以及老年人慢性肠炎、菌痢。

（2）菜肴：木耳烧豆腐、茄子炒青豆、薤白炒鸡蛋、薤白炖猪心、香菇木耳黄花菜、海松子猪心冬菇。

（3）饮品：山楂荷叶饮、丹参饮、菊花山楂饮、党参酸枣仁饮。

（4）汤：海藻黄豆汤、芹菜红枣汤、香菇红枣汤。

二、代谢类疾病的饮食调理

代谢性疾病即因代谢问题引起的疾病，包括代谢障碍和代谢旺盛等原因。老年人代谢类疾病主要包括糖尿病、高血脂、甲亢、痛风等。日常护理工作中，护理师要特别注意这类老年人的膳食调理。

（一）糖尿病

糖尿病是一组以高血糖为特征的代谢性疾病。对糖尿病老年人来说，米饭不能吃饱，水果不能吃多，甜品基本不能碰……那么他们到底能吃什么？要对哪些食物忌口？

1. 糖尿病老年人的饮食要求

糖尿病老年人日常饮食有"三宜"，但也要警惕"三不宜"。

（1）宜吃五谷杂粮。如莜麦面、燕麦面、荞麦面、玉米面等富含 B 族维生素、多种微量元素及膳食纤维的主食，长期食用可降低血糖、降血脂。

（2）宜吃豆类及豆制品。豆类食品富含蛋白质、无机盐和维生素，且豆油含不饱和脂肪酸，能降低血清胆固醇及甘油三酯。

（3）宜吃降糖蔬果。苦瓜、香菇、洋葱、柚子可降低血糖，是糖尿病老年人最理想的食物。

（4）不宜吃高糖食物。各种糖（白糖、红糖、冰糖、饴糖）、蜜饯、水果罐头、果汁、汽水、冰淇淋、果酱、甜饼干、甜面包及糖制糕点等食品含糖量很高，食用后易出现高血糖。

（5）不宜吃含高胆固醇的食物及动物脂肪。如动物的心脑肝肾、蛋黄、肥肉、动物油脂及煎炸食物等，这些食物易使血脂升高，易发生动脉粥样硬化。

（6）不宜饮酒。酒精能使血糖发生波动，空腹大量饮酒时，可发生严重的低血糖，而且醉酒往往能掩盖低血糖的表现，不易发现，非常危险。

2. 糖尿病老年人的饮食注意事项

糖尿病老年人的饮食应注意控制总热量摄入，主副食合理搭配，平衡营养。

（1）控制总热量。糖尿病老年人的饮食控制，就是控制其每天总热量的摄入量，以使其血糖和体重控制在理想范围。应遵照医嘱控制老年人每天的饮食摄入量；活动多的或消瘦的老年人可适当放宽要求，适当为其增加主食或加餐，以防发生低血糖；肥胖者必须严格控制饮食，以低热量、低脂肪饮食为主，以减轻体重。

（2）平衡营养膳食。老年人每日膳食中，主食宜粗细搭配，轮换制作或混合制作，应少稀多干，尤其是在老年人血糖控制不稳定时，不宜让其进食稀粥。同时要注重合理搭配副食，荤素搭配，以取得控制血糖的良好效果。

（3）摄入足量优质蛋白。建议每日一个鸡蛋（隔日一个蛋黄），最多不超过两个；每日 1～2 袋（250～500 毫升）无糖鲜牛奶或酸奶；低脂肪肉类（去皮鸡肉、鸭肉、瘦肉）每天应在 2～3 两（100～150 克）；每日摄入豆制品 50～100 克；每周吃 2～3 次鱼，每次 150～200 克，最好是深海鱼。

（4）多食用高纤维的蔬菜。如茄子、油菜、小白菜、韭菜、菠菜（带根）、芹菜等。另外，还可食用苦瓜、竹笋、冬瓜、洋葱、嫩南瓜（不吃老南瓜）、豆芽、海带、紫菜及食用菌类（银耳、木耳、香菇）等。每日吃的新鲜蔬菜应不少于 500 克，以防止便秘。

（5）合理适量选用水果。应根据糖尿病老年人血糖、尿糖的控制情况，灵活选择水果种类和摄入量。一般来说，当糖尿病老年人在血糖控制稳定，即空腹血糖＜7.8 毫摩尔／升（140 毫克／分升），餐后 2 小时血糖＜10 毫摩尔／升（180 毫克／分升），以及糖化血红蛋白＜7.5％时，可适当进食水果。若血糖水平较高且近期波动较大，就暂时不食用水果。

应适量选用含糖量相对较低、升高血糖速度较慢的水果。如柠檬、苹果、橙子、桃子、鳄梨、柚子、李子、杏、草莓、樱桃等。不少含糖量低又富含维生素的蔬菜，如西红柿、黄瓜等，也适合糖尿病老年人代替水果食用。建议糖尿病老年人每天水果食用量控制在 200 克（4 两）以内，同时相应减少 25 克（生重）主食，以使每日摄入的热量总量保持不变。吃水果的时间宜选在两餐之间，在早中餐之间（上午 10 点左右）或中晚餐之间（下午 16 点左右）食用均可，吃的时候将水果分餐，如：一个苹果分 2～4 次吃完，而不要一口气吃完。分餐次数越多，对血糖影响越小。

（6）合理选择烹调方式。一是少油：多用煮、炖、氽、蒸、拌等少油的方法烹调食物。二是少糖：烹调时尽量不加糖。三是少盐：应控制盐的摄取，煮菜时应少用盐、酱油、鸡精、番茄酱等调味品。

（7）少食多餐，定时定量。为避免血糖骤然升高，糖尿病老年人应养成定时定量进食的习惯，在每日摄入食物总量不变的前提下，做到定时定量，少食多餐。对注射胰岛素或口服降糖药病情不稳定的老年人，每日须进食5～6餐，以保证所需要的能量和营养素，控制餐后血糖。

（8）定时足量饮水。无其他限制条件下，糖尿病老年患者应注意多饮水，每日保证6～8杯水（1 500～2 000毫升）。

控血糖攻略——吃主食要少稀多干 吃饭顺序很有讲究

要控制血糖，食物的选择固然重要，但正确的进餐顺序同样不能忽视。那么糖尿病老年患者正确的饮食顺序是什么呢？

（1）最好先吃蔬菜。蔬菜粗纤维含量较多，先吃蔬菜可以增加饱腹感，有助于减少后面主食的摄入。

（2）吃主食要少稀多干。主食主要是碳水化合物，各种面食、米饭、粥、粉等。主食选择应少稀多干，多吃一些富含膳食纤维的食物，如小米、窝头等，这些粗粮在胃里消化的时间长，所以升糖指数较低，对血糖的影响也较慢，可以有效抑制餐后血糖升高。

（3）吃完主食再吃肉。肉类等食物应放在主食后食用。吃了一定数量的主食后，摄入的肉类自然就会相应减少。另外，鱼肉的制作也应用较为清淡的烹调方法，如清蒸、水煮等，避免油炸。

（4）最后喝汤。因为先喝汤的话，会很快就有饱腹感，但不久又会感到饥饿，只能再吃些别的食物充饥，这样不利于控制血糖。

（来源：http://www.xywy.com/laoren/tnb/201508/27-772410.html）

3. 推荐食疗方剂

（1）主食：二米饭①（大米＋小米）、玉米渣粥、高粱饭、玉米面窝头、黄精鸡蛋面、白豆蔻馒头、怀山萝卜饼。

---

① 即在大米中加入小米（大米与小米搭配的大致比例为3∶1）蒸制而成的米饭。另外，大米可与黑米、高粱米、燕麦、玉米糁（shēn）等粗粮混合食用，长期适量食用粗细搭配的杂粮饭，可使餐后血糖平稳升高，有助于预防糖尿病、心血管病、脂肪肝等慢性病。

（2）菜肴:沙参玉竹[①]煲老鸭、韭菜煮蛤蜊肉、枸杞子蒸鸡、清蒸茶鲫鱼、菠菜根炒蛋清、绿茶鸭蛋。

（3）饮品:苦瓜茶饮、黄精枸杞茶、菊槐绿茶饮。

（4）汤:菠菜银耳汤、猪胰汤、双耳汤。

（二）高脂血症

高脂血症是指脂肪代谢或运转异常,导致血中胆固醇或甘油三酯过高,或高密度脂蛋白胆固醇过低的疾病。对于患高脂血症的老年人,除了积极进行药物治疗外,合理平衡膳食也是促进和维持脂质代谢平衡的重要措施。下面就一起来了解一下高脂血症老年人应该如何饮食。

1.高脂血症老年人的饮食注意事项

（1）限制总能量摄入。高脂血症老年人应节制饮食,严格控制总热量的摄入,每人每天的能量摄入要控制在 29 千卡 / 千克体重之内,折合主食每天不宜超过 300 克。

（2）低糖、低脂、低胆固醇饮食。限制糖类、甜食及含糖饮料的摄入,尤其是精制点心等高热量的食品的摄入。另外,应严格控制动物脂肪或胆固醇的摄入,如动物脑及内脏（肝、肾、心等）、肉皮、肥肉、动物油;蛋类每天不超过 1 个,或 2～3 天 1 个鸡蛋;食用油以植物油为主;烹调时避免油炒、油煎,少吃含油脂多的坚果类食品。

（3）高纤维饮食。宜多吃富含膳食纤维的食物,如粗粮、杂粮、蔬菜、水果等。包括燕麦、荞麦、玉米,大蒜、芹菜、洋葱、黄瓜、茄子、香菇、木耳、海带、紫菜,苹果、香蕉、山楂等。每人每天摄入的膳食纤维量以 35～45 克为宜。

（4）补充充足的优质蛋白质。应多食用大豆及豆制品、鱼类、去皮禽肉、脱脂乳品类、瘦肉等,以补充优质蛋白,减少饱和脂肪酸和胆固醇摄入。

（5）多饮水、饮茶,戒烟、限酒。宜多饮水,以利于冲淡血液,缓解血液的黏稠程度,保持体内血液循环顺畅。宜多饮绿茶,以降低血脂、促进脂肪代谢。建议高脂血症老年人戒烟、限酒。

2.推荐食疗方剂

（1）主食:山楂粥、菊花决明子粥、三七首乌粥、燕麦粥、首乌降脂粥、萝卜

[①] 玉竹具有养阴、润燥、清热、生津、止咳等功效。用作滋补药品,主治热病伤阴、虚热燥咳、心脏病、糖尿病、结核病等症。

绿豆灌藕、芡实荷叶粥、冬瓜鸭粥。

（2）菜肴：清蒸海鱼、芹菜炒肉丝、油炒芹笋、芹菜炒香菇、豆腐炖猪脚。

（3）饮品：玉米须茶、山楂消脂饮、山楂粉。

（4）汤：山楂薏米[①]扁豆汤、赤小豆鲫鱼汤。

（三）老年甲亢

甲状腺功能亢进症简称甲亢，是由于甲状腺合成和分泌甲状腺激素增多所致的一组常见的内分泌疾病，甲亢是老年人群最为常见的内分泌及代谢性疾病，在老年女性中尤为多见。

由于甲亢使机体出现明显的代谢紊乱，特别是蛋白质、糖脂代谢及水盐代谢、维生素代谢都有不同程度的紊乱，加之老年人群消化系统功能的减退，因此，谈论老年甲亢怎样吃是一个重要的话题。恰当的饮食有利于减轻和预防代谢紊乱加重，改善消化道功能，反之则不利于患者健康。下面我们来看一下老年甲亢患者如何进行饮食调理。

1. 老年甲亢患者的饮食注意事项

甲亢属于超高代谢综合征，由于甲状腺激素分泌过多，机体产热与散热明显增多，基础代谢率异常增高，因此，甲亢患者需要进行饮食调理，遵循"三高一忌一适量"的原则，即高热量、高蛋白、高维生素饮食，忌含碘饮食，适量补充钙、磷、钾、锌、镁等矿物质，以弥补体内的能量消耗，改善全身营养状况。

（1）增加餐次。宜少食多餐，可在每日三餐主食外，在早餐和晚餐后的2小时左右吃一点水果和点心，以改善机体的代谢紊乱。但注意不能暴饮暴食。

（2）补充充足的水分。宜每天饮水2 500毫升左右，忌酒及咖啡、浓茶等兴奋性饮料。

（3）适当控制膳食纤维含量高的食物，甲亢老年患者常有腹泻现象，含膳食纤维过多的食物如芹菜、韭菜等则要少吃一些。

（4）病情减轻后宜适当控制饮食。随着病情的稳定和症状缓解，需要调整热能供给量，逐渐恢复正常热能供给量。

（5）饮食宜忌。

A. 宜选食物：根据患者饮食习惯，可选用各种含淀粉的食物，如米饭、面

---

① 薏米，又叫薏苡仁、苡仁、六谷子，其性凉，味甘、淡，入脾、肺、肾经，具有利水、健脾、除痹、清热排脓的功效。

条、馒头、粉皮、土豆、南瓜等;各种动物食物,如牛肉、猪肉、羊肉、各种鱼类等;富含钙、磷的食物,如牛奶、果仁、鲜鱼等;低钾水果,可多选橘子、苹果等。

B. 忌选食物:忌食含碘高的食物,如海带、紫菜、发菜、海鱼、海蜇皮、加碘食盐等。忌多食致甲状腺肿大的食物,如过量食用大豆、豌豆、卷心菜、菠菜等。忌肥腻食物,如油炸食物,以免生痰动火,产生痰热。

C. 少吃温热、辛辣刺激性的食物,如生姜、辣椒、大蒜等。

2. 推荐食疗方剂

(1)主食:五味粥[①]。

(2)菜肴:清炖甲鱼、鲫鱼炖豆腐、干烧冬笋。

(3)饮品:五汁饮[②]、青柿子羹。

(4)汤:五味红糖煎、发菜佛手蚌肉汤。

(四)痛风

痛风是由于遗传性和(或)获得性尿酸生成过多和(或)排泄减少引起的一组异质性疾病。痛风患者症状表现为高尿酸血症、尿酸盐结晶沉积所致的急性关节炎、痛风石、慢性痛风关节炎、痛风性肾病。上述表现可单独或联合存在。多见于肥胖的中老年男性和绝经期后妇女。

老年痛风是一种嘌呤代谢紊乱疾病,和糖尿病一样是终生疾病。除药物治疗外,食疗是目前治疗痛风最健康的方式。不同的食物中嘌呤含量不同(表6-4),痛风患者应该选择哪些食物?在饮食中有哪些注意事项呢?下面就一一给出答案。

表6-4 痛风患者饮食的食物选择表

适用对象:痛风、高尿酸血症、尿酸结石病的老年人			
食物种类	高嘌呤含量	中等嘌呤含量	低嘌呤含量
奶类及其制品			各种奶类及奶制品
肉、蛋类	胰脏、脑、肝、肾等动物内脏,浓肉汤、火腿或香肠、禽畜肉类	鸭肉、牛肉、羊肉、火腿(大部分的肉类,除高嘌呤含量所列的食物)	蛋类
鱼类及其制品	沙丁鱼、鲈鱼、鲭鱼、鲑鱼、鲱鱼、小鱼干、鱼卵、虾蟹、贝壳类水产、蟹黄、章鱼	大部分的鱼类、虾(除高嘌呤含量所列的食物),如鳗鱼、青鱼、金枪鱼	咸鲑鱼卵

---

① 五味粥:原料为大麦、酸枣仁、五味子、麦门冬、嫩莲子、龙眼肉。

② 五汁饮:原料为雪梨、鲜藕、甘蔗、荸荠、水萝卜。

续表

适用对象:痛风、高尿酸血症、尿酸结石病的老年人			
食物种类	高嘌呤含量	中等嘌呤含量	低嘌呤含量
全谷根茎类		麦麸面包等	糙米、胚芽米、糯米、米粉、小麦、燕麦、麦片、面条、通心粉、玉米、小米、高粱、红薯、芋头以及苏打饼干、馒头、面包等
豆类及其制品	纳豆	芸豆、大豆、红豆、豌豆、青豆、扁豆	豆腐
蔬菜类	干香菇	芦笋、蘑菇、菠菜、花椰菜、金针菇、木耳	大部分蔬菜(除中等嘌呤含量所列食物),如胡萝卜、芹菜、卷心菜、黄瓜、茄子、白菜、南瓜、冬瓜、西红柿、西葫芦、土豆等
水果类		酸苹果	各式水果
油脂类			各式油脂及核果类
其他	肉汁(汤)、鸡精、酵母粉	花生、酱油	冰淇淋、蛋糕、饼干、咖啡、茶、碳酸饮料、黄油、巧克力

注释:参考中国台北华杏出版股份有限公司《照顾服务员训练指引》附录十三痛风饮食选择表。

1. 痛风老年人的饮食注意事项

(1)禁食高嘌呤食物。如动物内脏、鱼、虾、蛤蜊、牛羊肉类及豌豆等。若食用含嘌呤高的食物,则应采取去嘌呤措施,先加水煮炖,弃汤食之。

(2)多吃低嘌呤的食物。如牛奶、鸡蛋、面包、芹菜、黄瓜、西红柿等,以减少外源性嘌呤进入体内,降低血尿酸水平,建议每日摄入嘌呤含量100～150毫克。

(3)多吃高钾、碱性蔬果。钾质可减少尿酸沉淀,有助于将尿酸排出体外,高钾食物有香蕉、西兰花、西芹等。宜多吃碱性蔬菜瓜果,如卷心菜、大白菜、芹菜、冬瓜、黄瓜、西红柿、萝卜、胡萝卜,西瓜、梨、苹果、葡萄、香蕉、柑橘。

(4)控制总热量,避免过度肥胖。应清淡、低脂、低糖饮食,控制每日进食总热量(以比正常饮食低10%左右为宜),每餐不宜吃得过多、过饱,以保持理想体重。超重者宜慢慢减重,每月以减轻1千克为宜,但急性发病期则不宜减重。

(5)限制脂肪摄入量。由于脂肪能阻止肾脏对尿酸的排泄,因此,痛风老年人每日脂肪摄入总量以50克左右为宜。另外,烹调以植物油为主,注意少吃动物脂肪及油炸食物。

(6)低蛋白饮食。由于过多摄取蛋白质会造成尿酸值升高的危险,因此,痛风老年人的蛋白质摄入量以每千克体重0.4～0.5克为宜,每日蛋白质总量应控制在40克左右,适当限制鱼类、豆类食物的摄入量,每日1杯牛奶加2个鸡蛋或瘦猪肉2两即可满足需要。

（7）多喝白开水，忌酒，少饮咖啡、浓茶、可可。宜每天至少要喝2 000毫升的水，保证24小时内2～3升的尿量，以利于体内尿酸的排泄。尽量均匀饮水，每小时一杯，必要时可适量饮用小苏打，以帮助排出体内过量尿酸。酒精可诱发痛风发作并加重病情，应绝对禁止痛风老年人饮酒；在喝咖啡、茶、可可时也不宜喝得太多、太浓。

2. 推荐食疗方剂

（1）主食：赤豆薏米粥、防风①薏米粥、土茯苓粳米粥、桃仁粥、薯蓣②薤白粥、百合薏米粥、白芥③莲子山药糕、南瓜玉米糊。

（2）菜肴：三果藕粉羹、清炒素三丝④。

（3）饮品：木瓜车前薏米饮。

（4）汤：百合汤、加味萝卜汤、黄花菜汤。

三、骨质疏松症的饮食调理

骨质疏松症是一种由于多种原因导致的骨密度和骨质量下降，骨微结构破坏，造成骨脆性增加，从而易发生骨折的全身性骨病。它是较常见的一种代谢性骨病，以中老年人较为多见。老年人患上骨质疏松后会严重影响日常的生活，容易造成骨折甚至是瘫痪，那么骨质疏松症老年人该如何进行饮食调理呢？

（一）骨质疏松症老年人的饮食注意事项

（1）宜进食富含钙质的食物，如奶类及其制品，豆腐、虾皮、芝麻等。必要时按医嘱补充钙剂。

（2）宜供给足够的蛋白质：可选用豆、奶、禽、蛋、鱼、瘦肉等。

（3）宜进食富含胶原蛋白的食物，如猪蹄、猪皮、鸡爪、牛蹄筋等。

（4）宜供给充足的维生素C和D：因其在骨骼代谢上起着重要的调节作用。应多吃新鲜蔬菜和水果。

（5）宜选择科学的烹调方法。不要将含草酸多的食物，如菠菜，和鱼汤、骨

---

① 防风，中药名。别名铜芸、回云、回草、百枝、百种。是一种药草的名字，多年生草本植物，其喜凉爽气候，耐寒，耐干旱，主产于河北、黑龙江、四川、内蒙古等地。防风的根可用。味辛、甘，性微温。有祛风解表、胜湿止痛、止痉的功效。

② 薯蓣(shǔ yù)，别称：山药、怀山药、淮山药。

③ 白芥种子供药用，有祛痰、散寒、消肿止痛作用。

④ 清炒素三丝所用食材有土豆、竹笋、胡萝卜。

头汤等高钙食物一起食用,应将这些食物先在沸水中焯烫一下,滤水后再烹调。

（6）戒烟戒酒,避免过量饮用茶、咖啡、碳酸饮料等刺激性饮品。

（7）忌辛辣、过甜、过咸等刺激性食物。

（二）推荐食疗方剂

（1）主食:虾皮萝卜包子、茯苓羊肉包子、韭菜虾皮饺、虾仁鲜奶馄饨、茯苓牡蛎饼、枸杞羊肾粥。

（2）菜肴:虾皮拌香菜、拌青椒芝麻海带、醋熘海米白菜、虾仁煨豆腐、砂锅鱼头豆腐、猪骨炖海带、黄豆核桃鸡、黄豆芽炖排骨。

（3）饮品:核桃牛奶茶、羊乳鸡蛋饮。

（4）汤:鱼鳔五子汤、豆腐鸡蛋虾皮汤、猪血豆腐汤、当归羊肉汤、虾皮豆腐汤、猪皮续断汤[①]。

四、胃炎的饮食调理

胃炎是多种不同病因引起的胃黏膜急性和慢性炎症,常伴有上皮损伤、黏膜炎症反应和上皮再生。胃炎是老年人群中最常见的消化系统疾病之一。患有胃炎的老年人,要特别注意饮食调理,避免病情加重。

（一）胃炎老年患者的饮食注意事项

胃炎老年患者的饮食在进餐时间及食物搭配、选择和品质方面均有一些注意事项。

1. 饮食要有规律

慢性胃炎患者平时饮食要定时定量,少食多餐,避免暴饮暴食,减轻胃肠负担。每日以4～5餐为佳,每次以六七成饱为好。

2. 饮食要达平衡

膳食中要注重脂肪、蛋白质、维生素等身体必需营养素的平衡摄入。

（1）多吃谷物、豆类、瘦肉、鱼类、贝类、蛋类、蔬菜、水果。

（2）多吃高蛋白、高维生素食物,如瘦肉、鸡、鱼、肝肾等内脏以及绿叶蔬菜、西红柿、茄子、红枣等,防止贫血和营养不良。

---

① 猪皮含丰富的骨胶原蛋白,胶原蛋白对人体的软骨、骨骼及结缔组织都具有重要作用。续断:有强筋健骨、益肝肾等作用。此粥有利于减轻骨质疏松引起的疼痛,延缓骨质疏松的发生。

（3）注意食物酸碱平衡。当胃酸分泌过多时，可喝牛奶、豆浆，吃馒头或面包以中和胃酸；当胃酸分泌减少时，可用浓缩的肉汤、鸡汤、带酸味的水果或果汁，以刺激胃液的分泌，帮助消化。

（4）多吃健胃的食品，如木瓜、木耳等。

3. 饮食要做细软

胃炎发作期宜以软食为主，食物要软嫩、易消化，少吃坚硬粗糙的食物，少吃油炸或烧烤的食品，避免加重胃的负担、加重病变。

4. 饮食要看禁忌

忌食生冷、滚烫和煎炒油炸的食物；忌烟酒，忌辛辣刺激性食物，如辣椒、生蒜、芥末、胡椒、浓茶、咖啡、可可等，减少对胃黏膜的刺激作用。少吃易胀气的食物，如玉米、薯条、南瓜、青辣椒、小黄瓜、洋葱、甜食、豆类及豆制品等。

（二）推荐食疗方剂

（1）主食：莲子粥、肉桂粳米粥、花生乌贼骨面、麦饭石粥、红枣益脾糕。

（2）菜肴：胡萝卜炒陈皮瘦肉丝、丁香鸭、陈皮油淋鸡、平菇炖肉。

（3）饮品：橘子蜂蜜、枸杞藕粉、蜂蜜桃汁、山药羊乳羹、牛奶鹌鹑蛋饮。

（4）汤：玉竹山药鸽肉汤、羊肉萝卜汤、木瓜米醋汤、生姜橘皮汤。

注释：（1）麦饭石粥的制作方法为：先将麦饭石捣碎成粉粒状，加水浸泡半小时后，放火上煮沸，用纱布滤取汁去石。再将淘洗干净的大米放入锅内药汁中，用文火煮至米烂成粥。该食疗方具有健脾和胃，清热去湿的功效。麦饭石含有十几种人体必需的微量元素，被称为"长寿之宝"。常服此粥可治疗贫血、胃病、脑动脉硬化及高血压等病。

（2）胡萝卜炒陈皮瘦肉丝的制作方法：胡萝卜切丝，猪肉切丝后加盐、黄酒拌匀，陈皮浸泡至软切丝。先炒胡萝卜至成熟后出锅，再用油炒肉丝、陈皮3分钟，加入胡萝卜丝、少许盐、黄酒同炒至干，加水少量焖烧3～5分钟，撒入香葱即成。其功效是宽胸理气。

本节知识要点

1. 高血压、冠心病老年人的饮食注意事项、饮食要求及推荐食疗方剂。

2. 糖尿病、高脂血症、甲亢、痛风老年人的饮食注意事项及推荐食疗方剂。

3. 骨质疏松症老年人的饮食注意事项及推荐食疗方剂。

4. 胃炎老年人的饮食注意事项及推荐食疗方剂。

第四节　老年人膳食的制作

老年人身体状况具有特殊性，不仅对食材的品质要求高，而且对膳食的烹饪制作提出了更高的要求。

一、膳食制作原则

为保证老年人膳食的品质，护理师不仅需要选购新鲜的食材，还需要选择合适的烹饪加工方法，并适当调整食物的口味，注意食物色、香、味的调配，增进老年人的食欲。另外，膳食制作过程必须保证安全与卫生。总之，老年人的膳食制作需遵循以下原则。

（一）宜软

老年人的饭菜质地以软烂、易咀嚼为好。选择的食材尽量避免纤维较粗、不易咀嚼的食品，如肉类可多选择纤维短，肉质细嫩的鱼肉。

（二）宜鲜

新鲜食材制作出来的饭菜，不仅营养丰富，而且色泽诱人，能引起老年人的食欲。因此，为老年人制作加工食材时，尽量做到现买现做，现切现烹，现做现吃，对烹制原料的切配数量要估计准确，一次做菜，一餐吃完，不宜留作第二天食用。需要注意的是，发芽、变质的食材要果断丢弃。

另外，膳食制作过程中应注意容器、工具及个人的清洁卫生。例如：及时清理案板和灶台等，处理生、熟食的用具要分开使用，以减少交叉污染；配制食物、处理食物前应洗手；处理生冷食物后要洗手。

（三）宜清淡

老年人的饮食应清淡，故在制作时宜少放油、盐、糖及辛辣刺激性食物。

二、膳食制作流程

老年人的膳食制作流程分为选、存、洗、切、烹五个环节。

（一）食材选材

对于老年人，尤其是代谢和免疫功能下降的老年人来说，吃新鲜卫生的食

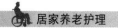

品尤为重要。护理师应到正规商店或超市购买新鲜的食材。

例如，选购蔬菜时，要注意观察蔬菜的质地是否新鲜、色泽是否光亮、水分是否充足、表面是否有伤痕；尤其是选购叶类蔬菜时，以枝叶鲜嫩、肥壮、挺拔，棵茎整齐，无蔫叶、腐叶、黄叶的为佳。有包装的要查看食品包装上的产地、保质期、食品安全标识等信息。不选烟熏、烧焦、腌制的食材，杜绝发霉的食物。

又如，选购鱼类时，要选新鲜的鱼。新鲜的鱼表皮有光泽，鱼鳞完整、贴伏，并有少量透明黏液；鱼背坚实有弹性，用手指压一下，凹陷处立即平复；鱼眼透明，角膜富有弹性，眼球饱满凸出；鱼鳃鲜红或粉红，没有黏液，无臭味；鱼腹不膨胀，肛孔白色，不突出。

（二）食材储存

买回来的食材首选低温保存，也可通过加热、风干等方法保存，防止食材腐败变质。

例如，买来的豆腐，很容易变质，放在冰箱里最多只能存上两三天，而且容易发黏。而把豆腐放在盐水中煮开，放凉后连水一起装入保鲜盒，再放入冰箱，则至少可以存放一个星期不变质。

又如，买回来的鲜肉，可放入高压锅内，上火蒸至排气孔冒气，然后扣上限压阀端下，可保存两昼夜。煮好的肉放在冷藏室可维持 5 天的新鲜度，放入冷冻室可保存 2～3 周，存放时要封装好，最好将肉浸在肉汁中同时冷冻，否则肉中水分消失后会变得又干又硬。

（三）食材清洗

烹制的原料要合理洗涤，清洗干净。

例如，米宜用冷水轻轻淘洗，但次数不宜过多，1～2 次为佳。叶类蔬菜应先清洗干净后浸泡半小时，然后用清水冲洗；瓜果类蔬菜最好去皮；生吃的水果和蔬菜，应先冲洗一遍，放到 2% 的淡盐水或 10% 的小苏打水（将一小勺 10 克小苏打粉放入 100 毫升水瓶里即可配制成）里浸泡半小时，再用清水冲洗 3～5 遍，以尽可能地减少农药等有害物质的残留。

另外，对于蟹贝类，特别是双壳贝类，应用刷子和清水刷洗掉外壳上的污垢，再用清水浸泡半天，以使其吐出沙粒，降低细菌、病毒等微生物滋生。海产品在食用前可在淡水中浸泡，以除去病菌。此外，内脏是蟹贝类水产动物最肮脏的部分，食用前必须去除。

（四）食材处理

不同食材,处理时有不同的技巧。

例如,处理鲤鱼时,应除去脊背两侧的白筋,以去腥。方法是:在靠鱼鳃的地方划一小口,露出白筋,用镊子夹住,轻轻用力,即可抽掉。

切割肉类方面,将肉类剁成肉糜或沿着肉的纤维横向切断,这是非常符合老年人咀嚼的肉类处理方法。切鱼肉时,应将鱼皮朝下,刀口斜入,下刀的方向最好顺着鱼刺,动作要干净利落,这样炒熟后形状才完整。切羊肉前应先将黏膜剔除;切牛肉时最好横切。

另外,蔬菜应先洗后切,除了卷心菜,小白菜、蒜苔、油麦菜、菠菜等脆嫩的蔬菜都适合用手掰,可减少营养素的损失。蔬菜要切细,宜切成小块、小片、小条、细丝等。

（五）食材烹饪

老年人食物的烹调加工方式以蒸、炖、煮、煨、烩为主,避免腌制、煎炒、油炸、烧烤等方式。这样,一方面可以尽可能地减少食物中营养成分的流失,另一方面可以使食物软烂易消化、不油腻,符合老年人的饮食要求。

做菜时,糖和盐的用量要适宜。例如:可以采用勾芡、淋汁等方法改善口味。先以少许的糖和盐调味,然后把调味较重的汤汁淋在菜上,或勾芡;也可以在水煮的食物上淋上汁再食用,这样不但口感不错,也不必担心摄取过量的盐和糖。此外,也可采用低钠盐和低盐酱。

为吞咽障碍的老年人烹制食品,应注意防止误吞,制作时应将食物去骨、剔刺、切细、煮软。可将食物制作成黏稠度高的状态,如稠的米粥、糊状饭等;必要时用搅拌机加工半流质食物或流质食物。对于吞咽困难的老年人,不宜为其制作圆形、滑溜或黏性强的食物,如汤圆、软面包、糯米团,以免引起噎食或呛咳。

1. 制作流质饮食的方法

分为经口喂食的流质食物和经鼻胃管进食的流质饮食。制作方法如表6-5所示。

表6-5　流质饮食的制作方法

食物种类	原料组成	营养成分	制作方法
经口喂食的流质食物	鸡蛋1个,瘦肉50克,猪肝50克,干黄豆30克,大米20克,胡萝卜100克,青菜100克,全脂奶粉60克,白糖80克,香油5毫升,食盐5克,水600毫升	热量约1 300千卡,蛋白质约55克,脂肪约40克	鸡蛋、瘦肉、猪肝、干黄豆、大米、胡萝卜、青菜(可多配置几种)先煮熟,然后用榨汁机将煮好的食物搅打成较稠且均匀的液体状食物;再与余下的原料一起搅拌均匀,煮开分次食用。可根据老年人自己的喜好调成不同的口味

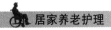

续表

食物种类	原料组成	营养成分	制作方法
鼻饲饮食	鸡蛋1个,瘦肉50克,猪肝50克,干黄豆30克,大米20克,胡萝卜100克,多种青菜100克,全脂奶粉60克,白糖80克,香油5毫升,食盐5克,水600毫升	热量约1 123千卡,蛋白质约52克,脂肪约36克	鸡蛋、瘦肉、猪肝、干黄豆、大米、胡萝卜先煮熟,然后用榨汁机将煮好的食物搅打成较稠且均匀的液体状食物;青菜(可多配置几种)加水先做成菜汁,过滤去渣后同其他成分一起搅碎,再次过滤去渣,煮开分次食用,可根据老年人的日常喜好调成不同的口味

注意事项:① 食物原料要选用新鲜、自然的,避免使用加工食品。② 食物与器具要干净卫生,以避免细菌污染。③ 流质饮食制作一次要满足一日的需要量;制作好的饮食应置于有盖的容器内,放在冰箱中冷藏保鲜;每次食用时从冰箱中取出一次的用量,用热水或微波炉加热至微温,即可灌食。④ 食物24小时内如未食用完,第二天就不要继续让患者食用

注释:内容来源于中国工人出版社《护理员基本技能》第59至60页。

2. 不同种类食物的烹饪方法

不同种类食物的烹饪方法及注意事项可参照表6-6。

表6-6 适宜老年人的食物烹饪方法

食物种类	适宜的烹饪加工方法	注意事项
谷类	① 大米和杂粮一般以蒸、煮的方法制成饭和粥 ② 面粉一般用蒸、煮、烙的方法制成面食,如馒头、面条、饺子、面饼等 ③ 在食用粗粮时,应粗粮细做,尽量蒸煮,少油炸,并干稀搭配,以适应老年人的消化功能	① 忌过度淘米,以防止米粒外层的营养素丢失 ② 忌用捞蒸方式煮饭(即弃米汤后再蒸),以减少营养素的损失 ③ 煮粥忌加碱,发面时最好用酵母而不要用小苏打,因为米面中的B族维生素在碱性环境中极易被破坏 ④ 少用油炸的方式制作食物,如油条、炸糕、麻花等,以保护谷类中的营养素
豆类	① 整粒黄豆不利于消化吸收,可加工制成豆腐、豆浆、豆腐干等豆类制品 ② 豆类通过浸泡后与谷类同煮成粥类 ③ 红豆制成豆沙馅,或与面粉掺和做成点心、面条等 ④ 豆类通过发芽后食用 ⑤ 用豆类煨汤	① 豆腐忌小葱:豆腐含钙,小葱中含一定量草酸,二者共食,结合成草酸钙,不易吸收 ② 黄豆忌猪血:同食会消化不良 ③ 黄豆与酸牛奶:黄豆中所含的化学成分会影响酸牛奶中丰富的钙质的吸收 ④ 黄豆与猪血:同食会消化不良 ⑤ 毛豆与鱼:同食会把维生素B_1破坏尽 ⑥ 红豆与羊肚:同食会引起中毒 ⑦ 豆浆与红糖:红糖中含有多种有机酸,它们和豆浆里的蛋白酶结合,容易使蛋白质变性沉淀,不容易被人体吸收 ⑧ 豆浆与鸡蛋:阻碍蛋白质的分解 ⑨ 豆浆与药物:药物会破坏豆浆的营养成分或豆浆影响药物的效果
干果类	① 每天可适量生吃或食用炒过的核桃、胡桃、花生、葵花籽、南瓜子等 ② 花生、栗子、大枣等可加入米中蒸煮,加入汤中炖、煮等	① 有些干果含油量较高,心血管疾病老年人需控制食用量 ② 少油炸,不选高盐、高糖、高油的干果类食品
肉类	① 最好切成肉末 ② 采用烧、炖、焖、蒸的加工方法 ③ 使用上浆法使肉类松软嫩滑 ④ 在烹调畜禽肉的菜肴中放点醋	① 尽可能地缩短原料在火上的加热时间 ② 忌大块;忌不熟;忌加工过老 ③ 少腌制

食物种类	适宜的烹饪加工方法	注意事项
蛋类	最好水煮鸡蛋,或做成鸡蛋羹、蛋花汤	少油煎鸡蛋,少腌制鸡蛋
鱼虾类	① 鱼虾可以用微波炉烹煮 ② 可做成鱼片、鱼丸、鱼羹、虾仁等	① 烹调时间不宜过长 ② 鱼类烹制时,清蒸比红烧更好。注意鱼刺的处理
蔬菜	① 叶菜类尽可能选用嫩叶,切细,也可做成馅。根茎类蔬菜应切细食用 ② 根菜类和花菜类烹调时间应长一些 ③ 有的蔬菜可以榨汁或制成泥状食用 ④ 烹调蔬菜时可以加少量淀粉勾芡 ⑤ 尽量用急火快炒、快速翻炒的方法	① 煮汤时,应在水煮沸后,再将菜放入,这样可缩短菜的受热时间,减少维生素的损失 ② 必要时可用沸水将蔬菜焯一下,再捞出立即冷却,不挤汁水,减少营养素的损失 ③ 将蔬菜与荤菜同烹,或将几种蔬菜合在一起炒,营养价值会更高
水果	① 选择含果胶和水分较多的新鲜水果 ② 用榨汁机粉碎榨果汁饮用 ③ 切成薄片、小块或蒸成水果羹食用 ④ 放入微波炉加热后食用	① 厌食的老年人可适当吃一些山楂、萝卜、金橘等健胃食品,增加老年人食欲 ② 柿子不宜空腹食用,以免形成胃结石 ③ 忌过凉,忌块过大,忌一次性吃过多
烹调油	① 尽可能多用炖、焖、蒸、煮、拌或猛火快炒等烹调方法 ② 坚持家庭定量用油,可使用量油桶	① 少用油炸、油煎、爆炒 ② 少选吸油多的食物原料做菜
调味品	在炒菜适量时加一些醋、番茄酱、芝麻酱	① 烧菜时,忌过早加盐 ② 用碘盐烹制菜肴时,忌反复加热 ③ 忌用碘盐爆锅

注释:参考《中国居民膳食指南(2010)》。

本节知识要点

1. 老年人的膳食制作原则。

2. 老年人的膳食制作流程。

3. 流质饮食的制作方法。

4. 老年人饮食中各类食物适宜的烹调方法。

第五节　饮食护理技能

协助老年人用餐的服务分为老年人自主进食服务、喂食服务、鼻饲服务三种。护理师应根据老年人的病情提供相应的饮食服务,并按照护理程序操作。

一、饮食护理原则

老年人饮食护理的原则可归纳为"三餐、四度、六防"。

(一)三餐

老年人各餐食物的分配要安排合理,遵循"早餐吃好,午餐吃饱,晚餐吃少"

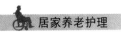

的原则。通常早餐应占全天总热量的 25%～30%，午餐为 40%～50%，晚餐为 20%～25%。这样既符合人体生理需要，又适应老年人日常活动量的需要。

1. 早餐要吃好

上午是人精力较旺盛的时候，需要有充足的热能供给，早餐为一天的热量打下基础。因此，早餐要吃好，可吃牛奶、鸡蛋、豆浆、面包、馒头、包子、米粥等。

2. 午餐要吃饱

午餐起着承上启下的作用，一方面补充上午的热量消耗，另一方面还要为下午供给热能。所以，应丰富些，主食、荤菜、素菜都应该有。

3. 晚餐要吃少

晚餐应清淡、易消化，宜进食适量米粥、蔬菜等。因为夜间活动较少，睡后血液循环降低，所以晚餐要吃得少些，以免加重肠胃负担，影响睡眠；也避免长期晚餐丰盛造成的血脂增高，降低血管动脉粥样硬化的发生风险。

（二）四度

1. 硬度

老年人肠道蠕动减弱，消化功能较差，如果进食没有煮烂或不易嚼碎的粗糙、干硬的食物，易引起胃溃疡、胃炎等胃肠道疾病。故应将食物加工得细软、松碎，既使食物易于咀嚼，又便于消化吸收。

2. 温度

老年人消化道对食物的温度较为敏感，过冷或过热的饮食，均可刺激消化道黏膜，而影响食物的消化和吸收。故饮食宜温偏热，以 38℃～40℃ 为宜。若饭菜凉了，宜用微波炉或隔水加热至温热，再让老年人食用。

3. 速度

要鼓励老年人细嚼慢咽，不宜进食过快和吞食；每口食物不宜过多，喂食节奏要配合老年人，不宜催促，给予其足够的咀嚼时间；鼻饲服务时，由导管慢速送入。必要时在进食间隙可安排老年人适当休息，避免因疲劳而引发误吸、噎食的危险。

4. 适度

老年人每次进食应保证七分饱，不宜暴饮暴食，以免引起腹胀和不适。老年人长期吃得过饱还有罹患胃下垂的可能。

（三）六防

在老年人进食过程中，护理师应密切看护，适时协助，保证其饮食安全。

1. 防噎食

老年人进食时尽量取坐位，卧床老年人应取侧卧位并抬高床头，切忌仰卧位进食。叮嘱老年人进食时集中注意力，切勿大笑或边吃饭边看电视；进食蛋黄、栗子等食物时，应分小口多次缓慢进食；易噎食者，需备水或汤类及时喂食。

2. 防呛咳

老年人食物应细软，避免过于干燥、粗糙，避免进食粉状食物。喝稀食易呛咳者，应将食物加工成糊状。

3. 防误吸

老年人使用杯子饮水时，杯中水不能过少，防止抬高杯底饮水，增加老年人误吸的危险。

4. 防餐具滑脱或摔落

若老年人进食时，手震颤明显，不经意间会碰触到餐盘、碗等使其滑动，护理师应加强进食时的看护，及时扶托碗盘，避免打翻、摔落。

5. 防晕厥

老年人进食后不宜立即起身行走，应适当休息半个小时，再慢慢站起活动。老年人饭后也不宜立即洗澡，避免饭后低血压晕厥[1]。

6. 防感染

注意老年人的饮食卫生，预防细菌感染。尽量不让老年人吃剩食；冷食要加热透再食用；要协助老年人洗手；让老年人使用自己的专用餐具；注意老年人餐具的清洁消毒。

二、饮食护理流程

一般来说，自主进食或协助喂食时，老年人应采取坐位（轮椅坐位或床上坐位等），而对于无法坐起的失能老年人，护理师可在安置其采取半卧位、侧卧位

---

[1] 老年人晕厥是一种常见的、有一定危险的病症，在饭后发生率最高。究其原因，系老年人的血压调节功能减弱，或由于交感神经系统对胰岛素的反应改变所引起的血压反射适应不良；也可因餐后血液聚集于胃肠道引起血压下降所致。

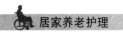

后进行喂食或鼻饲。接下来分别介绍自主进食、喂食和鼻饲这三种不同的饮食护理技能。

（一）自主进食

对于具备上肢肢体活动能力、手握物品能力和张口进食能力的老年人，护理师应尊重其饮食习惯，鼓励其自主进食，并为其营造良好的进食环境。自主进食，一方面能让老年人感受到食物的美味和用餐的愉悦。另一方面还能锻炼老年人的上肢肌力，增强其生活自理能力。

（1）对于患有麻痹、挛缩、变形、肌力低下、震颤等上肢障碍导致关节活动受限、手指不灵活的老年人，虽自主进食困难，但仍有自主进食的愿望，护理师应协助其进行进食训练。

① 训练老年人的手部动作，可通过玩圆球、圆柱体、跳棋等游戏进行手部的抓、捏动作练习。

② 老年人抓握餐具较困难时，可先训练其抓握木条、板条等，再训练其使用汤匙、筷子。然后让其模仿进食动作。

③ 对于关节活动受限、手指不灵活的老年人，餐具最好选择不易破损的不锈钢制品。也可将餐具进行合理改造。

A. 水杯：宜选择宽把手易抓握的、带嘴、质轻、不易倒的杯子。

B. 勺子或叉子：可选择加宽、加长的汤匙或叉子，以便于握持，也可自行改造：将普通勺把用纱布或布条缠上固定，使手柄变粗；也可用弹性绳子将两根筷子连在一起，以防脱落。口张不大者，可选婴儿用小勺加以改造。

C. 碗盘：将碗底加宽，宜选择盘壁与盘底呈直角的盘子，且方形盘子优于圆形盘子，因为这样盘子的边角可使滑动的勺叉停住，便于盛起食物。

D. 餐垫：可使用橡胶制、布制餐垫，或在碗盘底装上防滑橡皮垫、吸盘等，使盘子、碗相对固定，不易滑动，便于进食。

（2）对于有吞咽障碍的老年人，要先指导其进行咽下训练，防止咽下肌群发生废用性萎缩，加强舌和咀嚼肌的按摩和运动，如指导老年人进行伸舌头、吹气、屏气动作的训练，提高咽下反射的灵活性。应先给予流质食物、糊状食物、稀粥，然后再给半流质食物，如面条、蛋羹、馄饨等，且宜从少量过渡到正常量。

（3）对于佩戴活动性假牙的老年人，不宜给予太硬或黏性较大的食物（如年糕、汤圆、粽子等），减轻进食难度，避免影响消化，防止造成假牙损坏或脱落。老年人全口托牙初戴时，食物应由软到硬、由少到多逐步适应，以免损伤口腔黏膜。

（二）喂食

对于不能自主进食的老年人,护理师要给予一定的帮助,协助老年人完成进食,可根据老年人的需求提供喂饭、喂水服务。

喂食服务中需备齐:温热的食物、温开水、餐具(碗、汤勺、筷子)、小毛巾(手绢)、餐巾、吸管、刷牙或漱口用具(水杯、牙刷、水盆等)、洗手用具等。提前盛好食物和水,用手腕内侧测试食物和水的温度(图6-2),以不烫为宜。

协助不能自主进食的老年人喂食的服务流程如下:

第一步:协助老年人坐位或半坐卧位,用棉被或软枕托住腰部,在老年人胸前围上餐巾(图6-3)。

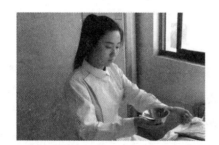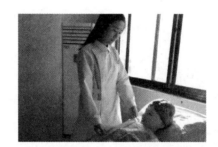

图6-2　测试食物温度　　　　　　图6-3　围上餐巾

第二步:先喂适量温水,以湿润其口腔;再小口喂固体食物(图6-4a),一般每口喂食量不宜过多,应为1/3汤勺;喂饭时,先将汤勺接触老年人唇部,再将饭菜送入其口中;喂汤时,先让老年人张大口,且适当抬头,将汤勺从其舌边缓缓倒入口中;流质食物也可用吸管饮用(图6-4b);对于偏瘫老年人,护理师应将食物送入其口腔健侧;饭和菜、固体食物和液体食物交替喂,速度适中,确认老年人吞咽后再继续喂。

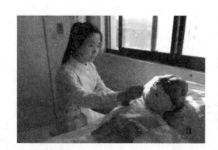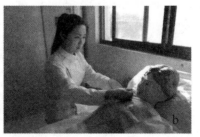

图6-4　喂食和喂水

第三步:叮嘱老年人要细嚼慢咽,喂食中要及时喂水或汤汁,防止老年人发生噎食。

第四步:喂食完毕后,及时撤去餐具,协助老年人用温开水刷牙或漱口,用小手巾(手绢)协助其擦净口唇及周围水迹。

第五步:安置老年人于半卧位或右侧卧位,保持该姿势 20～30 分钟,以助消化;之后协助老年人置于舒适体位(图 6-5)。

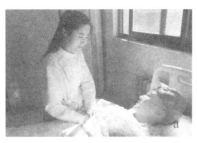
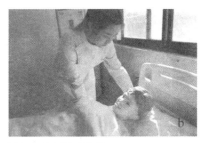

图 6-5　姿势保持 30 分钟后再取舒适体位

第六步:整理用物,及时清洗餐具,并做好饮食服务记录(附表 2)。

注意事项:

(1)若老年人偏瘫或完全卧床,无法坐起,则协助其采取侧卧位,侧卧于健体之上,使头部稍偏向护理师一侧,头肩部垫入软枕抬高,以便于食物下咽。

(2)对于视力障碍或失明的老年人,护理师要主动告知其每次喂食的食物名称和内容。

(三)鼻饲

对于不能经口进食的失能老年人,护理师可配合医护人员为其提供鼻饲服务。即用鼻饲管灌注流质食物,以满足老年人机体的营养需要。

常见的鼻饲液有牛奶、豆浆、果汁、汤类及配制的营养液等。出于治疗目的需鼻饲药物时,固体药物应碾成粉状,加温开水调匀,再鼻饲灌入。需要注意的是,药物不能与牛奶、茶水一起注入,新鲜果汁与牛奶应分开注入。

鼻饲服务中需备齐:温热的鼻饲液、50 毫升灌注器 2 个(一个装鼻饲液,一个装温开水)、餐巾、碗、温开水、纱布、夹子或牛皮筋、别针等。每次注入流质软食前,护理师应用纱布过滤,以防鼻饲管堵塞。

具体服务流程如下:

第一步:协助老年人取坐位或半卧位,用软垫垫高其头肩部;倒好鼻饲液和温开水(图 6-6)。

第二步:将餐巾铺在老年人颌下(颈部及胸前),并垫于鼻饲管末端下。

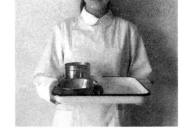

图 6-6　准备鼻饲液和温开水

第三步：检查鼻饲管有无脱出、松动或盘于口腔；反折鼻饲管（图 6-7a），将灌注器连接鼻饲管末端，轻柔缓慢地回抽（图 6-7b），如有胃液抽出即可确认其在胃内（图 6-7c）。

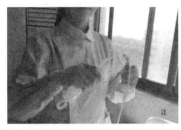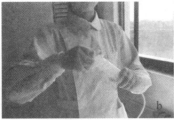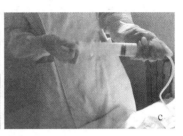

图 6-7　连接鼻饲管并回抽胃液

第四步：先缓慢注入少量温开水（20～30 毫升）（图 6-8），观察老年人的反应，如无异常再缓慢注入鼻饲液；每次鼻饲量不超过 200 毫升，最后再灌入少量温开水（20～30 毫升）冲洗鼻饲管；注意每次鼻饲速度应缓慢，并随时观察老年人的反应，两次鼻饲间隔时间大于 2 小时。

第五步：鼻饲结束后，护理师及时反折鼻饲管或塞紧管端（图 6-9），用纱布包好，用夹子夹紧或用牛皮筋扎紧，用别针固定于枕旁等合适位置。

第六步：让老年人保持坐位或半坐卧位 30～60 分钟，然后协助其恢复舒适卧位。

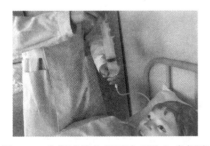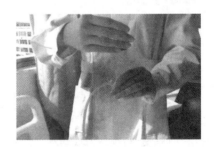

图 6-8　先慢速注入温开水后注入鼻饲液　　　　图 6-9　反折鼻饲管

第七步：整理用物，及时清洗餐具及灌注器（图 6-10a）；做好鼻饲服务记录（图 6-10b）（附表 2）。

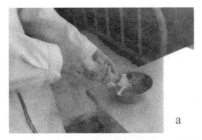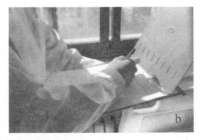

图 6-10　进行护理记录并清洗餐具

注意事项：

（1）老年人对鼻饲要有一段适应过程，开始时膳食宜少量、清淡，逐渐加量，中午食量稍高于早晚，每日6～7次。

（2）鼻饲时要保证无菌操作（参见本书第十一章第二节无菌操作相关服务技能），餐具要保持清洁；每次鼻饲后，灌注器要清洗干净，每日煮沸消毒一次。若鼻饲液已在室温下存放太久，则应考虑丢弃，以避免老年人灌食后造成腹泻。

（3）长期鼻饲老年人应每日早晚清洁口腔2次。

（4）请医护人员定期更换鼻饲管。

小 视 频

为失能老年人鼻饲

为失能老年人鼻饲是居家养老护理师必须掌握的服务技能之一。

想看视频就用手机扫描右边的二维码吧！

［扫一扫，看视频］

本节知识要点

1. 饮食服务的基本原则"三餐、四度、六防"的具体内容。

2. 为能够自主进食的老年人进行进食训练的方法；老年人特殊餐具的选择；对餐具进行合理改良的方法。

3. 喂食服务的服务流程及注意事项。

4. 鼻饲服务的服务流程及注意事项。

第七章

基础护理四
——睡眠护理

睡眠为生命活动所必需,充足的睡眠有助于促进身体生长发育、保护大脑、消除疲劳、恢复体力、增强免疫力,对于疾病期老年人的身体康复尤为重要。

疾病期的老年人易产生睡眠节律紊乱,并可能存在不同程度的睡眠障碍,其生活质量和身心健康受到影响。因此,必须高度重视老年人的睡眠护理。做好老年人的睡眠护理,是护理师基础护理的重要内容之一。

第一节 睡眠护理基础知识

随着年龄的增长,老年人的睡眠时间越来越短,而且睡眠浅,醒后不易入睡。疾病期的老年人因各器官逐渐衰退,氧摄取不足,大脑功能减弱,生物钟的功能也减退,更易出现失眠、多梦等神经衰弱现象。

一、睡眠周期

睡眠是一个复杂的生理现象,睡眠和觉醒的周期是由人体内部的生物钟来维持和控制的,以昼夜为基础交替进行。睡眠周期,是指睡眠存在一个生物节律。

国际睡眠医学会将睡眠分为五个阶段,依次是:入睡期、浅睡期、熟睡期、深睡期和快速动眼期,五个阶段交替一次称为一个睡眠周期,依次循环往复。正常者每夜通常有4～5个睡眠周期,每个周期90～100分钟。

（1）阶段1:入睡期,是睡眠的开始,昏昏欲睡的感觉就属于这一阶段。

（2）阶段2：浅睡期，开始正式睡眠，属于浅睡阶段。

（3）阶段3熟睡期和阶段4深睡期：是沉睡阶段，睡眠者不易被叫醒。深睡期的睡眠对大脑的休息和恢复有着重要意义。

以上四个阶段的睡眠共需经过60～90分钟，而且均不出现眼球快速跳动现象，故统称为非快速眼动睡眠。

（4）阶段5：快速眼动期，睡眠者通常会有翻身的动作，如被叫醒，多数人都在做梦。且眼球会呈现快速跳动现象，进入了一个被称为快速眼动睡眠的阶段。此阶段，睡眠者心率、血压、呼吸大幅波动，全身肌肉完全放松，这些特点加大了某些心脑血管疾病易在夜间突然发作的可能。

人在不同的年龄阶段，睡眠量也不同。一般青壮年一夜睡眠量为7～9小时，而老年人由于新陈代谢减慢，睡眠量减少1～3小时，即达到6～7小时。老年人睡眠质量不应以睡眠时间的长短来衡量，而应以睡醒后是否消除了疲劳，精力是否充沛来评判。

二、睡眠障碍

睡眠障碍是指脑内网状激活系统及其他区域的神经失控，或与睡眠有关的神经递质改变，而导致的睡眠功能减退或睡眠影响呼吸功能。疾病期的老年人由于受生理、心理等原因的影响，睡眠—觉醒节律发生紊乱，往往睡眠状况不佳，易出现睡眠障碍。

睡眠障碍的症状体征主要表现为入睡和维持睡眠困难、睡眠呼吸障碍和嗜睡三个方面。

（一）入睡和维持睡眠困难

由于受多种病因干扰的影响，老年人常常入睡困难、不能维持睡眠，表现为：睡眠潜伏期延长，有效睡眠时间缩短；睡眠在昼夜之间重新分布，夜间睡眠减少，容易早醒，而白天瞌睡、打盹儿增多；睡眠表浅，深睡眠比例减少；夜间易醒、多梦，睡眠片断化，醒后难以再次入睡。故此，早起或"猫头鹰式"的夜间活动在老年人群中十分常见。

（二）睡眠呼吸障碍

睡眠呼吸障碍是指睡眠呼吸暂停、睡眠加重呼吸疾病、夜间吸入或夜间阵发性呼吸困难等。其中，睡眠呼吸暂停综合征是老年人最常见的睡眠呼吸障碍，且随着年龄的增长发病率增加。有睡眠呼吸暂停综合征的老年人，其脑血管疾病发病率升高，尤其是缺血性脑中风的发生机会增多。

（三）嗜睡

嗜睡是老年人群睡眠障碍的另一常见现象，其原因有脑部疾病（脑萎缩、脑动脉硬化、脑血管病、脑肿瘤等），全身病变（肺部感染、心衰、甲状腺功能低下等），药物因素（安眠药）及环境因素等。嗜睡是老年人常见的睡眠障碍，主要表现为白天犯困，有过多睡意；入睡前有幻觉；睡眠麻痹，难以唤醒；晨起精神不振或昏昏欲睡等。嗜睡老年人容易焦急、易怒，甚至自我封闭。

睡眠障碍会给老年人的身心健康带来巨大危害。一方面，睡眠障碍会导致大脑功能紊乱及各器官系统失调，短期可引起血压升高、头晕、头痛、心慌、食欲减退、疲乏无力、反应迟钝、注意力不集中、记忆力减退、免疫力下降等现象；长期可诱发慢性疲劳综合征、高血压、冠心病、糖尿病、脑血管疾病及心理疾患，甚至造成猝死。另一方面，睡眠障碍还会导致老年人烦躁不安、焦虑、抑郁、精神萎靡等精神亚健康状态，严重的可引起阿尔茨海默病，影响老年人的生活质量。

因此，护理师在日常护理过程中，应有针对性地进行干预，逐步改善老年人睡眠状况，提高其睡眠质量，促进其身体康复。

三、睡眠护理的基本措施

充足、规律的睡眠有利于老年人的身心健康。培养老年人规律的生活作息习惯，是防治睡眠障碍的最好办法。下面介绍几项老年人睡眠护理的措施，供护理师学习掌握：

（一）建立良好的睡眠作息习惯

护理师应指导老年人按时作息，逐步培养其按时就寝、定时起床的习惯。一般来说，老年人的最佳睡眠时间为 21 点到次日清晨 5 点。护理师应指导老年人逐渐调整入睡和起床的时间，保证每天 7～8 个小时的睡眠，午饭后可安排 1 个小时左右的午睡时间，但对于失眠者，白天应避免午睡。

（二）安排日晚间适度活动

（1）对于嗜睡或失眠的老年人，护理师可在白天适当安排一些有趣的活动，丰富其日常生活，减少其午睡时间，以改善其晚间睡眠。

（2）协助老年人到户外散步、晒晒太阳、呼吸新鲜空气等；对于长久卧床的老年人,应协助其进行适当的肢体活动,缓解肌肉紧张,促进其晚间睡眠。

（3）睡前1小时让老年人停止刺激性活动,如看电视、看书、读报、聊天等,可以指导老年人听些舒缓的音乐,使其睡前精神放松,心情平静,情绪稳定。

（4）睡前协助老年人泡脚,按摩涌泉穴、内关穴、神门穴、三阴交等穴位[1]（图7-1）,使其肌肉放松,增进其舒适度;还可为疼痛的老年人进行扣背、局部按摩,刺激局部皮肤,缓解紧张情绪和局部疼痛。

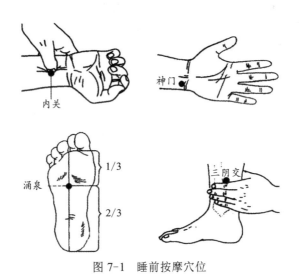

图7-1　睡前按摩穴位

（三）满足老年人身体舒适的需要

1. 清洁卫生

（1）定时协助老年人睡前梳头、洗脸、刷牙、漱口、清洗会阴、泡脚,或洗澡（或温水擦浴）。

（2）协助老年人换上柔软宽松、温暖舒适的睡衣,忌和衣而睡;根据季节及时为老年人增减衣被;整理床铺,保持床铺清洁、平整,被褥平整、松软、温暖,枕头软硬、高度适宜,必要时冬季可先用热水袋温暖被窝,待老年人入睡后取出。

（3）协助老年人睡前如厕、排空大小便,根据老年人要求准备好尿壶、便器,尽量避免和减少起夜对其睡眠造成的影响。

---

[1] 涌泉穴位于脚底中心距前脚指约1/3处,蜷足时足前部凹陷处第2、3跖趾缝纹头端与足跟连线的前1/3与后2/3交点处。内关穴位于掌心面,手腕横纹上2寸(同身寸,即每个人自身大拇指的宽度为1寸,下同),掌长肌腱与桡侧腕屈肌腱之间。神门穴位于腕部,腕掌侧横纹尺侧端,尺侧腕屈肌腱的桡侧凹陷处。三阴交在小腿内侧,足内踝尖上3寸的胫骨内侧缘后方。这三个穴互相配合,每天按揉5～10分钟,可起到安神定志、促进睡眠的作用。

2睡眠环境

创造良好的睡眠环境,调节房间适宜的温度、湿度、光线及声音,减少外界环境对老年人感官的不良刺激。一般冬季室温以18℃～22℃为宜,夏季以28℃～30℃为宜。相对湿度以60%～70%为宜,使用空调、暖炉时,可在室内放盆水或安装一台加湿器,维持适宜湿度。提前通风、关好门窗,避免对流风。拉好窗帘,必要时打开夜灯,保持室内光线适宜;护理师应避免穿硬底鞋,说话及走路的声音要轻,开关门动作要轻,降低声音干扰。

另外,卧室内应设置呼叫器或按铃,安装于老年人伸手能碰到的地方(如枕边),以便其在需要时及时呼叫。可将眼镜、轮椅或拐杖放在床边,以方便老年人起夜,床头固定位置放好急救药品及水杯,以便在需要时立即服用、控制病情。

3.睡眠姿势

良好的睡眠姿势也可改善睡眠质量。老年人的睡眠姿势以自然、舒适为宜;忌蒙头而睡,忌张口而睡,不宜将手压在胸部,不宜抱头、枕肘,避免双下肢交叉或弯曲。

一般来说,老年人的最佳睡眠姿势为右侧卧位,微屈双腿,全身自然放松,一手屈肘放枕前,一手自然放在大腿上。该姿势比较安全,可避免心脏受压,能使全身骨骼、肌肉都处于自然状态,利于血液循环。值得注意的是,偏瘫老年人应避免压迫患侧肢体;患有心脑血管疾病、呼吸系统疾病的老年人不适合仰卧和俯卧,因为这两种体位容易导致胸闷、憋气。

4.睡前饮食

晚餐宜早吃,且不宜吃得过饱、过于油腻,不宜抽烟、饮酒。睡前两小时不宜进食;不宜饮浓茶或咖啡,可适当喝杯蜂蜜水,饮一杯热牛奶,对诱导入眠有效果。但需要注意的是,老年人睡前应限制饮水量,以减少起夜对睡眠的影响。

(四)加强夜间巡视

对于有睡眠异常的老年人,如睡眠呼吸暂停、夜间阵发性呼吸困难、嗜睡等,护理师应加强晚间巡视;必要时护理师最好与老年人睡在同一房间,以便随时给予照顾。对于服用镇静催眠药的老年人,注意观察其服药期间的睡眠情况;对于梦游的老年人,注意移开危险物品,并锁好门窗。

对于有顽固性失眠症的老年人,护理师应严格按照医嘱协助其定时定量服用安眠药物。要特别注意老年人的晚间用药,尽可能减少药源性因素对其睡眠的影响。

本节知识要点

1. 睡眠周期的五个阶段、老年人一般的睡眠量。
2. 睡眠障碍的症状表现和影响因素、睡眠障碍对老年人身心健康的危害。
3. 睡眠护理的基本措施。

第二节　睡眠护理服务技能

睡前为老年人进行按摩,有利于缓解肌肉紧张、增进血液循环,消除躯体疼痛等不适,促进老年人入睡。本节以扣背及背部按摩、耳部按摩、足部按摩为例,介绍适合老年人的睡眠护理服务技能。

一、扣背服务

护理师应根据老年人的身体条件选择合适的扣背姿势。能坐起的老年人宜采取坐位,护理师叮嘱其坐在床上抓住床栏或扶着椅子靠背坐好,使其身体有较好的支撑;不能坐起的老年人则可让其采取侧卧位进行扣背。

以卧位为例,操作前,护理师应首先协助老年人排空大小便;需准备若干个软枕,必要时准备痰盂、纸巾或毛巾等。扣背服务的流程如下:

第一步:协助老年人采取侧卧位,使其屈膝、上身稍往前倾,胸前抱一软枕以作有效支撑,使其体位舒适(图7-2)。

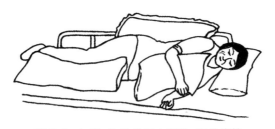

图7-2　扣背:协助老年人侧卧,胸前抱枕

第二步:护理师站立于老年人的一侧或背侧;一手扶住老年人肩部,另一手叩击其背部:手背隆起,手掌中空,掌指关节稍屈曲,拇指紧靠食指(图7-3),使手呈掌中空状;并有节奏地自下而上、由外向内叩击老年人背部。

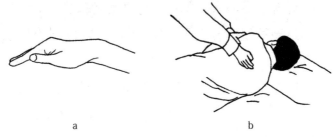

图 7-3 扣背的手势

扣背过程中注意避开两侧腰部肾脏部位及脊椎骨；叩击力度适宜，注意询问老年人的感受；叩打时间不宜过长，每次 3 分钟左右即可，以免引起老年人的不适或疲劳；若老年人有痰，鼓励其多喝水，在稀释痰液的基础上扣背，同时指导其调整呼吸，帮助其排痰；若有痰液，及时用痰盂或纸巾接住，并用纸巾或毛巾为其擦净口唇。

第三步：扣背结束后，及时安置老年人于舒适卧位；整理床铺，做好记录（附表 2）。

注意事项：

（1）若老年人的背部有伤，则不宜进行叩背。

（2）必要时利用吸痰器协助老年人排痰（具体操作详见本书第十一章第六节吸痰服务的相关内容）。

二、背部按摩服务

背部按摩一般在老年人浴后或擦拭背臀部后进行。在老年人睡前，护理师可为其进行背部按摩，促进其入睡。当然，对于身体虚弱、心脏病、背部受伤、皮肤病、或背部手术者来说，不宜背部按摩。

服务前需关闭门窗，避免对流；调节适宜室温；并准备 50％ 的酒精、滑石粉（或乳液、婴儿油）、软枕、大毛巾等。必要时协助老年人排空大小便。背部按摩服务流程如下：

第一步：协助老年人侧卧或俯卧，背部朝向护理师，在老年人胸部、颈部、上臂内侧、小腿等部位垫入软枕，软枕数量以舒适为宜。

第二步：协助老年人脱去上衣，暴露其背部及骶尾部位，检查背部血液循环情况。

第三步：将大毛巾或盖被覆盖老年人的背臀部之下。

第四步:倒少量酒精于掌心,轻拍老年人的颈、背、臀部,并待酒精挥发[1]。

第五步:双手均匀涂抹滑石粉(或乳液、婴儿油),以减少摩擦。按照以下方法按摩背部:

(1)按抚法:用手掌大小鱼际[2](图7-4)紧贴老年人皮肤,先从老年人的骶尾部[3]开始,沿其脊柱两侧边缘向上按摩,至肩部时作环形动作,转向下至臀及骶尾骨处(图7-5),如此反复数次后,再用拇指指腹做环形动作,由其骶尾部开始沿脊椎按摩至第七颈椎处[4]。

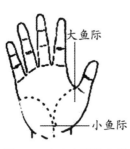

图7-4 大小鱼际的位置

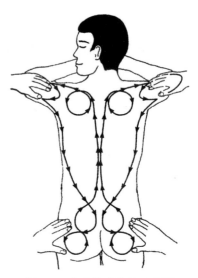

图7-5 全背按摩方法示意图

(2)揉捏法:双手拇指与其他四指分开,用手掌将老年人背臀部、肩胛骨处的肌肉轻轻捏起,再放松。

(3)重擦法:用大拇指沿脊椎两侧,施以较大压力的环状按压;按压速度每分钟约15次。

---

[1] 按摩前使用酒精可刺激血液循环,促进散热并增加皮肤对压力的抵抗力,但是对于皮肤干燥或营养不良的老年人,则应避免使用。

[2] 手掌上的大鱼际指的是手心到大拇指根部的一片肌肉区域;小鱼际则指手心到小拇指一侧的一片肌肉区域。大、小鱼际以掌心通向腕部的手心纹隔开。

[3] 骶尾部在人体脊柱末端的两块臀大肌的中间,是指第五腰椎以下的部位,第五腰椎以下是骶骨(由5块骶椎融合而成),呈三角形,底向上,尖向下。骶骨下面是尾骨(由4块退化的尾椎融合而成)。所以骶骨和尾骨的部位称为骶尾部。

[4] 所谓的脊椎骨指的是从颈部至臀部贯穿于身体背部中央的骨,从上而下,依次是7块颈椎、12块胸椎、5块腰椎和骶骨、尾骨。人在低头的时候,脖子后面露出的那块凸出的骨头就是第七颈椎骨。

（4）敲击法：用一手或两手手掌小指侧轻轻扣敲背、臀及肩部，可由上到下或由下到上来回数次；需避开两侧腰部肾脏部位及脊椎骨。

按摩时，动作要灵活，手掌要柔软并有弹性，力量平稳且手不离开皮肤；每次按摩时间4～6分钟，每次动作进行3～5次；要随时观察老年人对压力的耐受度，以调整力量大小；可指导老年人双眼凝视一个定点，引导其想象物体的大小、形状、颜色等，以分散其注意力，缓解其紧张、焦虑的情绪。

第六步：按摩结束后，用毛巾擦去多余的滑石粉；协助老年人穿好上衣，置于舒适体位，为其盖好盖被；整理用物，洗手并及时做好记录（附表2）。

注意事项：有条件的可采用电动按摩仪，但一定要严格按照使用说明操作，并随时询问和观察老年人的反应，保证其人身安全。

三、耳部按摩服务

外观上看似小小的耳朵（图7-6），却分布了密密麻麻的耳穴，全身的器官组织在耳部都有投影反射区（图7-7）。"耳为肾之窍"，肾开窍于耳，耳为六条阳经经脉所聚。经常对耳朵进行揪拉、揉捏、搓摩等按摩，可以刺激全身脉络，有助于全身健康。针对耳穴的按摩也是开肾窍、改善睡眠质量、治疗失眠的方法之一。下面介绍几招按摩耳朵促进睡眠的方法。

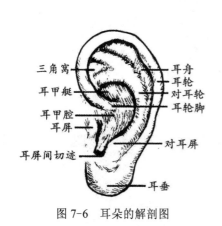

图7-6　耳朵的解剖图　　　　图7-7　耳部反射区

（一）搓揉耳郭

（1）操作方法：双手掌轻握双耳郭，先从前向后搓49次，再由后向前搓49次，以使耳郭皮肤略有潮红，局部稍有烘热感为度，每日早、晚各一次。

（2）功效：本法有防治耳聋、耳鸣和耳源性疾病、失眠等功能。

（二）提拉耳尖

（1）操作方法：用双手的拇指、食指捏住耳郭上部，先揉、捏，再往上提揪耳尖，每组15～20次。直至感觉该处发热、发烫。

（2）功效：此法有镇静、止痛、清脑明目、退热、抗过敏、养肾等功效，可防治高血压、失眠、咽喉炎和皮肤病。

（三）鸣天鼓

（1）操作方法：两掌分别紧贴于耳部，掌心将耳孔盖严，用拇指和小指固定，其余三指一起或分指交错叩击头后枕骨部，即脑户、风府、哑门穴（图7-8），耳中"咚咚"鸣响如击鼓。

（2）功效：该方法有提神醒脑、宁眩聪耳的功效，不仅可作为日常养生保健之法，而且对老年人常见的耳鸣、眩晕、失眠、头痛、神经衰弱等病有良好的疗效。

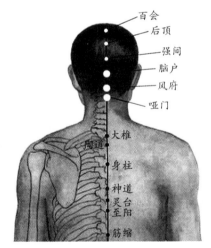

图7-8　鸣天鼓叩击的穴位：脑户、风府、哑门

（四）搓压双耳三角窝区

若失眠或夜深难眠者，在临睡前，用食指搓压双耳三角窝区（图7-6），每次搓压持续1～3分钟，可望获得满意而香甜的睡眠。

（五）其他方法

（1）用食指按揉耳部神门穴（三角窝内，对耳轮上下脚分叉处稍上方），持续 1～3 分钟，以感觉酸胀为宜。经常按摩此穴位可调节大脑皮层的兴奋或抑制，有镇静作用，可用于辅助治疗失眠。

（2）用食指按揉耳部皮质下反射区（对耳屏内侧面）（图 7-7），持续 1～3 分钟，以感觉酸胀为宜。皮质下反射区有调节大脑皮质兴奋与抑制的作用，常用于治疗失眠、嗜睡等各种神经系统疾病。

（3）用食指按揉耳部枕反射区（图 7-7），持续 1～3 分钟，以感觉酸胀为宜。枕反射区对治疗神经系统疾病和脑膜刺激征有较好疗效，有镇静功效，适用于辅助治疗失眠。

四、足部按摩服务

足部向来被中医认为是人体的"根"，很多重要经脉的起止都在足部。用热水泡脚或选用具有改善睡眠功能的植物提取液浸泡足部，具有明显的调和阴阳、镇静安神的效果，再进行适当的足部按摩，可加快足部血液循环、舒缓神经，起到改善睡眠、消除失眠症的作用。因此，护理师可协助老年人（尤其是双脚发凉的老年人）睡前用热水泡脚，并为其进行足部按摩，以改善老年人的睡眠状况，提高其睡眠质量。

（一）泡脚服务

1. 服务要点

（1）泡脚的水温以 40℃～45℃为宜，值得注意的是，糖尿病老年患者泡脚的水温在 40℃左右即可。另外，泡脚过程中视情况需要随时添加热水。

（2）最好用有一定高度的平底木桶。泡脚时，最好使水深没过双足踝关节，对于心脑血管疾病的老年人泡脚，最好淹没小腿肚，因为"小腿肚是人体的第二心脏"，可大大提高人体的血液循环效果。

（3）可指导老年人先把脚放在热气上熏，待水温下降后再将双脚浸泡在水中，并互相搓擦，直至水凉。浸泡时间不宜过长，以 15～30 分钟为宜，以双脚泡后微红为佳。

（4）在热水中加些醋（100～150 毫升）或食盐（1 小勺）、生姜（50～70 克），或按医嘱加些泡脚的中药等，助眠效果会更好。煎煮后的浴足液可以反复加热使用 3 天。

2. 注意事项

（1）老年人饭前、饭后 30 分钟内不宜泡脚，否则会影响其胃部血液供给，有碍营养的消化与吸收。

（2）老年人泡脚前，护理师最好让其喝一杯温开水，有利于其新陈代谢及体液的补充。

（3）热水泡脚虽能使全身舒畅，但冠心病、高血压等心血管疾病的老年人以及冻脚、脚部有炎症的老年人禁用。糖尿病、痛风的老年人不宜用热水泡脚，可选择比体温稍低点的水来泡。脚部有伤口者，应暂缓中药泡脚，改用热水泡脚。另外，要注意泡脚木桶的卫生清洁和消毒。

（二）足部按摩

足部按摩一般在熏泡脚后进行。由于人体的各组织器官在人体双足都有其对应的解剖部位，即足底反射区（图 7-9），所以运用物理手法（如手指、按摩工具）在人体双足部相应的反射区上施以按、压、揉、刮等手法，就能调节人体各脏腑器官的生理功能，从而达到治疗、保健、助眠的目的。

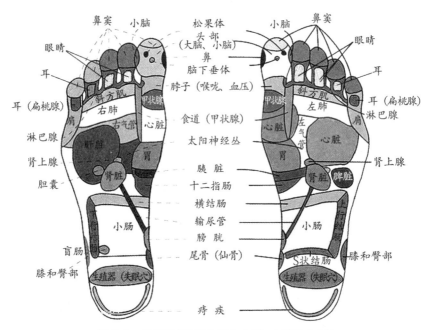

图 7-9　足底反射区（左图为右脚，右图是左脚）

具体的足部按摩方法如下：

（1）双脚晃动。协助老年人取坐位或仰位，指导其上身挺直，双手扶稳，指导老年人用小腿的力量小幅度晃动双脚；或者护理员搓热双手后，一手扶住老年人一条腿的小腿肚,将腿托起,另一只手轻轻晃动该侧足部。此法可以使腿肚和膝盖内侧的肌肉得到伸展。冬天怕冷的老年人如果在就寝前采用此法,就会感到全身温暖,有助于改善睡眠。

（2）脚底摩擦。让老年人仰卧在床上,举起双脚,且脚底合拢,然后较为用力地相互摩擦,摩擦至脚心发热,全身轻松,睡意也会来临。

（3）敲击脚底。以脚掌为中心,有节奏地向四周放射状进行敲击,以稍有疼痛感为度,也可以让老年人盘腿坐在床上或椅子上,指导其将足底向上,把脚放在另一侧腿的膝盖上,自行敲击脚底,每只脚分别敲 100 次左右。

（4）穴位按摩。

① 按揉涌泉穴。

位置:足前部凹陷处第 2、3 指指缝纹头端与足跟连线的前 1/3 处,即当用力弯曲脚趾时,足底前部出现的凹陷处(图 7-1)。

手法:用双手大拇指指腹按揉两足底涌泉穴,每次按揉 5～10 分钟,直至脚底发热或有微微胀痛感。

功效:该按摩法具有引虚火下行、镇静,强肾、调肝、安神等作用。也可以拍打涌泉穴,以增强对其失眠的疗效。

② 按揉太溪穴。

位置:在足内侧,内踝后方,内踝高点后方和足跟跟腱之间的凹陷中(图 7-10)。

手法:用拇指上下按揉这个穴位即可,不宜过于酸胀,3 分钟即可。

功效:主治头痛目眩、咽喉肿痛、牙痛、耳聋、耳鸣、咳嗽、气喘、失眠、健忘等。

③ 按揉太冲穴。

位置:位于足背侧,第一、二趾骨连接部之间的凹陷中(图 7-11)。

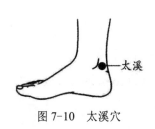

图 7-10　太溪穴

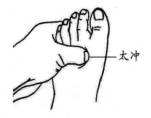

图 7-11　太冲穴

手法:用拇指按揉 3～5 分钟即可。

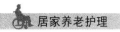

功效：主治头痛、眩晕、感冒、胁痛[①]、肋间神经痛、下肢痿痹、足跗肿痛等症。

（5）失眠反射区。

位置：脚底后跟内圆上方中间的位置，为失眠反射区（图7-9）。

手法：双手大拇指按住该位置，用力压36次，压到有酸痛感为宜；再揉3～5分钟，至发热为宜。

功效：此法对头晕眼花、严重失眠者有帮助。

（6）其他反射区。

泡完脚后进行足部反射区（图7-9）按摩，首先将足底搓热，再搓足背及足部内外侧，然后重点按压肾脏、心脏、肝脏、胃、膀胱、甲状腺等，每个反射区按压5～8秒。

注意事项：

（1）不要在饭前半小时或饭后一小时内按摩。

（2）通常足部按摩30分钟左右即可；按摩时注意用力大小，以老年人适应为宜。

（3）足底按摩结束后30分钟内，可让老年人饮一杯温开水以排毒。

（4）除了运用手指和指关节按摩，还可以使用按摩棒、按摩球、磁波轮、六轮棍、脚踏板等按摩工具按摩双脚反射区。当然，使用按摩工具按摩足部时，要操作正确，注意安全。

其他改善睡眠状况的按摩方法

（1）头部按摩。以中指指腹自下而上交替按摩印堂穴（两眉头连线的中点），再沿眉按摩眉棱骨、太阳穴。

（2）腹部按摩。临睡前取仰卧位，将双手搓热，顺时针和逆时针按揉腹部，除有安眠作用外，还有健脾和胃、助消化的作用。

（3）颈部按摩。以食指按摩耳后乳突旁凹陷——翳风穴（在颈部，耳垂后方，乳突下端前方凹陷中），拿捏颈项，以颈部有压迫感为度。

（来源：寻医问药网 http://www.xywy.com/zy/my/xw/730121.html）

---

① 胁痛，中医病名，是指以一侧或两侧胁肋部疼痛为主要表现的病症，是临床上比较多见的一种自觉症状。

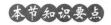 本节知识要点

1. 扣背的服务流程及注意事项。

2. 背部按摩的服务流程、按摩手法及注意事项。

3. 耳部反射区以及耳部的按摩方法。

4. 泡脚的服务要点及注意事项，以及足部反射区、足部按摩的方法及注意事项。

第八章

基础护理五
——排泄护理

　　排泄，是指机体新陈代谢过程中产生的终产物排出体外的生理过程，如排尿、排便等。人体有四个排泄渠道：肠道，如粪便；泌尿道，如尿液；皮肤，如汗液；肺部，如二氧化碳。这四大排泄途径中任何一方的功能失常都会加重其他途径的负担，久而久之就会诱发排泄系统功能障碍和疾病，损害机体健康。

　　随着年龄的不断增加，老年人的机体调节功能逐渐减弱，自理能力下降，出现排泄功能障碍。因此，为失能失智老年人提供排泄护理是居家养老护理的重要内容。本章将主要从排便异常和排尿异常两个方面介绍老年人的排泄护理知识。

第一节　肠道排泄

　　肠道排泄的废物主要是食物消化后所留下的食物残渣与气体。当肠道排泄功能发生障碍时，身体功能会受到严重影响。

一、大肠的构造和功能

　　大肠是人体消化系统的重要组成部分，为消化道的下段，成年人大肠全长约1.5米，从整体看形似方框，围绕在空肠、回肠的周围。大肠起自回肠，包括盲肠，阑尾，结肠（升结肠、横结肠、降结肠、乙状结肠），直肠和肛管5部分。如图8-1所示。

　　大肠是对食物残渣中的水液进行吸收，并将食物残渣形成粪便，再度排出的器官。大肠的主要功能是吸收少量的水分、无机盐和部分维生素,形成、贮存和排泄粪便。同时大肠还有一定的分泌功能,如杯状细胞分泌黏液中的黏液蛋白,能保护黏膜和润滑粪便,使粪便易于下行,保护肠壁免受机械损伤,免遭细菌侵蚀。

排便是一种反射活动,当粪便进入直肠时,直肠壁内的感受器受到刺激,冲动传入大脑皮层,引起便意,冲动引起肛门内外括约肌舒张,同时借着收缩腹肌、增加腹内压,将粪便排出。肛门外括约肌可由意志控制,人们可经由收缩外括约肌来延缓排便动作。

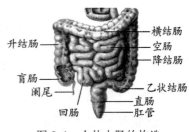

图 8-1 人体大肠的构造

二、影响排便的因素

有多种因素影响排便情况,主要包括以下几点。

(一)饮食

合理的饮食可以建立规律的排便反射。摄取富含膳食纤维的食物能促进肠蠕动,减少水分的重吸收,使粪便柔软,利于排出;进食量少、缺乏膳食纤维或食用高蛋白、高糖类的食物,可使排便反射减弱;液体摄入不足或丢失过多,可导致粪便干硬不易排出。

(二)液体摄入量

粪便中所含的水分,会影响粪便的软硬度及排便的难易程度。若老年人水分摄入不足,肠道就会吸收较多的水分,以保证机体正常代谢,从而造成便秘。

(三)活动程度

适当的活动可保持肌肉的张力,刺激肠蠕动,以维持正常的排便功能。如老年人长期卧床,可因缺乏活动导致排便困难。

(四)排便习惯

通常老年人在排便时间、姿势等方面都有自己的习惯,如发生改变,则可影响正常排便。例如:由于疾病,老年人原有生活规律发生改变,特定的排便时间也被打破,进而会导致排便异常;一般排便姿势是坐位或蹲位,当老年人卧床时,会因不适应使用便盆而导致排便困难。

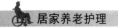

（五）心理因素

紧张、忧伤、抑郁、愤怒等负面情绪可使胃肠蠕动功能减弱，致使腹泻或便秘。

（六）环境因素

盥洗设备的形态、适用性、隐私性会影响排便的意愿。例如，卧床老年人需在床上使用便器排便时，会因环境缺乏隐蔽性而避免排便或减少排便次数。

（七）药物

长期使用某种药物或剂量过大，可干扰肠道内正常菌群的功能，引起排便异常。例如：麻醉剂、止痛药物可使老年人胃肠蠕动减弱导致便秘；滥用抗生素可引起腹泻。

（八）疾病因素

由于腹部及会阴部手术，导致腹部和会阴部伤口疼痛或水肿，可抑制便意；肠道感染或病变（例如结肠炎）可改变肠蠕动速度而导致排便异常；而神经系统损伤会干扰排便信息的传递或影响肛门括约肌的功能，导致便秘或大便失禁。

（九）运动和感觉障碍

肌肉张力不仅影响肠道肌肉本身的活动力，而且会影响骨骼肌协助排便的能力。脊髓损伤、中风、头部外伤、神经系统疾病等任何造成长期不能活动的情况，都会带来肌肉张力不足，导致排便刺激减弱。

（十）年龄

随着年龄的增长，老年人腹部肌肉张力降低，胃肠蠕动减弱，肛门括约肌松弛，肠道控制能力降低，易发生排便异常。

三、排便功能的评估

腹部检查、粪便观察及收集粪便的状态，能提供评估排便功能的资料。

（一）腹部检查

检查腹部有无疼痛、腹泻、鼓胀声和肠蠕动声。正常情况下，腹部应是平坦的、无疼痛、无腹胀、无鼓胀声，有肠胃蠕动的声音。

（二）粪便观察

正常的粪便是软而成形的，颜色呈棕色，外形似直肠状，没有异常物质，如血液、黏液、脓、蠕虫等的存在。另外,摄入的食物或药物会影响粪便的颜色。

(三)排便状态

正常排便每天1～2次,不需依靠辅助方式,如轻泻剂、灌肠等来协助排便。

四、排便异常的护理

老年人排便异常,是指出现腹泻、腹胀、便秘或大便失禁等情形,对此应分别采取如下护理措施。

(一)腹泻老年人的护理

腹泻是指排出松散不成形或液体样的粪便,且次数增加。

其症状为:腹痛、肠痉挛、疲乏、恶心、呕吐、肠鸣、肛门周围疼痛,有急于排便的需要和难以控制的感觉。严重腹泻可造成人体大量胃肠液丢失,发生水分、电解质及酸碱平衡紊乱。对于腹泻,老年人的护理要做到以下几点:

(1)增加液体摄入。鼓励其多喝白开水、淡盐水、红糖水、米汁、青菜汤等,几种饮料可交替饮用。饮用的方法为多次少量,以补足体内丢失的水分和氯化钠等成分。老年人腹泻严重时,护理师应遵医嘱协助其口服补液盐,或做好输液陪护。

(2)饮食调养。宜给予无油少渣、易消化的、清淡的流质或半流质食物,如藕粉、大米粥、小米粥、细面条、薄面片等,少食多餐,避免生冷、油腻、辛辣、高纤维的食物,减少肠蠕动刺激。暂停饮用牛奶、豆浆等,以免引起腹胀。腹泻严重者需短期禁食。

(3)保持局部皮肤清洁干燥,预防皮肤破损。老年人便后,应协助其做好肛周清洁;必要时可协助其在肛门周围涂擦鞣酸软膏加以保护。

(4)注意保暖。老年人腹泻期间,应注意其腹部的保暖。

(5)保证休息,预防压疮。要叮嘱其注意卧床休息。对于长期卧床者,要定时为其变换体位,预防压疮。

(6)遵照医嘱给药。遵照医嘱为老年人给药,不可随意减量或间断服药。

(7)密切观察。准确记录粪便的性质、颜色及次数,并将老年人的情况及时报告医生,必要时留取标本送检。严重的及时送医。

(二)腹胀老年人的护理

腹胀指大量气体蓄积在肠道内。其症状是:腹胀、有膨胀感、痉挛性疼痛、

打嗝;甚至出现气急、呼吸困难。腹胀老年人需要的护理措施可归纳为以下几条:

(1)轻微胀气时,可为老年人进行腹部按摩、热敷等。

(2)避免产气食物的摄入,如豆类、洋葱、产气饮料等。

(3)培养老年人细嚼慢咽的良好习惯,小口进食、饮水,避免吞入大量空气。

(4)鼓励老年人适当增加活动量,以刺激肠蠕动,加速气体的移动。

(5)协助老年人采用膝胸卧位:即松解裤带,跪于床上,两小腿稍分开平放于床上,大腿与床面垂直,胸贴床面,腹部悬空,臀部抬起,头转向一侧,两臂屈肘放于头的两侧(操作前应先协助老年人解去小便,使膀胱排空)。通过改变体位,可使肠内积气顺势由肛门排出。

(6)密切观察老年人病情,严重胀气时,应立即送医诊治。

(三)便秘老年人的护理

便秘是指粪便干硬不易解出的情形。其症状表现为:便意少,便次也少;排便艰难、费力;排便不畅;大便干结、硬便,排便不净感;伴有腹痛或腹部不适。部分患者还伴有失眠、烦躁、多梦、抑郁、焦虑等。

老年人便秘发生率较高,常造成痛苦,带来精神负担。同时,便秘可引发高血压、脑中风、心绞痛、心肌梗死等严重的并发症,对老年人的健康和生命造成很大的威胁,应引起高度重视。那么,针对便秘老年人有哪些护理措施呢?

(1)合理安排饮食。调整老年人的饮食结构,让其多食用富含膳食纤维的食物,如粗粮(如糙米、玉米、红薯),蔬菜(如芹菜、韭菜、菠菜),水果(如柚子、苹果)及有润肠作用的蜂蜜、牛奶、花生、芝麻、核桃等。同时应注意让老年人多饮水,可在晨起后空腹喝杯温开水、淡盐水或睡前喝杯麻油、蜂蜜水,促进肠蠕动;适当提供轻泻饮料,如梅子汁等促进排便,但不宜饮浓茶或咖啡,以防利尿过多。

(2)进行腹部环形按摩。老年人每天起床前和入睡前,可指导其顺时针按摩腹部(图8-2),以增加其胃肠蠕动。具体方法是:协助其平卧,叮嘱其身体放松,指导其双手手掌叠放,自右下腹外部(相当于回盲部位开始沿升、横和降结肠走向)顺时针方向按摩,反复按摩30～50遍。动作要轻柔,不可用力过大。

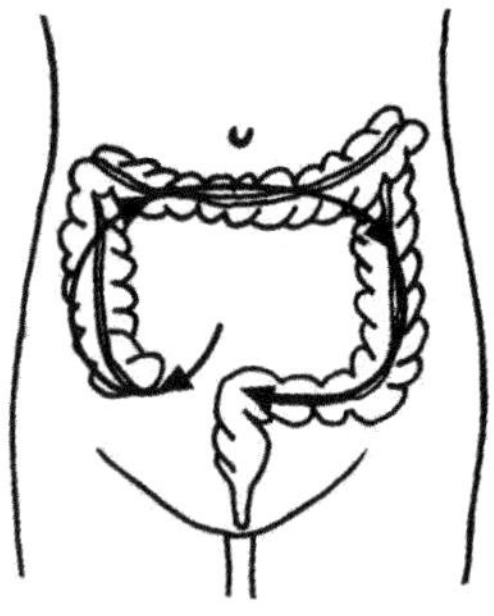

图8-2 便秘的腹部按摩顺序

（3）养成定时排便的习惯。指导老年人养成规律起居的习惯,定时协助其如厕或及时给予便器,例如:在早餐后及时排便;叮嘱老年人排便时集中注意力,指导其用手由上往下按摩左侧腹部,以促使结肠上端的粪便下移。

（4）提供适当的排便环境和充裕的排便时间。合理安排各项护理服务的时间,保证老年人有足够的排便时间;并保证排便环境清洁、整齐、通风。

（5）适当增加活动量,增进肠蠕动。若病情许可,鼓励老年人适量进行全身运动,如散步、打太极拳等。也可指导老年人加强腹部运动和提肛运动:平卧,深吸气,收缩腹部,用力提收肛门,呼气时放松腹部,放松肛门,如此反复20次为一组,每天早中晚各做一组即可。

（6）协助采取适当的排便姿势。最有效的排便姿势为蹲姿,因为蹲姿会增加腹内压。对于不习惯在床上排便的老年人,可在病情允许的情况下协助其下床排便。老年人卧位排便时,可适当抬高床头帮助其排便。

（7）遵医嘱给予缓泻剂,不滥用泻药。食用香油是非常好的缓泻剂,每次口服10毫升,每天2次。必要时使用开塞露通便法、甘油栓通便法等协助老年人通便;对于严重便秘者,其他方法无效时,应立即送医诊治。

（8）加强健康指导。向老年人讲解便秘的原因、影响及缓解方法,增加其对便秘的认知;通过开导、安慰,使其放松身心,缓解其思想顾虑和心理负担。

（四）大便失禁老年人的护理

大便失禁是指由于肛门括约肌失去控制能力,不受意识支配地排出粪便。对于大便失禁的老年人,加强日常护理至关重要。具体措施如下:

（1）保持肛门周围皮肤清洁。及时用柔软卫生纸擦净粪便,再用温水清洗肛周皮肤,最后用毛巾擦干,并在肛周涂抹鞣酸软膏,防止肛周皮肤炎症的发生。

（2）随时更换尿布和衣单。协助老年人穿上柔软、透气性好的尿布或纸尿裤。并及时更换,有条件时可让老年人卧于有孔的病床上,以减少床褥污染。要随时更换被污染的衣物和被单。

（3）保持室内空气新鲜,经常通风。

（4）协助重建肠道排便控制能力。了解老年人排便时间和排便规律,定时给予便器,以帮助建立排便反射,促进定时排便。

（5）运动指导。指导老年人坚持提肛运动。具体方法是:深吸气,慢慢紧缩肛门10～15秒,然后深呼气,放松肛门,如此重复。每天做2～3次,每次以

5～10分钟为宜。另外,经常为其按摩足三里、关元、长强等穴位①,对大便失禁也有一定的疗效。

（6）合理安排饮食。让老年人多吃含膳食纤维高的及富有营养的食物,避免刺激性食物,适当增加饮水量,促进肠道蠕动,以改善大便失禁状况。

（7）做好心理护理。要主动关心老年人,给予压力疏导和精神安慰。

本节知识要点

1. 大肠的构造及其功能、排便反射的形成。
2. 影响排便的因素。
3. 排便功能的评估方法。
4. 腹泻老年人的护理措施。
5. 腹胀老年人的护理措施。
6. 便秘老年人的护理措施。
7. 大便失禁老年人的护理措施。

第二节　泌尿道排泄

人体细胞代谢的含氮废物,大部分由尿排出。此外,泌尿系统在维持体内水分和电解质的平衡上,扮演着重要角色。有的老年人因罹患疾病丧失排泄控制能力,进而影响社交和情绪,因此,护理师要做好老年人的泌尿道排泄护理。

一、泌尿道的构造和功能

泌尿系统由肾、输尿管、膀胱、尿道组成,其主要功能是排出体内废物,维持体液、电解质及酸碱平衡。

肾的主要功能是生成尿液。输尿管是肾和膀胱之间的尿液通道。膀胱的主要功能是贮存尿液和排尿。尿道是尿液排出体外的通道。肾脏制造的尿液经输尿管至膀胱储存,最后由尿道排出。

正常人膀胱内的尿量达到150～250毫升时,开始有尿意,尿量达到250～450毫升时,才能引起反射性排尿动作,将膀胱内尿液通过尿道排出体外。排

---

① 足三里穴位于膝眼外下四横指处;关元穴位于脐下四横指处;长强穴在尾骨尖端下,尾骨尖端与肛门连线的中点处。

尿动作取决于尿道内外括约肌。排尿开始前，排尿反射使膀胱收缩及尿道内括约肌松弛，若愿意解尿，则尿道外括约肌松弛，尿液流出。如果不愿意排尿，尿道外括约肌就会维持收缩，使尿液无法流出。

二、影响排尿的因素

影响老年人正常排尿的因素有很多，下面就简单介绍以下几个因素：

（一）液体的摄取

液体摄取量会影响尿量及尿的浓度。液体摄入量少，尿少色浓，反之则尿多色淡。另外，咖啡、茶、酒等饮料有利尿作用。食物中含钠盐过多可导致机体水钠潴留[①]，使尿量减少。

（二）活动程度

活动量与身体新陈代谢的速度、废物的产生和肌肉的张力有关。活动量少，会降低尿液的产生、排出和肌肉的张力；肌肉张力降低，可能会造成尿潴留，特别是长期卧床不动的老年人；活动剧烈而流汗，也会减少尿液的生成。

（三）疾病因素

病变也会影响排尿情况。例如：神经系统受损可造成排尿反射的神经传导、控制排尿意识障碍，导致尿失禁；肾脏疾病可使尿液生成出现障碍，导致尿少或无尿；泌尿系统的结石、肿瘤、前列腺肥大等可造成排尿功能障碍，出现尿潴留；糖尿病、尿崩症会有尿多的现象。另外，为治疗疾病而进行服药或手术，也会对泌尿功能产生影响。

（四）心理因素

紧张、焦虑、恐惧等情绪变化，可引起尿频、尿急。但如果焦虑造成肌肉紧张过度，则可能会妨碍尿液的排出，出现尿潴留。另外，暗示也会影响排尿，如听觉、视觉及身体其他部位的感觉刺激可诱导排尿。

（五）排尿习惯及环境因素

排尿的时间常与日常作息有关，如晨起、睡前排尿等。排尿的姿势、排尿的环境如不适宜，也会影响排尿活动。例如，盥洗室的隐秘性、舒适性会影响排尿

---

① 水钠潴留是指由于肾小球滤过率减少，肾小管对钠的重吸收增加，钠离子潴留细胞外而引起水肿的现象。

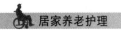

的意愿。另外,气温较高时,呼吸增快,大量出汗,尿量减少;而气温低时经由皮肤的排泄量少,尿量则多。

(六)年龄和性别

老年人因膀胱张力降低,常有尿频现象;老年男性因前列腺增生而压迫尿道,常引起滴尿及排尿困难。

三、排尿功能的评估

排尿功能的正常与否可借由腹部检查、尿液检查,观察排尿状态来辨别。

(一)腹部检查

正常情况下,下腹部是平坦的;当膀胱涨满时,在下腹部、耻骨联合上方,会有肿胀感的突起,对触摸极为敏感。

(二)尿液检查

一般成年人每天排出 1 200～1 500 毫升的尿量;正常尿液的颜色为澄清带有稻草或琥珀色。尿液酸碱值为 4.5～8,正常约为 6 的偏酸性。尿液相对密度范围为 1.010～1.025,它与尿量呈反比关系,尿量越多,尿液相对密度越小。新鲜尿液闻起来具有芳香气味,放置一段时间后,因细菌的分解而产生臭味。尿液的特性会因液体摄入量、疾病、感染或药物而改变。若尿中出现葡萄糖(糖尿)、红细胞(血尿)、蛋白质(蛋白尿)或脓(脓尿),则为异常现象。

(三)排尿状态

正常的排尿是无痛的,每日 5～6 次,夜里偶尔 1 次;每小时尿量不少于 25 毫升,每天尿量不低于 500 毫升;排尿状态的改变表明身体可能有异常情况。

(1)多尿:尿液的排出量多,24 小时尿量 2 500 毫升以上。可能由于糖尿病、尿崩症、慢性肾脏疾病、使用利尿剂或摄取过量液体所致。

(2)无尿:24 小时尿量小于 100 毫升,或在 12 小时内完全无尿者。常见于严重的心、肾疾病和休克病人。

(3)少尿:24 小时尿量少于 400 毫升或每小时尿量少于 17 毫升。可能因休克、创伤、不当输血或肾功能障碍引起。

(4)尿频:小便次数增多,一天排尿 10 次以上,但无疼痛。可能的原因是感染、心理压力或使用利尿剂。

(5)尿急:当膀胱排空时,仍有排尿的感觉。常因泌尿道感染所致。

（6）排尿的灼热感：排尿时，在尿道有热、痛的感觉。常因尿道感染或尿道受刺激引起。

（7）排尿困难：排尿有疼痛或困难，会发生在排尿之前、之间或之后。可能由于感染、尿道狭窄、膀胱受阻塞所致。

（8）尿潴留：尿液的生成是正常的，但膀胱无法排空，导致尿液的积聚。可能是神经肌肉功能受损或尿路阻塞所致。

（9）尿失禁：尿液不自主地排出。可能因尿道括约肌功能障碍、神经损伤或膀胱炎所致。

（10）尿闭：以排尿困难为主，重者无尿排出，以小便不利、短少为表征。主要因膀胱功能严重丧失所致，其他脏器也能导致本病。多见于严重休克和急性肾功能衰竭等病人。

四、排尿异常的护理

老年人排尿异常主要表现为尿潴留、尿失禁、尿路感染等。

（一）尿潴留老年人的护理

尿液存留在膀胱内不能排出称为尿潴留，其症状为：频尿但是尿量少或无法排出尿液，膀胱容积可增至 3 000～4 000 毫升，膀胱高度膨胀达到脐部，会有不安、冒汗或下腹有膨隆、压痛感。对于尿潴留的老年人，我们如何护理呢？

（1）遵医嘱导尿、密切观察和记录。遵医嘱做好导尿护理，并注意观察老年人的尿量、尿的颜色，以及有无泌尿系统感染等情况；做好记录并比较出入量。

（2）协助采取适当排尿姿势。最利于排尿的姿势是男性老年人站立排尿，女性老年人坐式或蹲式排尿。对于卧床老年人，可协助其垫高床头或坐起后使用尿盆排尿。

（3）协助缓解肌肉紧张。用热毛巾或热水袋为老年人热敷下腹部，或进行温水坐浴、使用温热的尿盆排尿等，这些都可缓解肌肉紧张，促进排尿。

（4）协助诱导排尿。让老年人听流水声、双手浸泡在温水里，或用温水冲洗会阴、揉搓大腿内侧等，以刺激排尿中枢，引起排尿反射。

（5）减轻阻塞现象。遵照医嘱对症处理：若因会阴水肿引起则给予冰敷；若因粪便填塞造成则给予栓剂。

（二）尿失禁老年人的护理

尿失禁是由于膀胱括约肌损伤或神经功能障碍而丧失排尿自控能力，尿液不自主流出的现象。针对尿失禁老年人，该如何提供有针对性的护理服务呢？

（1）摄入适量液体。多饮水能够促进排尿反射，预防尿路感染。如无禁忌，让老年人白天摄入 1 500～2 000 毫升的液体。但睡前应限制饮水。

（2）保持局部皮肤清洁和干燥。及时协助老年人清洁会阴和臀部，勤换衣裤、床单、衬垫等，保持其臀部干燥，减少尿液对局部皮肤的刺激。

（3）应用接尿装置接取尿液。女性老年患者可用女式尿壶紧贴外阴部接取尿液。男性老年患者可用尿壶接尿，也可用阴茎套连接集尿袋接尿，但此法不宜长期使用，每天要定时取下阴茎套和集尿袋，清洗会阴部和阴茎，同时注意观察有无红肿、破损。对长期尿失禁的老年患者，可协助医护人员采用留置导尿管，并定时更换集尿袋。

（4）进行排尿功能训练。无论排尿与否，定时给予便器，初始白天每隔1～2 小时使用便器一次，夜间每隔 4 小时使用便器一次，以后逐渐延长间隔时间，以促进排尿功能恢复。训练老年人间断排尿，即每次排尿时停顿或减缓尿流，或者在任何尿失禁诱发动作(如咳嗽、弯腰等)之前收缩盆底肌，从而抑制不稳定的膀胱收缩，减轻排尿紧迫感程度、频率和溢尿量。

（5）指导进行适当运动。指导老年人做排尿动作，先慢慢收缩肛门，再收缩阴道、尿道，使盆底肌上提，同时大腿和腹部肌肉保持放松，每次缩紧不少于 3 秒，然后缓慢放松，每次 10 秒左右，连续 10 遍，以不觉疲乏为宜，每日进行 5～10 次。病情许可，鼓励老年人做抬腿运动或下床走动，以增强腹部肌肉张力。

（6）做好心理疏导。尊重老年人，给予其心理安慰与鼓励，帮助其重建排尿的信心，使其积极配合治疗和护理。

（三）尿路感染老年人的护理

尿路感染老年人尿频、尿急，排尿时伴有腹痛、侧腰痛、有灼热感，有时会有发烧症状。通常伴随有菌尿和脓尿，严重者可出现尿失禁。尿路感染老年人的护理目标是减轻感染，预防再感染。

（1）鼓励老年人多饮水，宜每天 2 000 毫升以上，以增加尿道清洁和冲洗作用，排出细菌和毒素。

（2）鼓励老年人白天至少每 2 小时排尿一次，夜晚 1～2 次，以排出受感染的尿液，减少尿液潴留，预防再感染。

（3）让老年人多吃清淡和富含水分的食物；多吃新鲜蔬果；多吃清热利尿的

食物,忌温热、刺激性食物和烟酒。

（4）协助老年人做好会阴部清洁,女性老年患者大小便后协助其由前往后擦拭会阴部。

（5）建议老年人以淋浴代替盆浴。

（四）留置导尿管老年人的护理

留置导尿管是指为老年人导尿后,将导尿管保留在膀胱内,引流出尿液的方法。常用于长期昏迷、瘫痪,或前列腺肥大、排尿有困难时,由医护人员插入导尿管,通过引流保持排尿通畅,保证会阴部的清洁和干燥。留置导尿管老年人的尿道口易发生感染,对此应加强日常护理,具体措施如下:

（1）保持引流管通畅。为老年人翻身、活动身体时,要安置好导尿管和集尿袋,防止引流管受压、扭曲、堵塞或松脱。

（2）协助做好局部清洁。应每日用温热毛巾协助老年人擦拭会阴部,必要时遵医嘱使用合适的消毒液(如 0.02% 的碘伏溶液或 1:5 000 的高锰酸钾溶液),为其擦拭尿道口及周围皮肤,防止发生尿路感染。

（3）定时更换集尿袋。每次更换时准确记录尿量,并注意观察尿液颜色和性质。若发现尿液浑浊、有沉淀,要及时报告医生。

（4）加强膀胱反射功能训练。定时夹闭和开放引流管,以训练老年人膀胱的排尿功能,一般每 4 小时开放一次能使膀胱定时充盈和排空。

本节知识要点

1. 泌尿道的构造及其功能、排尿反射的形成。
2. 影响排尿的因素。
3. 排尿功能的评估方法。
4. 尿潴留老年人的护理措施。
5. 尿失禁老年人的护理措施。
6. 尿路感染老年人的护理措施。
7. 留置导管老年人的护理措施。

第三节 排泄护理的服务技能

当老年人因疾病丧失自理能力,或因缺乏相关保健知识,不能正常排尿、排便时,护理师应运用相关护理知识和技能,帮助老年人维持或恢复正常的排泄功能,满足其排泄需要,使之获得最佳的舒适状态。

本节所讲的排泄护理包括:协助半失能老年人如厕;协助卧床老年人使用便器;为便秘老年人通便;为大小便失禁的老年人更换纸尿裤、集尿袋。

一、协助半失能老年人如厕

对于下肢有一定活动功能的老年人,护理师应尽量协助其定时如厕,宜采取坐位姿势,避免蹲位,以防摔倒或晕厥。具体服务流程如下。

(一)准备工作

(1)卫生间地面干燥、防滑,开启排气扇。
(2)备齐用物:卫生纸、马桶刷,视需要准备拐杖或轮椅等助行器。

(二)服务流程

第一步:搀扶老年人(或协助其使用助行器)到卫生间;为其松开腰带,脱裤至臀部以下及膝盖之上(图8-3a),让其身体稍微往前倾,在便器上坐稳(图8-3b),将卫生纸放于其手旁;叮嘱其扶好便器旁的扶手等支撑物。

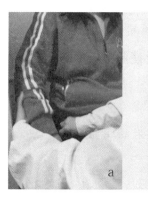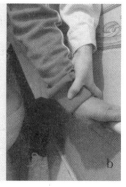

图8-3 协助如厕

第二步:离开卫生间,不锁门,叮嘱老年人耐心排便,避免过于用力,可指导其用手按摩腹部协助排便。

第三步:老年人便后,协助其用卫生纸擦拭肛门及肛周皮肤,并搀扶其缓慢起身站立,为其系好裤带,扶其回房休息。

第四步:及时冲洗便器(图8-4),开窗通风或打开排气扇;洗手,做好记录(附表2)。

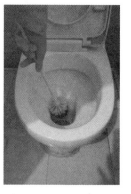

图8-4 及时冲刷便器

二、协助卧床老年人使用便器

协助卧床老年人排尿排便,需备齐以下物品:尿盆(或便盆)、卫生纸、中单或一次性尿布、一次性手套、毛巾、浴巾或毛毯、水盆(内盛温水)、热水等。

便器应专人专用,定期消毒。使用前,应检查其是否完好洁净、无破损。冬天应先用热水温暖便器后使用。另外,注意关闭门窗,避免对流风;调节室内温度,注意保暖。

(一)尿壶的使用

男性老年人与女性老年人选用的尿壶是不一样的,使用方法也有所区别。协助卧床老年人使用尿壶排尿的具体服务流程如下:

第一步:协助老年人松开裤带,将裤子褪至其臀下。

第二步:男、女性老年人尿壶的使用:

1. 男性老年人尿壶的使用

(1)协助老年人侧卧或仰卧,使其下侧腿伸直,上侧腿略屈曲前倾;

(2)老年人侧卧时,将尿壶置于其下侧腿与腹部之间,底部靠床,下垫卫生纸或毛巾,尿壶接口接住阴茎,叮嘱其排尿;老年人仰卧时,则垫高床头,壶身置于其会阴部,叮嘱其自行扶住尿壶接口,避免尿液溢出。

2. 女性老年人尿壶的使用

(1)协助老年人仰卧,使其双下肢屈曲稍外展,自然分开,以能放下尿壶为宜;

(2)在老年人的配合下,一手托起其腰骶部[①],一手将卫生纸垫于其臀下;

(3)根据女性老年人尿壶接口的不同结构调整放置部位,接住尿道口,稍用力按压使之紧贴会阴皮肤,叮嘱其排尿。

第三步:老年人排尿完毕后,用卫生纸为其吸干局部尿液,或用温湿毛巾为其洗净泌尿道及周围皮肤;撤下尿壶,并用卫生纸遮盖。

第四步:取下老年人臀下的卫生纸,为其整理好衣裤,安置其于舒适体位。

第五步:开窗通风,及时倒除尿液,冲洗尿壶并消毒备用;洗手,做好记录

---

① 如果老年人无力自己抬起腰部,则可在其臀下绑一条方巾,再把方巾的两头绑在护理师左手臂上,护理师用力举起绑方巾的左臂,抬起老年人的腰部,用右手在其臀部下放入便器。也可让老年人先侧卧位,在其臀部位置放好便器后,再让其恢复仰卧位,确保其臀部正好对着便器,肛门位于便盆开口部分的正中间。

（附表 2）。

（二）便盆的使用

协助老年人使用便盆的具体服务流程如下：

第一步：协助老年人仰卧，为其松开裤带，将裤子褪至其膝下，让其屈膝。

第二步：在老年人的配合下，一手托起其腰骶部，另一手将中单或一次性尿布垫于其臀下，再将便盆放入其臀下，使便盆窄口朝向足部，扁平端朝向老年人的头部（图 8-5）。

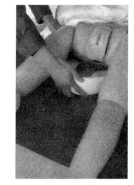

图 8-5　放置便器

第三步：在老年人的下半身盖上大浴巾/毛毯，以保护其隐私；叮嘱其耐心排便，不过于用力；女性老年人在排便的同时还排尿，故应在其会阴部上方盖上卫生纸（图 8-6），以防溅湿床铺；对于男性老年人，可协助其先用尿壶排尿；整个过程中，注意观察老年人的反应，询问其有无其他要求或不适。

第四步：待老年人便后，先用卫生纸擦净其肛门（应从上到下，从前往后）（图 8-7a），再取出便盆，用卫生纸遮盖（图 8-7b）；必要时为其用温湿毛巾清洗肛门。

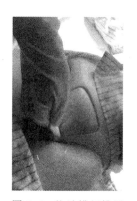

图 8-6　协助排便排尿

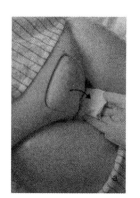

图 8-7　协助擦拭干净并撤下便盆

第五步：依同法取下老年人臀下的中单或一次性尿布，为其整理好衣裤，安置其于舒适体位。

第六步：开窗通风，及时倒掉粪便，冲洗便盆并定期备用；洗手，做好记录（附表 2）。

注意事项： 注意观察粪便和尿液的性状有无异常，如发现异常要及时报告老年人的监护人及医生。

三、为便秘老年人简易通便

当老年人排便次数减少,排便困难时,可根据情况采取简易方法协助老年人通便,以满足老年人的排泄需要,提高舒适度,预防并发症。简易通便分为使用开塞露通便和使用甘油栓通便两种方法。

协助便秘老年人通便需备齐:开塞露或甘油栓、剪刀、水盆(内盛温水)、热水、毛巾、卫生纸、一次性手套。具体服务流程如下:

第一步:协助老年人松开裤带,将裤子褪至其臀下,协助其左侧屈膝卧位。

第二步:戴上手套,为老年人进行通便:

(一)使用开塞露通便的方法

(1)取下开塞露瓶盖(注意检查开口是否平整,开口不平整者或未开口者,需用剪刀剪开、修剪平整),挤出少量液体润滑开口处;

(2)一手轻轻分开老年人臀裂,露出肛门,另一手将开塞露轻轻插入肛门,挤入全部药液,退出开塞露瓶。

(二)使用甘油栓通便的方法

(1)剥去甘油栓外包装,用清水浸湿润滑;

(2)一手轻轻分开老年人臀裂,露出肛门,另一手捏住甘油栓底部,将细端朝内轻轻插入肛门3～4厘米,挤入甘油栓,并抵住肛门处轻轻按摩,以免滑出;

第三步:用温湿毛巾为老年人清洗肛门及周围皮肤。

第四步:安置老年人于舒适体位,为其整理好衣裤;叮嘱其放松、深呼吸,待5～10分钟后,指导其耐心排便,勿过于用力。

第五步:整理用物,洗手,做好护理记录(附表2)。

四、协助大小便失禁老年人更换纸尿裤、集尿袋

对于大小便失禁的老年人,应及时为其更换纸尿裤。纸尿裤应选择合适的型号,选用吸湿性强、透气性良好、柔软的棉织品。一次性纸尿裤吸水性强,对皮肤刺激性小,但纸制品透气性较差,不适宜长期使用。护理师应根据纸尿裤吸收锁水的程度及时为老年人进行更换。

操作前应关闭门窗,避免对流风;另外,更换纸尿裤服务需备齐:清洁纸尿裤、卫生纸、毛巾、水盆(内盛温水)、热水、一次性手套、无菌棉签等。更换集尿袋服务需备齐:一次性无菌集尿袋一套(包括集尿袋、导尿管、引流管、止血钳)、

碘酒、酒精、纸巾、垃圾袋等。其中,集尿袋使用前应先检查其是否漏气,以及消毒日期。

(一)协助老年人更换纸尿裤

第一步:协助老年人屈膝,为其松开裤带,将裤子褪至其臀下。

第二步:松开纸尿裤的胶贴,放下纸尿裤的前片;戴上手套,用温湿毛巾为其清洗会阴部;如老年人会阴部沾有大便,则先用卫生纸擦净再清洗。

第三步:协助老年人侧卧,轻轻取下脏湿的纸尿裤,并用温湿毛巾清洗其臀部;脱下手套。观察老年人臀部皮肤状况,如局部皮肤发红,则可为其涂擦凡士林或鞣酸软膏予以保护。

第四步:将新的纸尿裤摊开,有粘贴胶纸的一边朝上,后片垫于老年人臀下,纸尿裤上缘与老年人腰际等高,前片置于老年人两腿之间;女性老年人的纸尿裤大头朝后,男性老年人则反之,防止大小便漏出。

第五步:协助老年人平卧,将其两腿中间的纸尿裤往上拉至下腹部(图8-8a),把两边的胶贴对准后片腰围部分(图8-8b),分别撕开两侧腰贴,贴在前片腰贴处。

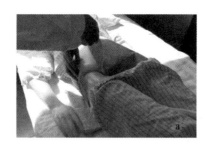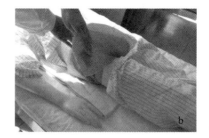

图 8-8　协助穿上纸尿裤

第六步:根据老年人的腰围调节好纸尿裤的松紧度(图8-9),注意腰部、腿部不要太紧,以能放入一根手指为度;整理老年人腰部和大腿内侧纸尿裤的褶边至服贴,避免磨损皮肤。

第七步:为老年人穿好裤子,整平衣物,安置其于舒适卧位,盖好盖被。

第八步:整理用物,清洗毛巾;洗手,并做好护理记录(附表2)。

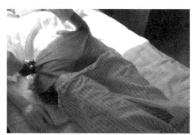

图 8-9　协助调整纸尿裤松紧度

小视频

为卧床老年人更换纸尿裤

为卧床老年人更换纸尿裤是居家养老护理师必须掌握的服务技能之一。

想看视频就用手机扫描右边的二维码吧!

[扫一扫,看视频]

(二)协助老年人更换集尿袋

具体服务流程如下:

第一步:携物品至床旁,暴露导尿管和集尿袋的连接处,观察尿液的颜色和量。

第二步:将纸巾铺在连接处下面。

第三步:戴上手套,用止血钳夹闭导尿管,一手持导尿管,另一手持集尿袋,分离导尿管与集尿袋,取下尿袋放在垃圾袋中。

第四步:用无菌棉棒蘸取消毒剂,对导尿管口及其周围进行消毒,用碘酒消毒一遍,再用酒精消毒一遍。

第五步:取下新集尿袋引流管口盖帽,将引流管端口插入导尿管内与其连接,手不可触及两端口及其周围;在更换集尿袋时,动作轻稳,避免拉扯感。

第六步:松开止血钳,开放引流管,观察尿液引流情况,保持导尿管畅通,然后夹闭尿袋引流管上的开关,每2小时放尿一次。

第七步:用别针将集尿袋固定在床旁,引流管末端的位置应始终低于老年人会阴部的高度,防止尿液逆流,引起逆行感染。

第八步:撤去下垫的纸巾,整理床铺及老年人衣裤,及时倾倒尿液;洗手,并做好护理记录(附表2)。

本节知识要点

1. 协助半失能老年人如厕的服务流程。

2. 协助卧床老年人使用尿壶、便盆排尿、排便的服务流程。

3. 为便秘老年人通便(使用开塞露或甘油栓剂通便的方法)的服务流程。

4. 为大小便失禁的卧床老年人更换纸尿裤的服务流程。

5. 为大小便失禁老年人更换集尿袋的服务流程。

第九章

基础护理六
——助医服务

回诊检查、看病就医是老年人日常生活中的一件重要事情,如何安全到达医院? 如何在短促的就诊时限内表述清楚病情? 如何在人满为患的医院完成挂号、检查、化验等各个环节? 如何按医嘱服药、治疗? ……这一系列问题给老年人带来沉重负担。作为护理师,陪同老年人就医、就诊也就成为一门必修课程。为此,本书将助医服务作为居家养老护理的重要内容,专设此章,旨在指导护理师学习助医服务相关常识,提升服务技能。

第一节　就诊服务

日常护理服务中,护理师要注意观察,及时发现老年人的身体不适或者疾病症状(附录2)。当老年人出现不舒服的症状时,护理师应记录下各种症状出现的时间与频率,带上老年人当下服用的药物陪同就诊。一旦老年人出现三种状况:昏(意识不清)、痛(急性疼痛)、喘(呼吸急促),要立刻送医就诊或拨打120急救电话。

一、就诊前

(一)预约挂号

就诊前,护理师要事先预约挂号,以节省时间。首先要根据老年人的症状确定挂号的科室;针对部分专家号,要协助老年人进行网上预约或电话预约。

（二）备齐物品

就诊前，护理师要帮助老年人带好就医资料和物品，包括：

（1）身份证、医保卡、保健卡、病历本、过往检查资料；

（2）足够的现金；

（3）水杯，保暖衣物（外套、毛毯等）或防暑用品（遮阳伞、遮阳帽、防晒衣、藿香正气水等），卫生纸，日常药品，必要的食品，以及拐杖或轮椅等助行器具。

（三）行程安排

对于陪同就诊往返交通的安排，护理师可与老年人或其家属、监护人事先商量、拟订计划。

二、就诊中

（1）如果无事前预约，需协助现场排队挂号。应先将老年人安置于安全环境中，再前往挂号中心尽快完成挂号手续，如建立诊疗卡、关联医保卡等。

（2）就医途中应主动搀扶老年人，拿好病历、大件衣物等随身物品，尽量减轻老年人就医途中的不适。

（3）搀扶并安排老年人选择合适位置等候就诊。征得老年人或医生同意后，护理师可陪同老年人到诊室就诊。医生询问病情，如果老年人回答不全面，或者语句不清，护理师可给予补充。

（4）医生检查时，护理师要协助老年人变换体位。

（5）医生做出诊断结果时，护理师一定要认真听，并详细记录医嘱。

三、就诊后

（一）陪同治疗

（1）如老年人需接受治疗，护理师应及时告知老年人家属及监护人，并协助老年人缴纳治疗费用，陪同老年人进行静脉（肌肉）注射、理疗等治疗。

（2）关注老年人治疗进度，观察老年人治疗反应，治疗过程如突发异常情况，应立即与医护人员联系，并及时告知老年人家属及监护人。

（3）护理师应帮助解决治疗过程中老年人的基本生理或生活需求，提醒老年人妥善保管证件及贵重财物。

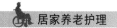

（二）办完相关手续后返程

护理师要先安顿好老年人，再及时取药、缴费。取药时，要核实好药物名称和药物数量；缴费时，要点清钱数。最后，携带随身物品、就医资料、药物等，陪同老年人返回住所。

回到住所后，将物品放置在老年人或其家属、监护人指定的位置；向老年人家属或监护人复述医嘱。在老年人不具备理解医嘱的能力、且老年人家属及监护人不在现场的情况下，应将医嘱电话告知老年人家属及监护人。另外，还应及时对陪同老年人就医就诊（包括医检）的情况做好记录（附表2）。

陪同老年人就诊前、中、后的服务要求。

第二节　医检服务

医学检验是指运用现代物理化学方法、手段进行医学诊断的一门学科，主要通过实验室技术、医疗仪器设备为临床诊断、治疗提供依据。本书所讲的医检服务，是指护理师陪同老年人做医学检验的过程。

一、医检服务内容

护理师陪同老年人医检，需要提供以下服务：

（1）为确保检验结果的科学性，应在医学检验前咨询医生，确认检验前是否需要停止服药、是否需要空腹等事项。

（2）做血象检查前，要叮嘱老年人禁食8小时以上。为避免老年人第二天虚脱，可带好一些易消化且能补充能量的食品或饮品。

（3）做胃肠镜检验时，护理师要遵照医嘱，协助老年人做好准备。检验前，要协助老年人排空肠道；做检验时，要陪同老年人服药、饮水、排泄，如发现异常，及时与医生联系。

（4）尿、大便等检验时，应协助老年人科学提取标本，及时送往化验室。

（5）协助老年人取送检查结果：

① 检查结果如能当天领取，应及时领取，并陪同老年人去医生科室就诊；

② 检查结果如当天不能领取，应确定出报告时间，应老年人家属或监护人

要求可代为领取。

二、医检标本采集的服务流程

医检标本采集,通常指根据医嘱要求,提取老年患者的血、尿、大便等体内之物,送至化验室检查。其中,血标本提取由化验室完成,大便和尿液标本则需要老年人或家属、监护人送检。

标本采集的方法是否正确直接影响化验结果,而对于年老体弱的老年人,尤其是失能老年人来说,尿液和大便标本的采集需要他人协助完成。为此,护理师要掌握标本采集的正确方法和服务流程。

(一)尿常规标本的采集

(1)生活自理的老年人。如果家庭采集标本,护理师将标本瓶交给老年人,明确告知留取清晨第一次尿的中段尿液100毫升,装于标本瓶内,将化验单副联贴在标本瓶上,协助送往医院化验室。如果医院就诊时采集,方法同上,只是尿液非清晨的,随时采集。

(2)轻度失能老年人。如果家庭采集标本,护理师协助老年人在清晨将第一次排尿时接取尿液中段100毫升,装入标本瓶,其余服务同上。如果就医时采集,护理师要协助,方法同上。

(3)中/重度失能老年人。对于男性老年人,护理师将标本瓶固定在老年人阴茎上接取尿液。对于女性老年人,护理师可用清洁便盆或治疗碗接取尿液。其余方法同上。

(二)大便常规标本的采集

(1)生活自理的老年人。护理师将装标本的便盒子和棉签交给老年人,告知从大便中取5克左右,大约蚕豆大小或拇指盖大小,装入标本盒中,贴好化验单副联,帮助老年人送到化验室。如果家庭采集标本,要留取清晨的大便;如果就诊时化验,当下留取。

(2)失能老年人。护理师协助老年人如厕,帮助其提取5克大便,其余方法同上,并将标本物送检。如果家庭采集标本,要取清晨的大便。如果就医取标本,要协助老年人设法排便,提取标本物。

注意事项:

(1)化验单副联上写明老年人的姓名、性别和送检日期。

（2）标本要放入无菌容器内，严格按照规定时间及时采集，采集量要准确，采集后及时送至化验室化验，不可在室内放置过久，以免影响化验结果。

本节知识要点

1. 陪同医检的服务内容。

2. 协助失能老年人采集尿常规标本、大便常规标本的流程及注意事项。

第十章

基础护理七
——安全防护服务

居家老年人不同于养老机构的老年人,没有供养性;更不同于住院的老年人,没有临床监护;他们的人身安全、生活安全服务是空白的。尤其是空巢老年人家庭,或者虽然与子女同居但白天子女上班不在家的、生活自理能力差的老年人,无论人身安全还是生活安全都存在极大隐患。鉴于此,居家养老服务将之作为重要的护理内容,老年人的安全防护服务是本书的一大特色。

第一节　人身安全防护

年迈体弱的老年人,尤其是丧失生活自理能力的失能老年人,生理功能严重衰退,行动迟缓,稍有不慎就可能对身体造成伤害、致残,甚至危及生命。那么对此如何防护呢?本节以老年人常见的"摔伤、坠床、噎食、烫伤、食物中毒、中暑"为例,讲解老年人人身安全防护的有关知识和技能。

一、跌倒的防护

随着年龄的增长,老年人大脑反应迟钝、姿势控制能力降低、肢体协调能力减弱,加上疾病因素、环境因素、药物因素,老年人跌倒的发生率也会增高。据统计,65岁以上的老年人,每年跌倒一次的占30%,跌倒两次的占15%。世界卫生组织认为,跌倒是老年人慢性致残的第三大原因。因此,护理师应加强对老年人跌倒的防护。

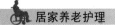

1. 衣物合适

衣裤宽松、大小合适,避免衣裤过长。穿舒适的鞋袜,尽量不穿拖鞋,宜穿柔软的平底鞋,以不用系鞋带、松紧适中为佳;最好穿鞋底带有花纹的防滑鞋。另外,应指导老年人配以合适的眼镜、助听器来弥补视觉、听觉上的障碍。

2. 环境适宜

(1)室内光线充足。应在卧室、浴室和过道处装上夜间照明灯,保证房间及走道的照明充足。老年人的床头柜最好装一个台灯,方便起夜;手电筒应放在易取之处以备应急。

(2)加装防滑设施。在容易滑倒的厨房、洗手间(或浴室)、楼梯、下床处等地铺防滑垫或防滑贴条;建议居室地面铺设硬木地板或有弹性的塑胶地板,也可用反光度低、花色素净、易于清洁的防滑地砖;建议在床、座椅、马桶、浴缸、楼梯等旁加装扶手,便于老年人起身时保持身体平衡及稳定性;家具加装脚垫,以避免滑动。

(3)去除/减少障碍。室内尽量减少台阶、门槛;及时清除地面积液、垃圾、障碍物等,包括堆积于过道的杂物、电线等,保持走道通畅、地面干爽。居室家具不轻易改变位置。衣服、碗碟、食物、卫生纸等生活必需品及平时所吃的药物放于易拿之处。开门方向要合理(应向房间里面开,而不是向过道开)。

3. 减缓活动速度

叮嘱老年人,尤其是眩晕症及体位性低血压的患者,在起床、转身、扭头、下蹲时动作宜慢不宜快,每一动作后可休息片刻,防止出现眩晕等不稳定情况。

4. 生活陪护

对体能较差、步态不稳、关节不灵、反应迟钝、有直立性低血压或服用安眠、镇静类药物,以及进行降血压治疗的老年人,应多加陪护。注意老年人服药后行走的安全性,必要时给予搀扶或指导其使用合适的助行器具;叮嘱老年人慢走、扶行(尤其是在陡坡、楼梯、台阶等处);避免到人多和湿滑的场所。

5. 运动训练

训练老年人在行走前先坐稳,再站稳,然后再起步行走(详见本书第十四章康复护理关于运动功能康复训练的相关内容)。老年人病情允许时,可指导其练习太极拳、八段锦、五禽戏等,锻炼平衡能力,增强活动的稳定性。

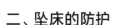

二、坠床的防护

躁动的老年人在自主或依赖的活动中易发生坠床;护理师在翻身过程中操作不当也易导致老年人坠床。坠床是造成老年人外伤和骨折的原因之一。对此,护理师应加强日常防护。

（1）加强防范。对意识障碍的老年人加装床档,或者在床旁用有靠背的椅子挡护,对翻身幅度较大的老年人,必要时在床两侧拴上安全带。

（2）加强巡视。老年人睡眠或休息时,护理师要经常巡视,发现睡眠中的老年人睡在靠近床缘时,要及时挡护,必要时协助其向床内侧翻身。

（3）加强协作。对身体较重、身材较高的老年人,护理师在为其翻身或转移时,最好请求家中其他人员一起协作完成。

三、噎食的防护

噎食是指食物堵塞咽喉部或卡在食道的第一狭窄处,甚至误入气管,引起呼吸窒息的现象。随着年龄的增长,老年人吞咽能力降低,在进食过程中稍不注意,就容易发生噎食,如抢救不及时,会造成窒息、猝死的悲剧。对此,护理师应高度重视。

预防老年人噎食,除了及时治疗各种诱因疾病之外,还应注意做到"六宜":

（1）食物宜软。老年人的食物宜软而烂、易咀嚼,避免进食粗、干、硬的食物,食材制作时宜去骨、去刺。对于吞咽困难的老年人可给予流质饮食,如果发生呛咳的可能性大,可加入凝固粉（淀粉类）搅拌,使之呈糊状再食用。而戴有假牙的老年人不宜食用圆形、带黏性的食物。如进食馒头、鸡蛋等食物,应将干食浸泡后再进食。

（2）进食宜慢。老年人吃饭时不要催促,要让其细嚼慢咽,避免进食过急。

（3）水宜及时。为老年人准备水或稀粥,在进餐的过程中,不时地给老年人喂一口,以缓解老年人因唾液分泌不足而发生的咀嚼困难或吞咽困难。

（4）心宜平静。老年人进食最好选用低杯、深碗,必要时使用改良的餐具,改善其情绪,增进其食欲;进餐前,指导老年人调适身心状态,不忧虑,不急躁,保持心情舒畅;进食期间宜注意力集中,避免过度兴奋、激动谈笑。

（5）食宜有节。对抢食和不知饥饿、暴饮暴食者,应适当控制其食量,分量分次进食,每口食物不宜过多,肉类、汤圆等食品要分割成小块再吃,逐步改进老年人的不良进食习惯。

（6）体位适宜。老年人进餐时要调整好身体姿势,头不要向后仰。尽量采取坐位或半卧位,做到胃部不受压迫,使食物由食管较快地进入胃内。

另外,护理师还应在老年人(尤其是有神经系统疾病的老年人)进食时,严密观察,酌情协助,防止发生噎食或力争对噎食做到早发现、早急救。

四、误吸的防护

误吸指异物经喉头进入呼吸道,这些异物包括唾液、鼻咽分泌物、细菌、液体、有毒物质、食物、胃内容物等。咽及食管的蠕动能力减弱,一些神经、咽喉、呼吸功能疾病,采取的体位及进食方式不当均是引发老年人误吸的原因。老年人误吸表现为呛咳、吞咽困难、反酸、打嗝、恶心、呕吐等。误吸常给老年人造成极大的困扰,它是造成老年人肺部感染的主要因素,且常被其他疾病掩盖,可能毫无知觉地发生。因此,护理师应高度重视,并做好相关防护措施。

（1）宣传指导防护知识。向老年人及其家属讲解误吸的相关知识:包括识别误吸发生的主要症状和体征,认识哪类患者有误吸危险,预防误吸的方法等。

（2）做好口腔清洁和训练。指导或协助老年人餐后进行口腔清洁,以防止口腔内残留食物在患者变换体位时发生误吸。进行口腔护理、吸痰等操作时,避免对咽喉部的刺激,以免引起恶心而导致误吸。对于有吞咽障碍的老年人应尽早进行咽下训练,减少误吸危险因素。

（3）食物形态要正确。食物密度均匀,避免过于发黏或干硬的食物,如软面包、糯米团等。避免半生不熟的蔬菜和大块的食团,食物温度在40℃左右较合适,以免冷热刺激而导致胃痉挛,造成呕吐。

（4）采取正确的进食体位。意识清楚的老年人进食时,应尽量取坐位或半卧位,颈部轻度屈曲,进食后,不要立即躺下,保持该姿势半小时左右。意识障碍者,则取侧卧位,保持气道通畅或头偏向一侧;对于嗜睡老年人,宜在餐中和餐后保持坐位。

（5）采取正确的进食方式。老年人自主进食时要叮嘱其细嚼慢咽,喂食或鼻饲时要注意进食速度(见第六章饮食护理第五节鼻饲服务的相关技能)。对于咳嗽、多痰、喘息的老年患者,进食前要鼓励其充分咳痰,最好吸氧15~30分钟,以减轻喘息,避免在进食中咳嗽。

（6）餐具的选择要合理。汤匙柄要长而粗,边缘钝厚;碗的边缘倾斜,加防滑垫;杯口不要接触鼻部。

五、烫伤的防护

烫伤是由无火焰的高温液体（如沸汤、沸水、沸油）、高温固体（烧热的金属等）或高温蒸汽等引起的组织损伤。老年人皮肤感觉功能减退，对温度高低的敏感度降低，容易引起烫伤。老年人的皮肤接触到 50℃ 以上热水或其他热体即可造成烫伤。

护理师应根据老年人的视力、意识和生活的自理能力等，尽可能地消除危险因素，防止其烫伤。

1. 注意用热温度

（1）老年人饮用、洗漱用的热水不能超过 43℃。

（2）洗澡时，避免喷头直喷身体，应先放冷水后再兑热水；用手调试水温，确保水温合适（在 40℃ 左右）后再洗。

（3）为老年人泡脚，适宜水温为 40℃ ～ 45℃，糖尿病老年人以 40℃ 为宜。

（4）使用热水袋时，不宜超过 50℃。

（5）在老年人面前摆放的饭菜、汤水，温度保持在 45℃ 左右。

（6）严格控制糖尿病老年人的取暖和用热温度。

2. 注意用热距离与用热时间

（1）使用热水袋时不宜直接接触皮肤，应隔着毛巾放置于热敷部位，并严格掌握热敷时间。

（2）使用烤灯、电暖气等热疗器具时，应注意用热距离（超过 30 厘米）和时间（不超过 15 分钟），并注意经常观察皮肤情况。

3. 加强安全防护

（1）热水袋使用前，应检查热水袋无漏水或无破裂，加入热水后拧紧，确保不漏水；使用时应严密监视，定期更换温水，以免烫伤。

（2）护理师倒开水或端热饭、热菜时，要避开老年人；热汤、热水不要盛满容器，不宜急于端热饭、热菜，可在常温下静置到温度适宜后，再让老年人食用。

（3）将可能造成烫伤的危险品移开或增加防护措施。例如，将热水瓶、熨斗放于居室角落处，桌上尽量不铺桌布，防止弄倒桌上的饭碗、暖瓶而烫伤。

（4）使用电熨斗、电暖气、厨房用具时，要注意让老年人避开。

（5）严禁老年人在床上吸烟，避免引燃被褥、引起火灾。

（6）定期进行急救知识指导，时常提醒老年人自我预防烧烫伤。

六、中暑的防护

中暑是指由于高温或引起高热的疾病使人体体温调节功能紊乱,而引起的中枢神经系统和循环系统障碍为主要表现的急性疾病。若不对中暑进行适当的处理,死亡率相当高。对于老年人,护理师应加强对中暑的防范,尤其是在夏季时。

(1)高温天气减少外出。在夏季高温天气,尤其是在 10:00~15:00 之间,叮嘱老年人尽量减少外出。

(2)做好防晒措施。老年人夏季外出时为其做好防晒准备,要带上防暑工具,如遮阳伞、遮阳帽、太阳镜等,穿浅色、透气性好的服装;不要长时间在太阳下暴晒,更不要剧烈运动,注意到阴凉处休息,年老体弱者外出时要有人陪同。

(3)常备防暑药物。夏季要常备人丹[①]、藿香正气水、十滴水、清凉油等常用药物,老年人外出时应随身携带。

(4)合理安排饮食起居。安排老年人适当午睡,保证充分休息。饮食宜清淡,多喝些淡盐开水、绿豆汤。协助老年人每天洗澡、擦身等。

本节知识要点

1. 老年人跌倒的防护措施。
2. 老年人坠床的防护措施。
3. 老年人噎食的防护措施。
4. 老年人误吸的防护措施。
5. 老年人烫(烧)伤的防护措施。
6. 老年人中暑的防护措施。

第二节　生活环境安全防护

煤气中毒、火灾、水灾、地震等都是居室环境中的安全隐患,可直接危及人的健康甚至生命。作为老年人的陪护者,护理师应增强安全意识,加强居室环境安全防范,做老年人的安全守护者。

[①] 人丹的主要成分是薄荷冰、滑石、儿茶、丁香、木香、小茴香、砂仁、陈皮等,具有清热解暑、避秽止呕之功效,是夏季防暑的常用药,主要用于因高温引起的头痛、头晕、恶心、腹痛、水土不服等症。

一、煤气中毒的防护

煤气中毒即一氧化碳中毒,是含碳物质燃烧不充分时的产物,经呼吸道吸入引起的中毒。

密闭的居室内使用煤气取暖、做饭,煤气管道、煤气灶调节不当,通风不畅,煤气管道和煤气灶具漏气等均易发生煤气中毒。护理师应加强日常防范,防止煤气漏气、注意室内通风。具体防护措施如下:

(1)定期检查煤气罐的橡皮管是否松脱、老化、破裂、虫咬,灶具、气罐、管道、管路连接处有无漏气现象(可用肥皂水涂抹到需要检查的部位,查看是否有气泡,若有气泡产生,则说明有漏气现象)。如发现有异常,要及时报修、更新,不能私自拆、移、添、改燃气管线及设备。

(2)遵守安全操作规程。先点火再放气,然后再放锅,防止煤气点燃后被浇灭,而导致大量气体泄漏。在使用煤气灶煮饭、烧水、煨汤、熬药等时,应有人看管,切不可在点燃煤气后长时间离开厨房,去做其他事情,以免风吹灭火苗或汤汁溢出浇灭火苗。不用时要及时关闭总开关。在做饭或烧水时最好打开门窗。

(3)睡觉前应检查煤气开关是否关好。有漏气时切记不要点火,应先关闭总阀门,打开门窗彻底通风,待修理好后再行使用。

(4)白天用煤炉时要打开窗户,保持室内空气流通。检查室内通风设施。当闻到室内有煤气味时,要迅速打开门窗,检查有无煤气泄漏,切勿点火。

二、火灾的防护

家庭火灾不但会威胁人们的生命财产安全,甚至会牵连到其他家庭,影响范围巨大。因此,居家安全,防范火灾是重中之重。护理师应掌握安全防火的相关知识,做到安全用电、安全用火、安全用气,避免家庭火灾的发生。

1. 安全用电

(1)按照使用说明正确使用家用电器。

(2)勿在一个插座上连接过多的电器设备,以免负荷过重;不可将散口电线直接接在插座上。

(3)不私接乱拉电线,电路熔断器(刀闸开关上的保险丝)切勿用铜、铁、铝丝代替。

(4)用电设备长期不使用时,应切断电源或拔下插头。

（5）老年人的房间不用或少用电热毯、电炉、电暖风等电器。

2. 安全用火

（1）不要玩火。明火照明时不离人，不要用明火照明寻找物品。

（2）不要躺在床上或沙发上吸烟，不可随意将烟蒂、火柴杆扔在废纸篓内或者可燃杂物上。

（3）避免在炉灶周边放置易燃、易爆物品，炉灰完全熄灭后再倾倒。

（4）不在禁放区及楼道、阳台、柴草垛旁等地燃放烟花爆竹。

3. 安全用气

（1）使用燃气时，不要外出或离开做其他事情，必要时使用定时器报时，选用带有鸣笛装置的水壶。

（2）若发生燃气泄漏，应迅速关闭总阀，打开窗户，迅速通知专业维修人员来处理。切勿触动电器开关和使用明火，切记不要在燃气泄漏场所拨打电话。

（3）使用燃气时，要先开气阀，再点火。使用完毕，先关气阀，再关炉具。

（4）燃气罐应远离火种和暖气片，更不能在阳光下暴晒和火烤。不准横放或倒置，避免重力撞击和剧烈摇晃气罐。

4. 其他安全防火措施

（1）家中不可存放超过 0.5 升的汽油及酒精、香蕉水等易燃易爆物品。这些危险品应远离火源。

（2）离家或睡觉前，要检查电器具是否断电，燃气阀门是否关闭，明火是否熄灭。

（3）利用电器或灶塘取暖、烘烤衣物时，要注意安全。

（4）掌握电源总开关、燃气总阀、进水总阀等的位置，当遇紧急情况时，应立即关闭。

（5）必要时家中安装火灾报警装置，以便及时提醒火情。有条件的配备家庭消防器材，并掌握使用方法。

三、水灾的防护

这里的水灾分为两种情况，一是指由于供水管道、阀门、地漏、供暖管道等出现问题导致的房间积水渗漏现象。二是因大雨、暴雨或持续降雨使低洼地区淹没、渍水的现象，即洪涝灾害。

（一）家庭漏水或积水的方法措施

针对房间积水、渗漏，平时要注意以下几个细节：

（1）养成出门关闭供水闸阀的习惯；

（2）定期（请小区物业服务人员）检查供水管道、闸阀是否存在老化问题；

（3）检查下水管道及地漏是否通畅；

（4）上下楼邻里之间互留电话，一旦发现供水、供暖管道泄漏，可及时通知，避免损失扩大。

（二）洪涝灾害的防范措施

对于易发生洪涝灾害的地方来说，平时就要做好充足的防范准备，特别是在水灾多发季节，更是要增强防范意识，提高灾害应对能力。

（1）汛期及时关注当地电视、广播等媒体提供的天气预报，随时掌握天气变化，服从防汛指挥部门的统一安排。

（2）做好家庭防护准备。用胶带纸密封所有的门窗缝隙，可以多封几层；老鼠洞穴、排水洞等一切可能进水的地方都要堵死。真正被密闭的建筑物就不会进水了。

（3）地处洼地的居民要准备沙袋、挡水板等物品，或砌好防水门槛，设置挡水土坝，以防止洪水进屋。

四、地震的防护

我国部分地区易发生地震。这些地区的居民要掌握一定的避震知识，事先做好准备，注意收听政府发布的权威地震消息，抓住预警时机，选择正确的避震方式和避震空间，达到自救求生的目的。

（1）检查加固房屋。震前要检查住房的抗震性能，并进行必要的加固。根据住房检查情况，请专业人士进行修补加固，增强房屋的稳定性和牢固性。

（2）强化室内防震措施。注意合理摆放室内家具，把桌面易碎物品、墙壁／屋顶悬挂物品取下或固定牢，家具顶部不要堆放重物，橱柜内重的东西放下边，防止掉落或倾倒伤及人员、堵塞通道。

（3）物资储备。平时需储备必要的防震物品，比如矿泉水、方便食品、药品及绷带、手电筒（或应急灯）及备用电池、哨子、收音机、灭火器、硬质手套、绳子、贵重物品（比如身份证件、存折、银行卡、现金和保险单等）、打火机、刀／手动开罐器、卫生纸、衣物、毛毯、睡袋、塑料布等，把这些东西集中放在"家庭应急包"或轻巧的小提箱里,再放在固定、方便拿取的地方。另外,应定期更换包内过期的物品。

（4）抗震准备。应了解居住房子的结构,确定梁、柱位置,事先找好家中安全避难处。将眼镜、药箱(含用药说明及医生、家人的联系电话)、拐杖等辅具放在老年人身旁或固定于床旁椅边,并在其他房间放置备用辅助行走工具,帮老年人准备哨子、呼叫器或其他求救可使用的东西;确保有了解老年人特殊需求的人可以在地震发生后,检查家中老年人的安危。

注意事项:应注意收听政府发布的地震信息[①],不听信地震谣传。

本节知识要点

1. 煤气中毒的防护措施。
2. 家庭火灾的防范措施。
3. 家庭漏水或积水的防范措施及家庭洪涝灾害的防护措施。
4. 家庭防震措施。

---

① 地震预报一般由省级人民政府发布,情况紧急时,可由市、县人民政府发布 48 小时内的临震警报,并同时向上级报告。其他任何单位和个人都无权发布地震预报消息。

第十一章

专项护理一
——老年疾病期护理技术

护理师所护理的老年人大多身体患有一种或多种疾病,身体机能出现异常,并表现出一些疾病症状及并发症。若护理师对老年人所患疾病不够了解,或护理失当,均会影响老年人疾病恢复,甚至危及老年人生命。因此,对于老年人来说,疾病的日常护理尤为重要。护理师只有熟练掌握疾病的症状,并采取正确的护理操作,才能达到护理治疗的目的。除此之外,如何在老年人患有疾病时,指导/协助其遵从医嘱合理饮食、合理作息、正确服药,也都是本章将要介绍的重点。

本书将护理师为老年人提供的有针对性的生活护理服务称为专项护理,主要包括老年人一般病症和常见病的护理,以及老年疾病期的护理技术两大部分内容。从本章开始将陆续介绍专项护理的相关知识与技能。

本章所讲的疾病期护理技术是指老年人一般病症和常见病护理过程中所需进行的护理操作技能,常见的有冷热应用、无菌操作、口服药物和外用药物的应用、体位变换、压疮护理、吸氧与吸痰等。

第一节　冷热疗法

冷热疗法是生活护理中常用的物理治疗方法,通过冷或热作用于人体的局部或全身,达到止血、止痛、消炎、退热和增进舒适的目的。其中,温水擦浴和冷、热敷是护理服务中应用最为广泛、也是最基本的护理技术。

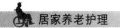

一、冷疗法

冷疗法(物理降温)是指用低于人体温度的介质(冰袋、湿冷毛巾或以冰水调合药末),作用于机体的局部或全身,以达到止血、止痛、消炎、退热等目的的治疗方法。

(一)冷疗方法

根据用冷面积及方式,冷疗法分为局部冷疗法和全身冷疗法。

(1)局部冷疗。局部冷疗法包括冰袋、冰囊、冰帽、冰槽、冷湿敷法和化学制冷袋等,其中冰袋的应用最广。

(2)全身冷疗。全身冷疗法包括温水擦浴法、乙醇(酒精)擦浴等。

(二)冷疗禁忌证

(1)血液循环障碍。大面积组织受损、局部组织血液循环不良、感染性休克、微循环明显障碍、皮肤颜色青紫者不宜用冷,以防加重微循环障碍导致组织缺血、缺氧而坏死。

(2)慢性炎症或深部有化脓病灶。用冷可使局部血流减少,阻碍炎症的吸收。

(3)对冷过敏、心脏病及体质虚弱老年人。这类老年人用冷后可出现荨麻疹、关节疼痛、肌肉痉挛等症状,所以禁用冷疗。

(4)用冷的禁忌部位。① 枕后、耳郭、阴囊处:末梢循环比较少,用冷易引起冻伤。② 心前区:用冷易引起反射性心率减慢、心律不齐、心房或心室纤颤、房室传导阻滞。③ 腹部:用冷易引起腹痛、腹泻。④ 足底:用冷易引起反射性末梢血管收缩而影响散热;还可以引起一过性冠状动脉收缩。

(三)服务流程

本节主要介绍冰袋、温水擦浴两种冷疗法的服务流程。

1.冰袋的使用

护理师可为老年人使用冰袋进行局部冷敷,其适应证包括:中暑,流行性乙型脑炎及一些疼痛、出血等病症。使用冰袋的服务流程如下:

(1)准备工作。用冰袋冷敷前,护理师应关闭门窗或避免对流风直吹,并备齐相关物品:冰袋、帆布袋、布套、冰块、锤子、水盆、毛巾。检查冰袋有无破损。

可向冰袋中放入 1/3 满的冷水,倒提冰袋,检查有无漏水(图 11-1),如有破损、漏水,及时更换。

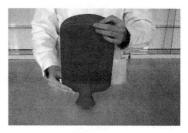

图 11-1 倒置冰袋,检查有无漏水

(2)服务流程。

第一步:将冰块装入帆布袋内,用锤子敲成小块状(图 11-2);取适量冰块放入水盆中,用冷水冲去棱角。

第二步:将冰块装入冰袋约 1/2 满,再加入少许水至约 2/3 满(图 11-3);缓慢放平冰袋,逐渐排出袋内空气;排气后塞紧冰袋口,擦干冰袋外壁水渍;将冰袋装入布套内备用。

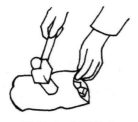

图 11-2 敲碎冰块

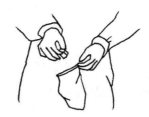

图 11-3 将冰块放入冰袋

第三步:将冰袋置于老年人所需部位:高热降温时,冰袋置于前额、头顶及侧颈(图 11-4a、b)、腋下、腹股沟等大血管部位;扁桃体摘除手术后将冰袋置于颈前颌下;鼻部冷敷时,可手持冰袋,使其底部接触鼻根(注意避免冰袋压住鼻根)。

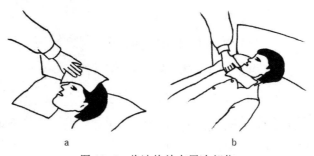

a   b

图 11-4 将冰块放在用冷部位

第四步:守护在老年人身旁,密切观察其用冷部位的皮肤颜色、老年人身体反应和冰袋情况,及时询问其感受;老年人用冷过程中,如出现畏寒不适、皮肤苍白、青紫或有麻木感,需立即停止用冷;视情况及时更换冰袋;一般每次冰敷时间以 15～30 分钟为宜,长时间使用者,需间隔 1 小时再重复使用。

第五步:冷敷完毕后,撤下冰袋,协助老年人处于舒适体位。

第六步:将冰袋倒空、倒挂晾干,吹气夹紧袋口,存放于阴凉通风处,布套洗净备用;整理用物,洗手,记录用冷部位、时间、效果和反应(附表3)。

注意事项:

(1)冷疗30分钟后应测体温,并做好记录。降温时,当体温降至39℃以下,可取下冰袋。

(2)随时观察冰袋有无漏水、冰块是否融化、布袋是否浸湿,以便及时更换。

2.温水擦浴

温水擦浴主要用于为高热患者降温。其服务流程与床上擦浴类似,具体来讲:

(1)准备工作。

① 协助老年人如厕,或使用便盆、尿盆排空大小便,并清理干净周围环境,开窗通风至室内空气清新为止。关闭窗帘,调节室温于21℃~24℃,避免对流风。

② 备齐所需用物:温开水(32℃~34℃)及水盆、小毛巾两条、浴巾一条、冰袋及套、热水袋及套,体温计一个,必要时准备清洁衣裤一套。

(2)服务流程。

第一步:将冰袋置于老年人头部,热水袋置于足底;将浴巾垫于擦浴部位之下。

第二步:将小毛巾浸入温水中,拧至半干,缠于手上呈手套状,顺序依次拍拭老年人的面部、前颈、胸、腹、后颈、背、臀(见本书第五章卫生护理服务第二节关于床上擦浴的操作内容),以离心方向拍拭四肢(图11-5),注意不用摩擦方式擦拭(摩擦生热),而用拍拭法。

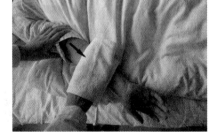

图11-5 温水擦浴的拍拭方法

最好两块小毛巾交替使用;每个部位拍拭3分钟,拍至腋窝、腹股沟、腘窝等处时应稍用力并延长拍拭时间;整个擦浴时间不超过20分钟。

第三步:拍拭完毕后,取下足部热水袋,协助老年人处于舒适卧位,整理床铺,清理用物。

第四步:擦浴后30分钟为老年人测量体温并记录(附表3),如体温已降至39℃以下,即取下头部冰袋。

注意事项:

(1)冰袋放于额头部以助降温,预防擦浴时全身血管收缩,脑部充血引起头痛;热水袋置于足部使老年人感到舒适。

(2)擦浴过程中,应注意观察老年人的反应,如出现面色苍白、寒战、呼吸异常,应立即停止擦浴并通知医生。

(3)温水擦浴后可让老年人多饮温开水,降温效果更佳。

3.酒精擦浴

酒精擦浴是将75%的医用酒精(或叫消毒酒精)兑温开水(32℃～34℃)至浓度为25%～30%的酒精水进行全身擦浴降温的方法。除将温水换成200～300毫升25%～30%的酒精外,其余用物、服务流程、注意事项同温水擦浴。

二、热疗法

热疗法作为热的应用,是应用高于人体温度的物理因子(传导热、辐射热等),作用于机体的局部或全身,使血管扩张,促进血液循环,达到消炎、解除痉挛、止痛、舒适等治疗目的的物理疗法。

(一)热疗方法

热疗的方法有干热法和湿热法两种。

(1)干热法。包括热水袋、红外线灯、鹅颈灯等。其中,热水袋应用广泛。

(2)湿热法。包括湿热敷、热水坐浴、局部温水浸泡法、水疗等。其中,湿热敷、热水坐浴应用广泛,常用于消除会阴及肛门部的充血、炎症和疼痛,达到局部清洁、舒适的目的。老年人常见的热疗方法及其使用温度与时间,如表11-1所示。

表11-1　老年人常见的用热方式及其使用温度与时间

用热的方法		使用温度	使用时间
干　热	热水袋	50℃以内	20～30分钟
	电热毯	46℃～52℃	依照老年人需要而定
	烤　灯	距离用热部位:30～50厘米处 胸腹腰背等大部位:500～1 000瓦 手足部等:250瓦 鹅颈灯功率为40～60瓦	20～30分钟
湿　热	湿热敷	40.5℃～43℃	15～20分钟
	热水坐浴	清洁作用:38℃～40℃ 增加血液循环:40℃～45℃	15～20分钟

注释:参考中国台北华杏出版股份有限公司《照顾服务员训练指引》第359页表11-5。

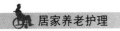

（二）热疗禁忌证

（1）急性腹痛未明确诊断前。热疗虽然能缓解腹部疼痛,但容易掩盖病情真相,而贻误疾病的诊断及治疗。

（2）面部危险三角区 ① 感染化脓。因面部危险三角区血管丰富而又无静脉瓣,且和颅内海绵窦相通,热疗可使该处血管扩张,血流量增多,导致细菌及毒素进入血液循环,促使炎症扩散,造成颅内感染引起败血症。

（3）各种脏器的内出血。热疗可使局部血管扩张,增加脏器血流量和血管通透性,加重出血倾向。

（4）软组织挫伤或扭伤的早期。软组织损伤,如挫伤、扭伤、砸伤早期（48小时内）,忌用热疗。因局部用热可促进血液循环,加重皮下出血、肿胀及疼痛。

（5）其他情况。细菌性结膜炎、各种脏器出血、皮肤湿疹者、恶性肿瘤部位、有金属移植物部位忌用热。严重心肺、肾功能不全伴有静脉回流受阻引起水肿的老年人,不宜大面积用热。另外,糖尿病老年人、严重阿尔茨海默病患者、局部麻痹感觉异常者、心脏病患者慎用热。

（三）服务流程

下面以常用的热水袋、烤灯、湿热敷、热水坐浴为例,介绍热疗法的服务流程及注意事项。

1. 热水袋的使用

护理师可用热水袋为老年人保暖或身体局部热敷,解除痉挛,消除疼痛和疲劳,增进舒适感,利于睡眠。具体服务流程如下:

（1）准备工作。

① 关闭门窗,避免对流,冬季调节室温至 22℃ ～ 26℃;协助老年人排空大小便。

② 备齐相关物品:水壶（内盛热水）、水杯（盛有冷水）、热水袋、布套或大毛巾、必要时备凡士林。

③ 检查热水袋表面是否完好,有无破损;向热水袋中加入 1/3 满的冷水,倒提并轻挤一下,如无漏水则将清水倒掉备用;如有漏水应及时更换。

---

① 面部危险三角区,通常指的是两侧口角至鼻根连线所形成的三角形区域。通俗的说法是从鼻根到两口角,这个区域是公认的危险区域。

（2）服务流程。

第一步：向水杯中加入热水，调节水温至50℃，将热水袋在桌子上放平（图11-6a），一手持热水袋袋口边缘，另一手缓慢灌入热水至1/2～2/3满（炎症部位热敷，灌1/3满）；边灌水边逐渐提高袋口（图11-6b），然后再慢慢放平，排尽袋内空气；拧紧袋口塞子（图11-6c）；倒提热水袋（图11-6d），保证不漏水；灌水的过程中要小心，避免被热水烫伤。

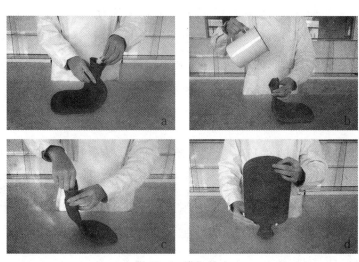

图11-6 灌入热水

第二步：擦干热水袋表面的水渍，将其装入布套中，系牢布袋袋口，或用大毛巾包裹好（图11-7）。

第三步：将热水袋放置于老年人所需部位（如足下、腹部或身旁）（图11-8），离皮肤约10厘米处，不可直接接触老年人皮肤；袋口朝向身体外侧，并告知其注意不要压到热水袋。

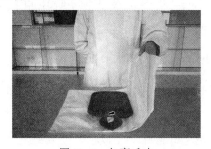

图11-7 包裹毛巾

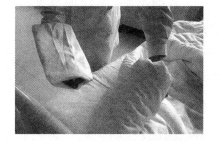

图11-8 将热水袋放在用热部位

第四步：持续使用热水袋时，要及时更换热水；总施热时间一般不超过30分钟。

第五步：热敷结束后，撤下热水袋，协助老年人处于舒适卧位。

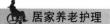

第六步:将热水袋倒空、倒挂晾干,吹气后旋紧塞子,存放于通风阴凉处备用;布袋洗净备用;洗手,记录用热时间、部位、效果及反应(附表3)。

注意事项:

(1)使用热水袋时,要注意观察询问老年人的局部皮肤情况,如有潮红、疼痛,应立即停止用热,并在局部涂凡士林以保护皮肤。

(2)对于昏迷、麻醉未清醒、末梢循环不良、糖尿病、感觉障碍的老年患者,应注意控制热水袋的水温及用热时间,以免发生烫伤。

(3)如果老年人发生烫伤,则应立即向其亲属或医生反馈,并协助其就诊。

(4)如使用电热水袋,则应避免袋内水温不均,加热完毕摇动袋身,让袋内水温均匀。

2. **烤灯的使用**

烤灯是利用热的辐射作用于人体,使人体局部温度升高,血管扩张,血液循环加速,促进组织代谢,改善局部组织营养状况。使用烤灯可以起到消炎、解痉、镇痛、促进创面干燥结痂、保护肉芽组织生长、利于伤口愈合的作用。常用于感染的伤口、压疮、臀红、神经炎、关节炎等。

烤灯的使用步骤如下:

第一步:协助老年人取舒适体位,暴露治疗部位。

第二步:打开烤灯电源,调节灯距,将灯头移至治疗部位的斜上方或侧方,如有保护罩的鹅颈灯灯头可垂直照射,根据治疗部位选择合适的功率(表11-1),灯距一般为30~50厘米,以老年人感觉温热为宜(用前臂内侧测试温度),调整后将烤灯放置平稳。

当老年人的前胸、面颈部接受照射时,应注意保护其眼睛,避免直接辐射眼部,必要时戴有色眼镜或用湿棉布或纱布遮盖眼部;对于意识不清、局部感觉障碍、血液循环障碍、瘢痕者,使用烤灯照射时,应拉大灯距,防止烫伤。

第三步:每次照射时间为20~30分钟,每日照射2次;照射过程中,叮嘱老年人不要移动体位,以免碰触烤灯引起烫伤;注意观察老年人的局部皮肤状况,以皮肤出现桃红色、均匀的红斑为合适剂量,如老年人出现皮肤紫红色,感到心慌、头晕等异常情况,应立即关闭电源,停止照射,局部涂凡士林。

第四步:照射结束后,应用无菌纱布覆盖治疗部位以防感染,及时为老年人穿戴好,安置其于舒适体位,并在其骨隆突之间的空隙处放入软枕、衬垫、海绵等。

第五步:整理用物;记录使用时间、部位、效果及反应(附表3)。

注意事项:照射结束后,老年人如需外出,应让其先休息15分钟后再外出,以防其受凉感冒。

3. 湿热敷

该方法的作用同热水袋,所需物品有:水盆、热水、冷水、纱布、小毛巾两条、凡士林、水温计等。具体服务流程:

第一步:协助老年人取舒适体位,暴露治疗部位。

第二步:在湿热敷部位下垫上一条毛巾,涂凡士林后盖一层纱布。

第三步:在水盆中先放冷水再放热水,调节水温至40℃～43℃,将毛巾浸入水中,然后取出拧至半干,抖开敷于患处。

第四步:每3～5分钟更换一次毛巾,一般热敷时间为15～20分钟;热敷过程中,应随时观察老年人局部皮肤颜色及全身状况,防止烫伤。

第五步:敷毕,撤掉毛巾,擦干热敷部位,让老年人采取舒适卧位休息。

第六步:整理用物,记录热敷部位、时间、效果及反应(附表3)。

注意事项:

(1)老年人有伤口、创面或结痂时,应按医嘱以无菌方式进行湿热敷。热敷前擦净伤口,热敷后遵医嘱按换药法处理伤口。

(2)面部热湿敷后15分钟方能外出,以防感冒。

4. **热水坐浴**

热水坐浴法适用于直肠、骨盆手术后的患者及痔疮患者等,可减轻或消除局部充血、炎症、水肿、疼痛等。

(1)准备工作。

① 关闭门窗,避免对流,冬季调节室温至22℃～26℃;协助老年人排空大小便。

② 备齐相关物品:坐浴椅、坐浴盆(内盛少量冷水),热水壶(内盛热水);水温计、干毛巾、消毒纱布,1∶5 000高锰酸钾溶液。必要时备凡士林。

(2)服务流程。

第一步:向水盆内倒入坐浴溶液、热水,至盆1/2满;调节水温至40℃～45℃。

第二步:协助老年人将裤褪至膝部,露出臀部;

第三步:先用纱布蘸少许热水,轻拭老年人臀部使其适应水温后,再协助其

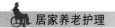

坐于盆内,腿部用大毛巾遮盖。

第四步:坐浴时间一般为 15～20 分钟;坐浴过程中,应在旁陪伴,注意观察老年人局部皮肤变化、全身状况;随时观察患者面色和脉搏,如出现面色苍白、头晕、脉搏加速等反应,应立即停止坐浴。

第五步:坐浴结束后,协助老年人起身,为其拭干臀部,穿好裤子,并扶其休息;

第六步:整理用物,洗手并记录坐浴时间、药液、效果、反应(附表3)。

注意事项:

(1)女性老年人患阴道出血、盆腔器官急性炎症时,不宜坐浴,以免引起感染。

(2)如老年人会阴、肛门部位有伤口,应准备无菌浴盆和浴液,必要时坐浴后由医护人员为老年人换药处理伤口。

本节知识要点

1. 冷疗的方法、禁忌;冰袋的使用流程、温水擦浴的服务流程。

2. 热疗的方法、禁忌;热水袋的使用流程、烤灯的使用流程、热水坐浴的服务流程。

第二节　无菌技术

疾病期的老年人身体免疫力和抵抗力下降,在护理过程中,护理师应采取无菌操作方法,尽可能地减少细菌、病菌感染。

无菌技术是指在执行医疗或护理操作过程中,防止一切微生物侵入机体和保持无菌物品及无菌区域不被污染的操作技术和管理方法。本书所讲的无菌技术,是指为达到卫生消毒要求,护理师在护理过程中需要进行的保持相关物品和环境清洁、不被污染的技能操作。

一、无菌操作要求

(1)无菌操作前 1 小时开窗通风,停止清扫地面等操作,减少人员走动。

(2)无菌操作前,护理师应衣帽穿戴整洁,取下饰物,洗手,必要时剪指甲、戴手套。

(3)无菌物品和有菌物品要分开放。无菌物品一经使用后,须经过处理才能再使用。无菌物品从无菌容器内取出，虽未使用也不能再放回。

（4）无菌物品过期或潮湿、不慎被污染，均不能使用。

二、常用无菌操作技能

下面就介绍一下洗手、无菌持物钳（镊）的使用及戴脱无菌手套的操作方法。

（一）洗手

任何护理操作前，护理师均应按照正确的方法洗净双手。洗手程序一共分为"内、外、夹、弓、大、立、腕"七步，常被称为"七步洗手法"。具体步骤如下（图11-9）：

第一步：内——洗手掌：掌心相对，手指并拢，相互揉搓。

第二步：外——洗背侧指缝：手心对手背沿指缝相互揉搓，交换进行。

第三步：夹——洗掌侧指缝：掌心相对，双手交叉沿指缝相互揉搓。

第四步：弓——洗指背：弯曲各手指使关节在另一手掌心旋转揉搓，交换进行。

第五步：大——洗拇指：一手握另一手大拇指旋转揉搓，交换进行。

第六步：立——洗指尖：将五个手指指尖并拢放在另一手掌心旋转揉搓，交换进行。

第七步：腕——洗手腕、手臂：一手螺旋式揉搓另一手手腕、手臂，双手交换进行。

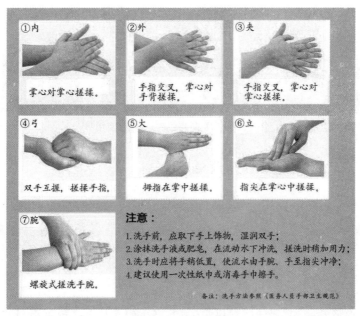

图 11-9　七步洗手法

以上每个洗手动作至少重复五次,双手搓擦不少于 10～15 秒,范围为双手、手腕及腕上 10 厘米。整个洗手过程至少 40～60 秒。

(二)无菌持物钳(镊)的使用

无菌持物钳(镊)是取用和传递无菌物品的器械,灭菌后放于大口容器内。其种类主要有卵圆钳,三叉钳,长、短镊子。在护理实践中,常用无菌镊夹取棉球或用无菌钳夹取热敷毛巾等。具体操作技能如下:

1. 物品准备

无菌持物钳(镊)、无菌容器、无菌物品。

2. 操作方法

第一步:单手持无菌持物钳(镊)上 1/3 处(图 11-10a),夹紧钳(镊)的尖端,移到泡镊罐中央,保持尖端朝下,垂直向上取出(图 11-10b)。

第二步:将钳(镊)移至无菌区上方,用其尖端夹取无菌物品,并在无菌放置区上 15 厘米处松开钳(镊),小心放置无菌物品,不应用手直接取下钳(镊)上的无菌物品;这些操作应在胸前水平无菌区[1]进行;到较远的地方夹取物品时,应将持物钳(镊)和 容器一起移动,就地操作。

第三步:用毕后夹紧钳(镊)的尖端,垂直向下[持物钳(镊)的尖端应始终向下,不要朝上持钳(镊)](图 11-10c)放回无菌容器内,再将尖端(轴节)打开,双手勿触及罐口及内面。

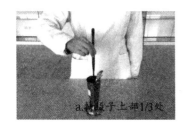
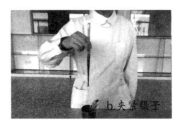
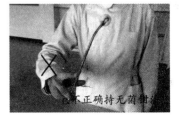

a.持镊子上部1/3处　　　　b.夹紧镊子　　　　c.不正确持无菌钳法

图 11-10　无菌持物钳(镊)的使用

(三)戴、脱无菌手套的操作技能

1. 准备工作

护理师取下手表等饰品,洗净双手并擦干。准备好无菌手套布包(内含滑石粉包)。

---

[1] 胸前水平无菌区是指:护理师腰部以上、肩膀以下的高度及视线范围内的区域。

2. 操作程序

（1）戴手套。

第一步：检查手套包布有无潮湿和破损。

第二步：打开手套布包（同无菌布包打开方法）（图 11-11a）。

第三步：取出滑石粉包，涂擦滑石粉于双手（涂擦顺序：指尖、手指、指缝、手掌、手背）（图 11-11b），并将滑石粉放在包布的内下角。

第四步：以一手掀起口袋开口处，另一只手捏住手套翻折部分（手套内面），取出手套，对准五指戴好（图 11-11c）。

第五步：掀起另一只口袋，用戴着无菌手套的手指插入另一只手套的翻折内面（无菌手套的外面），对准五指戴好（图 11-11d）。

第六步：将手套翻折部位整理平整。

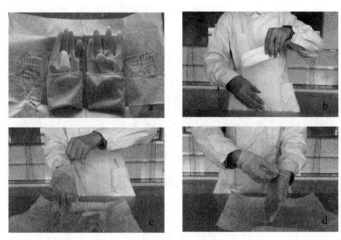

图 11-11　戴无菌手套的方法

（2）脱手套（即戴手套的操作方法倒退进行）。

第一步：一手捏拿手套腕部的外面，顺势向下翻转脱下，动作轻巧，不可用力强拉手套边缘或手指部分。

第二步：将脱下的手套浸泡在消毒液中。

第三步：将手套从消毒液中取出晾干备用。

第四步：整理用物。

本节知识要点

1. 常见无菌操作原则。

2. 七步洗手法的具体步骤。

3. 无菌持物钳(镊)的使用方法。

4. 戴、脱无菌手套的操作步骤。

第三节　给药服务

在日常生活中,老年人需要服用药物以控制病情、预防或治疗疾病。而药物是各种化学物质及生物制品,不同的人使用药物后的反应各不相同。为了保证老年人安全、合理地使用药物,护理师必须了解常用药物的使用知识,掌握给药服务技能,按医嘱和说明书指导或协助老年人正确用药。

一、药物基础知识

在日常生活中,护理师应根据老年人的常见病、慢性病而储备一定数量的常用药和急救药,以备不时之需。

(一)常备药物

家备药物有治疗感冒的药、治疗肠胃病的药、降压药、降糖药等。急救药则包括硝酸甘油含片、消心痛、速效救心丸、麝香保心丸、复方丹心滴丸等应对突发心脏病、心肌梗死等危险的药物,防治哮喘的药物以及处理外伤的药物等。

老年人常备药物的储备量不宜过多,以免变质或过期失效,造成浪费。要少而精,尽量选择非处方药[①],因为非处方药一般疗效确切、用法简单。治疗慢性疾病的药物,医院通常给开一个月的量,剩余2～3天的量时,护理师应及时去医院开药或通知老年人家属或监护人。非处方药物常备3～5天的量,若老年人服用3～5天后症状仍没有明显改善,护理师应协助其就诊(医)。

(二)药物保管

(1)明确标识。尽量原包装保存,药瓶或药袋上要标注清楚药名、每片药的剂量、药的用法、开药的日期及医院等。凡字迹不清或无标签的药物都不能使用。

---

① 处方药是指必须凭职业医师或职业助理医师处方才可调配、购买和使用的药品;非处方药(OTC)指消费者可自行判断、购买和使用的药品。为了使群众用药既安全又方便、及时,国家根据非处方药品的安全性,将其划分为甲类非处方药和乙类非处方药。甲类非处方药须在药店由执业药师指导下购买和使用;而对于非处方药中安全性更高的一些药品则划为乙类非处方药,乙类非处方药除可在药店出售外,还可在超市、宾馆、百货商店等处销售。

（2）分类保管。药物要分类存放，内服药、外用药、消毒剂应分开放置，以免拿错、误服。易过期的药物，如抗生素、胰岛素等，应按有效期的先后顺序放置（有效期见原包装瓶、盒、袋上的标签；不同药物可能标明方法不同，应注意识别）。

（3）正确放置。药物应固定放在老年人知晓、伸手易拿取的地方，如床头。可将老年人从早到晚一天的药量分别放在几个药杯或小空瓶内，并标注服用时间，以防忘记服用或误服。老年人个人专用药应单独存放。护理师应协助老年人保管药物，精神类、阿尔茨海默病的老年人的药物要上锁。不可让失智老年人自行管理药物，避免其误服药物。

（4）妥善贮藏。大部分药物要放在干燥、阴凉、清洁处。特定的药物应按照药物说明书的贮藏条件妥善保存。例如，容易挥发、潮解或风化的药物，应装瓶密封保存；栓剂、水剂药和预热容易变质的药物，应放到冰箱里冷藏；遇光可变质的药物，应装入有色、密封盖的饼内；乙醚、乙醇等要单独存放在阴凉处，远离明火。

（5）定期检查。建议每3～6个月检查一次，主要是查看药物的有效期和性状，挑出过期、潮解、变质的药物，及时添置新的药品。最好协助老年人建立药物档案，以便于药物的管理。

根据给药途径，可将药物分为口服药、外敷药、注射药等。下面就介绍下口服药和外敷药的使用方法。

二、口服药的使用方法

（一）口服给药的服务要求

协助老年人口服给药时，护理师应做到保质、按时、按量、定姿、方法正确，注意观察药物不良反应，并及时应对处理。

1. 仔细核对医嘱，检查药物的质量

（1）严格遵医嘱取药，不得擅自更改。用药前要做好核对，根据病历仔细核对药物的名称、剂量（或浓度）、服药的时间，确保准确无误。

（2）检查药物的品质和有效期。如果发现标签不清晰，超过有效期，药物变色、受潮、发霉、粘连、出现絮状沉淀物、有异味时，不得使用。

（3）用药后再次核对药名、用量、用法。

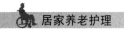

2. 指导老年人按时服药

由于不同老年人对各种药物的吸收和排泄速度不同,为了延长药效、保持药物在体内维持时间的连续性和正常的血药浓度,护理师应遵医嘱督促或协助老年人按时服药。

(1)一日一次、二次或三次的服用法。

① 一日一次的药物,最好固定时间服用,否则不但会使药效打折扣,还可能产生副作用。例如,治疗失眠的药物,护理师应在老年人睡觉前 1 小时协助其服用;一些长效降压药需在老年人晨起后服用,以避免加大其血压波动。

② 一日两次的药物,一般是早、晚各服用一次,因为一次服用该种药能维持的最佳作用时间为 12 小时。例如,治疗老年人心、肺、肝、脾、肾等疾病的药物即是一日两次。

③ 一日三次的药物,一般是早、中、晚各服用一次,即中间间隔 8 小时服药。例如,抗生素类药服用时间可在 7～8 点,15～16 点和 22 点左右。

(2)饭前或饭后的服用法。

一般促进食欲和胃功能的药物应在空腹或饭前 30 分钟服用,如胃蛋白合剂、胃复安、吗丁啉等。帮助消化的药或对胃有刺激的药应饭后 30 分钟服用,如阿司匹林等。

(3)两餐之间的服用法。

有些药物应在两顿饭之间服用,如果忘记服用,也可在下顿饭前服用。如果服药时间错过 1～2 小时,可将下次服药的时间向后推,不必将熟睡中的老年人唤醒服药。

3. 服药剂量要准确

在老年人每次服药时,护理师应严格按照医嘱协助其服用相应剂量的药物,不能因老年人自己感觉好转或没有效果就自行减少或加大剂量。如果老年人认为药物效果不明显或已经好转,护理师应及时向医生反馈,由医生决定药物剂量的增减。另外,切忌因为忘记为老年人服药而将几次药量一次性服用,这样做很可能会因服药过量造成肝、肾功能损害,危及老年人的健康和生命。

取药时,护理师应先洗净双手,按照医嘱取出应服用的剂量,放入小杯或小勺内,再协助老年人服用。

(1)液体药的取法。一般使用量杯量取。如所需不多(以毫升计)则可用滴管吸取。

应先将药液摇匀,再用量杯取药。一手将量杯上举,使量杯刻度与自己视线平齐(图 11-12),另一手持药瓶(将标签面放于掌心),倒药液于药杯中,按照医嘱的药量准确计量,使药液表面至所需的刻度处。

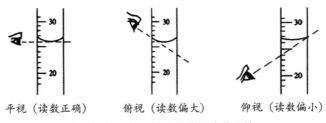

平视（读数正确）　　俯视（读数偏大）　　仰视（读数偏小）

图 11-12　用量杯取药液的读数方法

（2）油剂药液或滴剂药液的取法。先在小杯或小勺内放入少许凉开水;再用滴管吸取应服用剂量的药液,并滴入凉开水中。

（3）固体药物的取法。固体药物一般用药匙拿取。

① 对老年人难以咽下的片剂,护理师可按照医嘱定量取药后,将药研细、加水调成糊状,再协助其服用。不可将大片的药片掰成两半让其服用,这样容易造成老年人食道损伤,尤其肝硬化的老年人。

② 对于中药大蜜丸,可根据老年人的具体情况将其搓成小丸,以方便服用。

③ 对于中药,需采用煎服方法。用砂锅或搪瓷锅作为煎药用具;按照医嘱在药锅中加入恰当的药量和水量;对于中药冲剂,护理师应将药粉用温开水冲调,搅拌均匀,不可将粉状的药物直接倒入老年人口中用水冲服,以免药粉在其食道处发生阻塞。

小常识

煎中药的方法

（1）药锅。煎中药应使用砂锅、搪瓷锅,不可用铁锅、铝锅。

（2）每次加水量。煎药前,应先用清水将药物浸泡 30 分钟左右再煎煮。第一煎:加水量应以超过药表面约 3 厘米为宜。第二煎:水量酌减,滋补性中药应酌情多加水。

（3）煎药的时间。第一煎:药煮沸后煎 20 分钟。第二煎:药煮沸后煎 15 分钟,质地坚硬的药物可酌情多煎 5～10 分钟。清热、发表的药煎的时间要短些。

（4）煎药火候的掌握。一般中药未煮沸时用急火(大火),煮沸后用文火

（小火），煮的过程中需要经常搅拌。

（5）煎药的次数和量。

① 一般每副中药需煎两次，每次煎约 150 毫升（一茶杯），将两次煎的药量混合在一起共 300 毫升，分成两份，早晚各服一次。

② 滋补药可煎三次，混合在一起分成两份，早晚各服一次。

③ 如果老年人服药困难，药汁可在煎药的过程中适量浓缩，便于服用。

（来源：http://www.longwill.com.cn/c459.html）

4. 服药姿势要正确

老年人服药的姿势一般采取坐位或半卧位，这是因为老年人平卧位服药容易发生误咽呛咳，并使药物进入胃内的速度减慢，影响药物的吸收。

老年人采取坐位时，保持其上身坐直、身体稍前倾，头略低，下颌微向前；采取半卧位时，抬高床头，使其头偏向护理师侧或将后背用软枕垫起。

对卧床老年人，护理师也应尽可能地协助其坐起服药；对不能坐起的老年人，护理师应在其服药后再喂些水，以便将药物冲下。

5. 服药要多喝水

任何口服药物都要溶解于水中才容易吸收，发挥药效。因此，老年人口服药物前，护理师需先让其喝一口水，以湿润口腔；服药中，还需让其多喝水（不少于 100 毫升），以防药物在其胃内浓度升高而刺激胃黏膜；不可让其干吞药片，以免使药片黏附在食管壁上或滞留在食管狭窄处，刺激或腐蚀其食道黏膜造成损伤。

老年人服药时应饮用温开水，不可用茶水、咖啡、牛奶或酒类送服药物。老年人服用磺胺药、解热药，更要注意多喝水，以防因尿量少而致磺胺结晶析出，引起肾小管阻塞，损害肾脏功能。另外，老年人服用发汗药后，也应让其多喝水，以增强药物的疗效。

6. 不同剂型药物的服用方法

药物需要遵照医嘱和使用说明书正确使用，以发挥药物的最大疗效。不同剂型的药物服用方法有所不同。

（1）服用铁剂、酸类的药对牙齿有损害，要让老年人用吸管服用，服后要及时协助其漱口，以免损害其牙齿。

（2）服用治疗心脏病的药时，要先为老年人测量脉搏，如果脉搏每分钟少于60次或节律不整（快慢、间隔时间不等），应立即报告医生。

（3）止咳糖浆等口服溶液对呼吸道有安抚作用，服后不需要喝水。

（4）西瓜霜润喉片、草珊瑚含片、西地碘含片（华素片）等用于口腔及咽喉疾患的药物，应在口腔内含化，不可咀嚼、吞咽，含服中和含服后不可饮用液体，以延长疗效。

（5）硝酸甘油等，应含在舌下，利用唾液将药片溶解后吸收。

（6）糖衣和胶囊包装的药物，一般应让老年人整粒吞服。

7. 失能老年人的服药方法

（1）对于吞咽障碍与神志不清的老年人，一般应通过鼻饲管给药。

（2）对于神志清楚但有吞咽困难的老年人，应遵照医嘱将药物研碎做成糊状物再给药。未经医生许可或无医嘱时，不可擅自将药物研碎、掰开或嚼碎让老年人服用。

（3）对肢体障碍、精神疾患、有痴呆症状的老年人，应送药到口，确认其服下后再离开。

8. 老年人用药后不良反应

药物不良反应是指合格药品在正常使用时所产生的，与治疗目的无关的甚至有害的反应，这种反应的程度可轻可重，严重者可致死。从外延的角度讲，不良反应包括：副作用（副反应）、毒性反应[①]、过敏反应[②]、继发反应、停药反应、后遗效应等。

常见的药物不良反应有：

（1）胃肠道：出现恶心、呕吐、腹痛、腹泻、便秘等；

（2）泌尿系统：出现血尿、排尿困难、肾功能下降等；

（3）神经系统：出现发热、头痛、乏力、头晕、失眠、手颤、烦躁不安、抽搐、意识丧失、昏迷、大小便失禁等；

（4）循环系统：出现心慌、头疼、面色苍白、眩晕、脉搏微细、血压下降等；

（5）呼吸系统：出现胸闷、咳嗽、支气管哮喘、呼吸困难等；

[①] 药物中毒，也就是药物的毒性反应，是指药物引起的生理、生化功能的紊乱和结构的病理变化。

[②] 药物过敏，是指按正常的用法、用量接受治疗药物后，发生的一些异常的反应。它只发生于少数具有过敏体质的人。

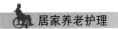

（6）皮肤：有皮炎、皮疹、荨麻疹等反应；

（7）其他：口干、畏寒、出冷汗。

不良反应是药物与生俱来的固有属性，护理师要让老年人正确看待药物的不良反应，请医生帮助评价药物疗效和不良反应之间孰轻孰重，以判断是否停药，纠正老年人看到说明书中写的不良反应多就认为药效不好，拒绝用药或自行停药等错误认知。对于长期用药的慢性病老年人，建议护理师每3～6个月协助其复查一次，以及时发现问题，按照医嘱进行用药调整。这样既可保证药物治疗的效果，又可防止严重不良反应的发生。

药物不良反应可能会给老年人带来不适或痛苦，甚至肝、肾功能的损害，危及健康和生命。因此，在老年人用药过程中，应加强观察，及时发现、及时处理（见本书第十三章突发事件的处理与急救第二节关于药物中毒的急救内容）。

小常识

老年人用药"十要十忌"

（1）要正规渠道购药，忌轻信伪劣假冒。

（2）要咨询医生药师，忌偏听偏信广告。

（3）要做好用药记录，忌自行加药同服。

（4）要谨遵医嘱服药，忌凭借经验自服。

（5）要细读药品说明，忌随意丢弃包装。

（6）要按时按量用药，忌擅自加减药量。

（7）要定期随诊复查，忌忽略不良反应。

（8）要随身备急救药，忌准备不足出行。

（9）要定期整理药箱，忌变质过期服用。

（10）要经常关心老人，忌误服漏服重服。

（来源：http://health.sohu.com/20141209/n406789863.shtml）

（二）口服给药的服务流程

1. 准备工作

应备齐所需物品：以喂药为例需备齐药盘（放有配好的药物或装有药的药瓶）、药物使用说明书、医嘱说明、药杯（放有药片或汤剂）、药匙、量杯、水杯及吸管（或小勺）、温开水、纸巾（或毛巾）、研钵（及研杵）等。

2. 服务流程

第一步：认真核对药物名称、用法、有效期及药物的品质，正确取药。

第二步：协助老年人取坐位或半卧位，在水杯里倒少量温开水，在老年人的手边放好纸巾或毛巾。

第三步：根据老年人的实际情况，给予相应的给药服务：

（1）应提供充分的辅助条件，尽量让老年人自行服药：先指导其喝一口水，再将药杯递给他（她），用水送服药物；不可让老年人将多种药物一口吞服，避免造成其吞咽困难、误咽或恶心呕吐等；如老年人需同时服用几种水剂药，在更换药物品种时，要先洗净量杯。

（2）对于失能老年人，应为其喂服药物：应先喂老年人少量（一小勺或让其用吸管吸一口）温开水以湿润其口腔，再让其服药。片剂药的，可让老年人逐片分次吞服药物，并用温开水送服；汤剂的，可让其用吸管缓慢吸服。

（3）对鼻饲的老年人，护理师需将药研细，用温开水溶解成温热鼻饲药液，辅助医护人员从胃管内灌入药液，鼻饲药物服务流程同鼻饲食物服务流程（详见第六章饮食护理相关服务技能），在此不再赘述。

第四步：待老年人服药后，收回水杯、药杯，再次核对用药是否正确，确认无误后，若无特殊禁忌，应让其饮水 200 毫升左右，协助其擦净口周围水迹，并使其保持该姿势 10～15 分钟，以利于药物的吸收。

第五步：协助老年人置于舒适体位，并随时观察其用药效果及不良反应；应在其旁守护，直到服药结束且无不良反应后方可离开。

第六步：做好给药护理记录（附表 3）；整理物品，清洗、消毒药杯等；洗手。

注意事项：对于拒绝服药的老年人，护理师应分析原因，针对老年人的疑问虚心听取，耐心解释，多沟通，解除其思想顾虑，督促其服药。

三、外用药的使用方法

通过皮肤、五官的贴、涂、洗、擦、敷等方法给药，在局部起到保护作用和治疗作用，或经皮肤吸收发挥全身作用的药物，统称外用药。

根据给药途径的不同，外用药分为皮肤用药、滴耳剂、滴鼻剂、滴眼剂、腔道用药等类型。例如，针对结膜炎、青光眼的老年人，需要滴眼药水或涂抹眼药膏，以达到相应的治疗作用。为治疗鼻炎、鼻窦炎等鼻腔疾病，需通过鼻腔滴入药物;为治疗耳道及中耳疾病,需将滴耳药滴入耳道内。

(一)使用外用药的基本要求

每类外用药用途不同,但总体要求大同小异。

(1)注意保持老年人外用药部位的清洁。

(2)遵照医嘱使用外用药,掌握正确的使用方法。注意外用药的使用时间、用量及用药频率。

(3)注意密切观察老年人外用药部位的情况,如果出现疼痛、红肿、瘙痒或起泡等异常情况,应立即停止使用,并及时向医生反馈。

(二)外用给药的服务流程

下面主要介绍滴眼药、滴鼻药、滴耳药三种外用药使用的服务流程。

1.准备工作

(1)环境清洁干燥,光线充足;护理师洗净并擦干双手,必要时戴口罩。

(2)备齐用物:眼药水(或眼药膏);鼻药水;滴耳药;消毒剪刀、清洁毛巾和纸巾、消毒棉签、消毒棉球。药水温度应与体温接近,冬天可将药水捏在手心片刻进行加温,避免过冷刺激,引起不适。药液应专人专用,以免发生交叉感染。

2.服务流程

(1)滴眼药。

第一步:安置老年人于坐位或仰卧位,坐位时使其背靠椅背或床头,头往后仰,颈肩部垫有软枕;用清洁毛巾或棉签擦净老年人眼部分泌物,观察其眼睛情况(图11-13)。

第二步:核对药物(图11-14),用消毒剪刀剪开眼药水瓶管口,如果不是第一次使用,要先挤出1～2滴湿润管口。

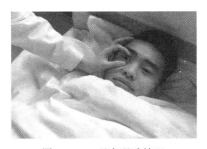
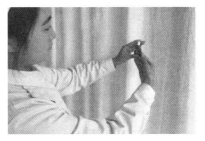

图11-13 观察眼睛情况　　　　　　图11-14 核对药物

第三步：站在老年人一侧，一只手拇指和食指轻轻分开上下眼睑，叮嘱其眼睛向上注视，另一只手持眼药水距离眼睑2～3厘米，将药液滴入眼睑和眼球之间的间隙（下穹窿部结膜囊内）1～2滴（图11-15）；轻提上眼睑使药液充分弥散；对于有患眼的老年人，双眼滴药时应先滴健眼，后滴患眼；注意滴管不可触及眼睑及睫毛，防止污染。

操作中，护理师动作宜轻柔熟练，切勿压迫眼球，不要晃动药瓶，以免刺伤老年人的眼睛；同时需用数种滴眼药物时，每次需间隔3～5分钟，应先滴眼液，后涂眼膏；先用刺激性弱的，后用刺激性强的药物。

第四步：叮嘱老年人轻轻闭眼转动眼球，用毛巾或纸巾为其擦去溢出的药液（图11-16），病情允许时可为其轻轻按摩内眦（内眼角稍下方）的泪囊区2～3分钟，以防药物进入泪囊；如有异常情况，及时与医生联系。

第五步：再次核对药物，核对无误后整理用物，洗手，记录（附表3）。

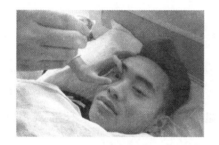 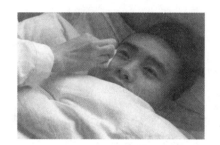

图11-15 滴眼睛　　　　　　　　图11-16 擦拭眼周水迹

注意事项：

（1）某些滴眼液使用后嗓子有苦味，属于正常现象。

（2）混悬剂眼药水滴用前需摇匀；需另加溶媒溶解的滴眼液，使用前应按医嘱将主药加入溶媒中摇匀后使用。

小常识

涂抹眼药膏的方法

协助老年人取坐位或仰卧位，叮嘱其头往后仰，眼睛向上注视，护理师一手用消毒棉签轻轻拉开老年人下眼睑，将眼膏挤入下穹窿部［即眼球和下眼睑（下眼皮）之间的缝隙］。若用玻璃棒，可将眼膏直接挤在棒上（约绿豆粒大小），玻璃棒与睑裂平行，自颞侧轻轻涂入下穹窿部，叮嘱老年人闭上眼睛，同时将玻璃棒边转动边向颞侧水平抽出。然后用棉球轻轻按摩眼球2～3分钟,使眼膏分布均匀。最后将溢出眼外的眼膏擦掉。

注意事项:

(1)直接用眼膏管涂眼膏时,注意勿触及睫毛或眼睑。

(2)操作时动作要轻快敏捷,切勿压迫眼球,尤其对角膜溃疡患者,更应注意。

(3)玻璃棒在使用前要检查圆头有无破损,以免擦伤结膜或角膜。

(4)涂药膏时注意不要将睫毛随同玻璃棒、眼药膏卷入结膜囊内,以免刺激角膜引起不适。

(5)如外伤、角膜溃疡、内眼手术后,涂眼药膏后禁止按摩。

(6)涂眼药膏后会出现雾视,所以一般睡前用药为宜。

(来源:http://www. 100md. com/html/DirDu/2005/07/13/00/34/28. htm)

(2)滴鼻药。

第一步:协助老年人擤去鼻涕,必要时用消毒棉签清洁鼻腔(图 11-17),观察其鼻腔情况;安置其于坐位或仰卧位,颈肩部垫软枕,头往后伸,健侧鼻孔向上(患侧向下)。

第二步:核对药物,用消毒剪刀剪开鼻药水瓶管口,如果不是第一次使用,要先挤出一些湿润管口。

第三步:一手扶老年人头部,另一手持滴药管,距离其鼻孔 1～2 厘米,将药液滴入鼻孔 3～5 滴;注意管口不要碰到老年人的鼻部,以免污染药液和损伤鼻腔黏膜。

第四步:滴后轻捏老年人鼻翼数次(图 11-18),使药液充分与鼻腔黏膜接触。

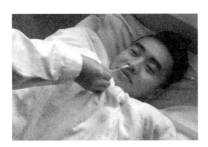
图 11-17　清洁鼻腔

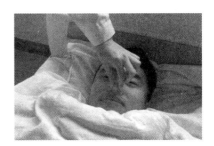
图 11-18　轻捏鼻翼

第五步:协助老年人用毛巾或纸巾擦干面部外溢的药液(图 11-19);若鼻药流入口中,要及时吐出并漱口。

第六步:再次核对药液;叮嘱老年人保持姿势 5～10 分钟。

第七步:操作结束后协助老年人置于舒适体位;整理用物,洗手,记录(附表 3)。

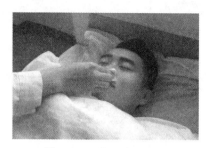

图 11-19　擦干鼻周药液

注意事项:不能擅自依赖滴鼻药来改善鼻腔症状,避免长期用药。

(3)滴耳药。

第一步:安置老年人于侧卧位,患耳向上;或者坐位,头侧向一侧肩部,使其外耳道口朝上,用消毒棉签清洁老年人的外耳道(图 11-20),观察其外耳道情况。

第二步:核对药物;第一次使用时,可用消毒剪刀剪开耳药水瓶管口,如果不是第一次使用,要先挤出一些湿润管口。

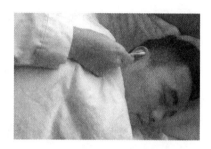

图 11-20　清洁外耳道

第三步:一手将老年人的耳郭轻轻向后上方牵拉,使其耳道变直,另一手持滴耳药将药液顺外耳道壁滴入 3～5 滴。

注意滴耳药管头不要碰到耳郭及外耳道口,切忌将滴药直接滴在鼓膜上;几种滴耳药物同时应用时,应间隔 1～2 小时后交替滴入。

第四步:滴药后按压老年人耳屏(图 11-21)数次,再用棉球塞入外耳道口。

第五步:协助老年人擦干外溢的药水(图 11-22);再次核对药液,叮嘱其保持原位 5～10 分钟。

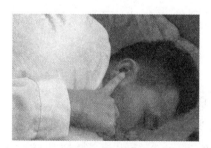

图 11-21　轻压耳屏

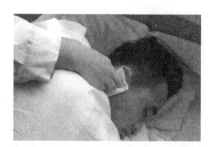

图 11-22　擦拭耳周药液

第六步:操作结束后协助老年人置于舒适体位;整理用物,洗手,记录(附表 3)。

注意事项：

（1）软化耵聍（即耳屎）时，每次药量可适当增加，最好在睡前滴药。

（2）耳聋、耳道不通、耳膜穿孔时，不可使用滴耳药。

本节知识要点

1. 老年人常备药物的种类。

2. 药物的保管原则。

3. 口服给药的服务要求和服务流程、不同药物的取药方法、老年人药物不良反应的表现及处理方法。

4. 外用给药的服务要求及滴眼药、滴鼻药、滴耳药的服务流程。

第四节　常见卧位与移位

在日常护理过程中，护理师经常协助老年人，尤其是卧床老年人置于特定的体位（卧位），并进行体位更换、移动等操作。无论哪项护理操作，无论置于老年人何种体位，首要原则就是尽可能地使老年人感到安全、舒适，避免不适和疲劳。

一、常见卧位的种类

1. 仰卧位

（1）去枕仰卧位。

① 姿势：老年人去枕仰卧，头偏向一侧，两臂放于身体两侧，两腿自然放平，枕头横于床头。

② 适用范围：如昏迷或全身麻醉未清醒的老年人，可避免呕吐物误吸至呼吸道而引起窒息或肺部并发症。

（2）中凹仰卧位。

① 姿势：老年人头部抬高 10°～20°，下肢抬高 20°～30°。

② 适用范围：休克老年人。因为抬高头胸部，有利于保持气道通畅，改善呼吸及缺氧症状；抬高下肢，可促进静脉回流，增加心输出量，缓解休克症状。

（3）屈膝仰卧位。

① 姿势：老年人仰卧，头下垫枕，两臂放于身体两侧，两脚放平，两膝屈起，

稍向外分开。

② 适用范围:如进行导尿及会阴冲洗时,便于暴露操作部位。

2. 侧卧位

(1)姿势:老年人侧卧,两臂屈肘,一手放于胸前,一手放于枕旁,下腿伸直,上腿弯曲。在两膝间、后背和胸腹前放置软枕,增进舒适和安全。

(2)适用范围:如预防压疮。与仰卧位交替使用,减轻局部皮肤长时间受压,从而避免压疮的发生,且便于擦洗、按摩、进行背部护理及为卧床老年人更换床单。

3. 俯卧位

(1)姿势:老年人俯卧,两臂屈肘放于头部两侧,两腿伸直,胸下、髋部及踝部各放一软枕,头偏向一侧。

(2)适用范围:如脊椎手术后腰、背、臀部有伤口,不能平卧或侧卧的老年患者。

4. 半坐卧位

(1)姿势。

① 摇床法:条件允许的情况下,老年人仰卧,先摇起床头支架30°～50°,再摇高膝下支架,以防止身体下滑。必要时床尾放一软枕,增进舒适,以免老年人足底触及床档。放平时,先摇平膝下支架,再摇平床头支架。

② 靠背架法:将老年人上身抬高,在床头垫褥下放一靠背架,下肢屈膝,用中单包裹膝枕垫于膝下,中单两端固定于床缘处,可防止身体下滑。

(2)适用范围:如面部及颈部手术的老年患者,心肺疾病引起呼吸困难的老年患者,胸、腹、盆腔手术后或者有炎症的老年患者及恢复期体质虚弱的老年患者等。

5. 端坐卧位

(1)姿势:老年人坐起,用支架或背靠架将床头抬高70°～80°,膝下支架抬高15°～20°,身体稍向前倾,床上放一跨床小桌,桌上放一软枕,让其伏桌休息。

(2)适用范围:心力衰竭、心包积液、支气管哮喘发作的老年人。由于极度呼吸困难,老年人被迫端坐。

6. 头高足低位

(1)姿势:老年人仰卧,床头用支托物抬高15～30厘米或根据病情而定。

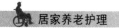

另用一枕头横立于床尾。

（2）适用范围：如颅脑手术后的老年人。用于降低颅内压，预防脑水肿。

二、协助老年人变换体位

定时协助长期卧床的失能老年人更换体位，可使老年人感到身体舒适；可促进血液循环，减轻局部组织受压，预防压疮的发生；可加强肌肉张力，防止肌肉萎缩和关节僵直；可增加肺活量，防止坠积性肺炎的发生；可增加肠胃蠕动，减少便秘的发生。

（一）更换体位时的注意事项

（1）充分考虑老年人的身体状况、意识形态、肢体功能、有无疼痛等因素。

（2）合理应用人体力学，顺应人体自然运动曲线，利用身体转轴来转动，达到护理师省力且使老年人舒适的目的。例如，翻身时尽量让老年人靠近护理师，以缩短阻力臂，达到省力的目的。

（3）确保安全。更换体位过程中避免拖、拉、推等生硬动作，以免擦破皮肤；多人协助翻身时，注意动作协调一致。

（4）在老年人病情允许的情况下，护理师应鼓励其最大限度地发挥身体自主性，协助其完成体位转移活动，以保护和促进老年人自身运动功能。

（5）如老年人身上有导尿管等引流装置，移动前应事先固定好各种导管通路，以防导管滑脱、移位、扭曲、受压、打折，影响正常引流。若伤口处敷料脱落或分泌物浸湿敷料，应先为其换药后再变更体位。

（6）避免患侧受压。例如，脊椎受损或脊椎手术后的老年人翻身时，应保持脊椎平直，以维持脊柱的正确生理弯度，勿让老年人身体屈曲，避免脊柱错位损伤脊椎。又如，为骨折的老年人更换体位时，注意保护骨折肢体，防止骨骼移位。

（二）更换体位操作流程

下面就介绍一下协助老年人移向床头、移向床位、翻身侧卧、坐起、站立等的操作方法。更换体位前需备齐以下物品：软枕数个，必要时准备带靠背的椅子、老年人鞋帽衣物、拐杖、老年人座椅或轮椅（使用前检查椅子或轮椅是否安全可用）等。

1.协助老年人移向床头法

第一步：将一个枕头横立于床头，以防在移动老年人时头部撞到床栏。

第二步:将老年人双手交叉置于腹部;让其屈膝,双足抵住床垫,昏迷者可用枕头垫于双膝下。

第三步:移动老年人:

(1)一人协助移向床头法:

方法一:若老年人能力许可,可让其双手握住床头栏杆,双脚抬起,同时用力蹬床面,挺身向上移至床头。

方法二:护理师站在床的一侧,一手放于老年人的肩部,一手放于臀部,抬起老年人,向床头方向挪动。

方法三:护理师也可将枕头自颈部下移至肩下,垫高上背部,站在床头,双手拉枕头两侧,或站在床侧,一手拉枕头一侧,一手拉枕头下角(呈对角线),利用枕头将老年人挪往床头方向。

(2)二人协助移向床头法:两人分别站在床的两侧,交叉托住老年人颈肩部和臀部,同时抬起老年人移向床头;或者两人站同侧,一人托住颈、肩及腰部,另一人托住臀部及双下肢,同时移向床头。

第四步:放回枕头;协助老年人取舒适卧位,整理床铺。

2. 协助老年人移向床边

第一步:将老年人双手交叉置于腹部(图11-23),将枕头自头部下移至肩下,垫高上背部。

第二步:一手托住老年人头部,一手将枕头挪向床边。

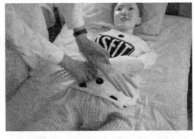

图11-23 翻身:双手交叉于腹部

第三步:一手托住老年人颈后部,一手托住腰背部,将其上半身移至床边(图11-24a);接着一手伸入老年人腰下,另一手托住老年人大腿,将老年人腰臀部挪至床边(图11-24b)。

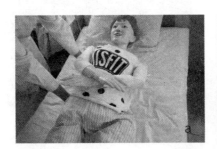
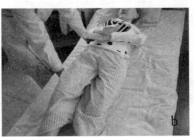

图11-24 移动老年人到床边

第四步：护理师双手从下方绕过老年人小腿，托起挪动其两腿至床边。

第五步：将颈部枕头归回原位。

3. 协助老年人翻身侧卧（由仰卧位翻身呈侧卧位）

第一步：老年人仰卧，协助老年人两手交叉置于腹部。

第二步：协助老年人双腿屈膝，将其移至一侧床边：一手托住其近侧颈肩部，另一手托其近侧腰部，将其上半身抬起、移向近侧；然后一手托腰部，另一手托大腿，将下半身抬起、移向近侧；将老年人双腿摆成交叉状，一腿在上（如有患腿，则患腿在上）（图 11-25a）；拉起近侧床档（图 11-25b），必要时将两把椅子的靠背靠近床边放置。

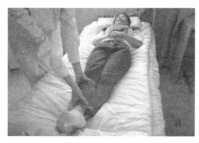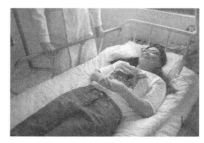

图 11-25　双腿交叉，拉起床档

第三步：协助老年人翻身：

（1）一人协助翻身法：转至床的对侧，一手扶老年人远侧肩部，另一手扶其远侧髋部，将老年人轻轻翻身至近侧（图 11-26）。

（2）两人协助翻身法：两人站在床的对侧，一人托住老年人远侧颈肩部和腰部，另一人托住其远侧臀部和膝下部，两人同时将老年人翻至近侧侧卧。

第四步：将枕头居中移于老年人头下，将其下侧肩部稍微拉出来，以免肩部受压（图 11-27）。

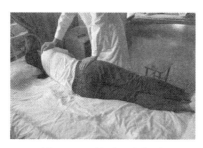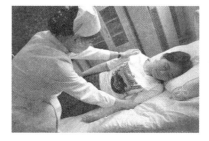

图 11-26　协助翻身侧卧　　　　　图 11-27　拉出下侧肩部

第五步：为其整理衣服；根据需要在老年人的背部、胸前各放一软枕；协助其下侧腿伸直，上侧腿略向前方屈曲，在两膝之间垫一软枕，保证体位稳定、舒适（图 11-28）。

第六步：做好翻身服务记录（附表 3）。

注意事项：对于偏瘫、术后等情况的老年人，在其病情允许的情况下，应鼓励其主动进行翻身训练，主要利用其健侧肢体的力量，借助惯性向患侧或健侧进行翻身。期间护理师要在旁陪伴，密切观察，注意保障老年人的安全。

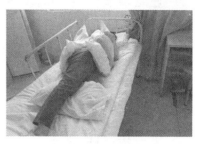

图 11-28　垫入软垫

4. 协助老年人坐在床边

第一步：协助老年人移至欲坐起来的床边，将床头抬高 60°。

第二步：协助老年人双膝微屈（图 11-29），护理师面向老年人，两脚分开，双膝微屈。

第三步：护理师一手伸入老年人近侧颈肩下，另一手托住其近侧腘窝处或小腿下（图 11-30a）；或越过老年人双膝，由对侧伸入其腘窝或小腿下（图 11-30b）；然后转身将其扶起，使其双腿下垂坐于床缘（图 11-30c）。

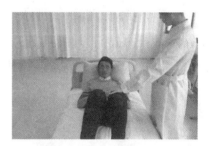

图 11-29　双膝微曲

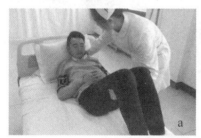
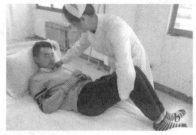
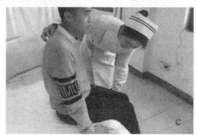

图 11-30　协助起身坐于床缘

第四步：老年人坐在床边，要注意其安全，一手扶着其颈后部，另一手触摸其桡动脉，并观察其脸色、脉搏、呼吸，确保其脸色、脉搏及呼吸稳定，必要时为其穿上上衣，注意保暖。

注意事项：长期卧床的老年人，猛然坐起时，可能会出现体位性低血压。因此，扶持老年人坐起后，要注意观察其反应，如有任何不适的感受或征象，要扶持几分钟，观察和询问症状消除情况。如仍头晕目眩、软弱无力，应立即报告家属及医生。

5. 协助老年人下床

第一步：协助老年人坐起来，若老年人无任何不适的感觉或征象，方可进一步协助老年人下床；下床前一手扶住老年人，一手协助其穿好鞋子。

第二步：面对老年人，指导其双手环抱护理师肩部；护理师双手臂夹住老年人腰部（图11-31）；若老年人体重过重，可用双手拉住其裤腰带。

第三步：护理师双脚分开（图11-32a），夹住老年人双腿，继而在其站起来时以膝盖抵住老年人患膝或双膝，以免因老年人膝盖不自主地弯曲而跪下跌倒，指导老年人双脚着地，协助其站起来（图11-32b）。

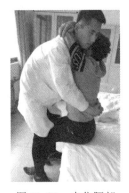
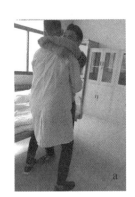

图11-31　夹住腰部　　　　　　　图11-32　协助下床站立

第四步：协助老年人行走：护理师站在老年人健侧，老年人的健侧手臂围住护理师肩部，护理师一手握住该侧手，用另一手围住老年人腰部（图11-33a）；也可以指导老年人使用拐杖等助行器进行行走（图11-33b）。

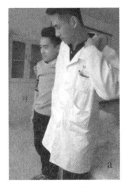
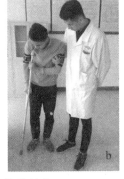

图11-33　协助行走

6. 协助老年人坐入椅子(或轮椅)

第一步:将椅子(或轮椅)放至一侧床边(如老年人偏瘫,应为老年人健侧),且椅背与床尾平齐,面向床头或呈 30°～45° 角(图 11-34a);若使用轮椅则应收起脚踏板(图 11-34b),拉起车闸,固定轮椅(图 11-34c)。

第二步:协助老年人坐起,确定老年人无异常后,帮其穿好鞋子。

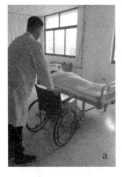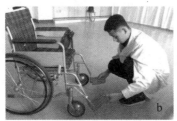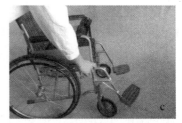

图 11-34　检查轮椅

第三步:面向老年人,让其双手环抱护理师肩部;护理师双手搂住老年人腰部,若其体重过重,应再用双手抓住老年人的裤腰;护理师双脚分开,夹住老年人双腿,在老年人站起时从膝盖抵住其患膝或双膝(图 11-35a),协助老年人站立(图 11-35b),旋转身体,将其搬至椅子(或轮椅)上(图 11-35c)。

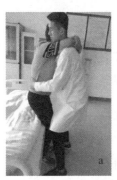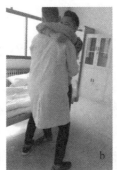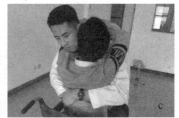

图 11-35　协助从床上坐入轮椅

第四步:协助老年人调整至舒适坐姿;翻下轮椅踏脚板,让其双脚置于其上,为其系好安全带;必要时为其盖上毛毯,并掖好各角,以免影响轮椅推行。

三、保护具的应用

出现高热、谵妄①、昏迷、意识障碍、痴呆、躁动及病情危重等情况的老年患

————————————

① 谵妄(zhān wàng)又称为急性脑综合征。通常起病急,病情波动明显。主要表现为意识障碍、神志恍惚、注意力无法集中、感知觉异常、冲动行为、日夜颠倒、睡眠障碍等。

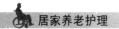

者可能会因意识不清或其他原因,发生坠床、抓伤、撞伤等意外,造成人身伤害。对此,护理师应特别注意做好防护措施,使用限制老年人身体或身体某部位活动的用具,以达到约束和保护老年患者、确保治疗和护理顺利进行的作用,这类保护性约束用具称为保护具。

随着现代科技的发展和技术的应用,针对老年人的保护具种类逐渐增多,护理师应不断学习掌握这类用具的使用方法,以提高服务能力,适应不断提高的养老服务需求。

老年人需使用保护具时,应向老年人及家属说明使用保护具的原因、目的和方法,以取得老年人及家属的同意及配合,注意保护老年人的自尊。最好与老年人家属、监护人签署知情同意书。

（一）床档

床档用于保护老年患者,以防坠床。

（1）多功能床档。不用时插于床尾,使用时插入两边床缘。必要时取下垫于老年人背部,进行胸外心脏按压。

（2）半自动床档。不用时固定在床缘两侧,可按需升降。

（3）木杆床档。使用时将床档稳妥固定在两侧床边,操作时,将中间的活动门打开,操作完毕,将门关闭。

（二）约束带

约束带用于保护躁动的老年患者,限制失控的肢体活动,使老年人免于伤害自己或他人。

（1）绷带。常用于固定手腕及踝部,打成双套结。

（2）肩部约束带。常用于固定肩部。

（3）膝部约束带。常用于固定膝部,限制老年人下肢活动。

（4）尼龙搭扣约束带。用于固定手腕、上臂、膝部、踝部。

（三）支被架

用于肢体瘫痪或极度衰弱者,防止盖被压迫肢体而造成不适或影响肢体的功能位置造成永久性的伤害,如足下垂、足尖压疮等。也用于烧伤老年人的暴露疗法需保暖时。

注意事项:

（1）严格掌握保护具的适应证,一般只能短期使用。

（2）约束时应注意维持老年人的肢体功能位置，15～30分钟检查一次受约束部位的血液循环，每2小时松解一次。

（3）记录使用保护具的原因、目的、时间，每次观察的结果。

本节知识要点

1. 常用卧位的种类及其适用范围。

2. 变换体位的注意事项。

3. 协助老年人移至床头、移至床边、翻身侧卧、坐至床边、下床、坐到椅子（或轮椅）上的方法。

4. 床档、约束带、支被架的适用范围及使用注意事项。

第五节　压疮的预防与护理

压疮，又称为压力性溃疡、褥疮，是由于身体局部组织长期受压，发生持续缺血、缺氧、营养不良而引起的组织红、肿、热、痛、溃烂、坏死。

压疮易发生在瘫痪和长期卧床的老年人身上。压疮具有发病率高、病程发展快、难以治愈和治愈后易复发四大特点。压疮不仅给老年人带来痛苦、加重病情、延长康复时间，严重时还可继发感染引起败血症而危及生命。因此，做好老年人压疮的预防与护理十分必要，有利于减少并发症，提高生存质量。

一、压疮的基础知识

（一）引起压疮的常见原因

老年人发生压疮的常见原因包括内源性因素和外源性因素。内源性因素包括老年人的感觉障碍、皮肤组织代谢障碍、机体营养不良（肥胖或消瘦）、抵抗力下降等；外源性因素是指局部组织长期受压和受到外界刺激而造成局部组织的血运障碍。

1. 压力因素

包括垂直压力、摩擦力、剪切力（图11-36）等。

（1）压力：局部长期受压，经久不改变体位，导致血液循环障碍而发生组织营养不良。常见于不正确的半坐卧位或坐位、瘫痪、昏迷、年老体弱、消瘦、水肿及手术后不能自己移动体位的老年人。

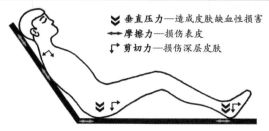

图 11-36　老年人产生压疮的压力因素及其危害

（2）摩擦力：皮肤经常受潮湿、摩擦等物理因素的刺激，如大量汗液、大小便失禁、分泌物、呕吐物，衣服不平整、床单褶皱有碎屑，翻身时被拖拉、便器破损或使用不当等，均可导致老年人的皮肤角质层受损，抵抗力降低。

（3）剪切力：剪切力可使老年人皮下血管扭曲，造成局部血液供应障碍。

2. 皮肤局部潮湿

潮湿的皮肤有利于微生物的滋生，还可使其皮肤浸润、变软，易因摩擦而破损。造成潮湿的情况有出汗、伤口引流液外渗、大小便失禁等。伤口引流液及大小便除了使皮肤潮湿外，更有化学的刺激，加重皮肤的损伤，引起压疮。

3. 活动障碍，固定和束缚不当

当老年人的神经功能受损、精神状态改变，或者服用镇静剂、止痛剂时，活动减少，感觉功能改变，皮肤在受到过多的压力时未能更换姿势、疏解压力，导致受损。另外，老年患者各种固定性的治疗或护理措施使用不当，如使用夹板、石膏绷带、约束具等固定时，松紧不适宜或衬垫不当，导致局部血液循环障碍。

4. 全身营养不良及水肿

这类老年患者皮肤较薄，抵抗力弱，受力后很容易破损，受压后缺血、缺氧情况也较正常皮肤严重。现代学者研究表明，营养不良可直接导致压疮的形成；而营养的优劣决定压疮的预后[1]。可见营养状况低下是压疮发生的原因之一。

（二）老年人压疮易发部位

压疮易发于老年人身体受压和缺乏脂肪组织保护、无肌肉包裹或肌肉层较薄的骨骼隆突处。由于老年人体位不同，受压点不同，压疮易发部位也不同。

---

① 预后是指预测疾病的可能病程和结局。它既包括判断疾病的特定后果（如康复，某种症状、体征和并发症等其他异常的出现或消失及死亡）。也包括提供时间线索，如预测某段时间内发生某种结局的可能性。由于预后是一种可能性，主要指病人群体而不是个人。

老年人常见压疮易发部位有：枕部、耳郭、肩胛部、肘部、骶尾部、髋部、膝关节内外侧、内外踝、足跟等部位（图11-37）。

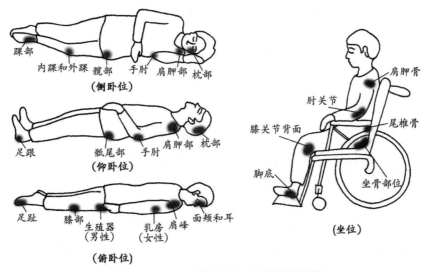

图 11-37 不同体位的老年人压疮易发部位

（三）压疮易发人群

（1）肥胖的老年人。过高的体重造成骨骼隆突处承受较大的压力。

（2）身体极度消瘦的老年人。其骨骼隆突处的皮下组织较薄。

（3）服用镇静剂的老年人。药物作用使机体活动减少。

（4）骨折后石膏、夹板固定，强迫体位及特殊约束的老年人。

（5）身体下垂部位水肿的老年人。

（6）神经系统疾病、脑血管意外、偏瘫、截瘫、昏迷等失去知觉的老年人。

（7）严重营养不良，特别是蛋白质和维生素极度缺乏或吸收障碍的老年人。

（8）发热多汗、长期大小便失禁等经常受潮湿刺激并卧床的老年人。

二、压疮的预防

预防压疮，一是积极采取措施，避免老年人皮肤组织长期受压力、潮湿或摩擦等刺激；二是改善机体营养状况，保持和提高组织耐受力。在为老年人进行日常生活护理时，护理师应做到"六勤"，即勤观察、勤翻身、勤擦洗、勤按摩、勤整理、勤更换。

（一）勤观察

应每天注意检查老年人的全身皮肤情况，尤其是其身体长期受压的部位或

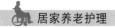

使用夹板、石膏、牵引固定部位皮肤的完整性,特别注意局部是否有红斑形成。

（二）勤翻身

对长期卧床的老年人,护理师可根据其病情及皮肤受压情况,定时协助翻身(如每隔 2 小时翻身一次)、变换卧位,避免其身体局部长期受压。另外,平时除治疗需要外,床头抬高应不大于 30°,防止身体下滑,减少剪切力和摩擦力。

（三）勤擦洗

定时为老年人擦澡、擦背;大小便失禁或出汗、呕吐、分泌物多者,应及时擦洗干净,尤其注意对压疮易发部位皮肤的清洁与护理,以保护皮肤受刺激。

（四）勤按摩

经常对压疮易发部位进行按摩,以促进局部血液循环。平时,可用拇指指腹以环状动作由近压疮处向外按摩,或用手掌大、小鱼际紧贴皮肤受压处进行向心按摩。必要时按摩其他受压部位,按压力量要均匀,压力由轻到重再由重到轻,每处 3～5 分钟;也可采用电动按摩器,根据不同部位选用适宜的按摩头,紧贴皮肤进行,并随时询问和观察老年人的反应。

（五）勤整理

定期清洁床铺,保持床铺清洁、干燥、松软、平整;被褥要经常日晒。

对于卧床老年人,可在受压部位下添加软枕、海绵垫、气垫褥或水褥等;对于骨突处皮肤,可使用透明贴或者减压贴加以保护;躁动的老年人有导致局部皮肤受伤的危险,可用透明贴膜予以局部保护。避免老年人直接卧于橡胶单上。

对于长时间坐轮椅的老年人,应在其臀下垫上气垫,并每隔 1～2 小时,协助其用双手支撑身体,使臀部离开片刻,以减轻臀部组织受压。

对于使用石膏、绷带、夹板或矫形器械固定的骨折老年人,应根据需要适当调节夹板或器械的松紧度。

（六）勤更换

及时为老年人更换脏污的床单、被套、枕套、衣服、尿垫等,保证床铺和衣物的清洁干燥。

三、压疮的分期及护理

（一）压疮的分期

根据压疮情况的不同表现,压疮由轻到重可分为以下四期:

（1）Ⅰ期:淤血红润期。受压部位出现暂时性血液循环障碍,表现为局部红、肿、热、痛。具体来说,皮肤完整,出现局限红斑,指压颜色不会变白,有局部疼痛、变硬或软,与周围组织相比冰凉或发热,在解除压迫 30 分钟后无改善。

（2）Ⅱ期:炎症浸润期。表皮或真皮受损,但尚未穿透真皮层,局部红肿向外扩展浸润,皮肤呈紫红色、硬结,疼痛加剧,在表皮常有水疱形成。

（3）Ⅲ期:浅度溃疡期。失去全层皮肤组织,可见皮下脂肪组织,但骨、肌腱或肌肉尚未暴露。水疱破溃、局部感染、浅层组织破损坏死、溃疡形成。疮面有黄色水样渗出物或脓液。

（4）Ⅳ期:坏死溃疡期 。全层皮肤缺损,坏死组织侵入真皮层、肌肉层,深至骨膜或关节腔,肌腱、骨骼破坏,坏死组织呈黑色、有臭味,脓液较多,可伴有潜行深洞、瘘管、渗出液。

（二）压疮的分期护理

应根据老年人的压疮情况提供相应的护理服务。具体分期护理如下(表11-2):

（1）Ⅰ期:淤血红润期。此期应及时去除致病因素,积极采取措施,防止局部继续受压。

① 增加翻身次数,定时为老年人变换体位,使骨隆突部分轮流承受体重。

② 保持床铺整洁、干燥,无渣屑;及时更换湿污的衣物;局部皮肤应用透明贴或减压贴,避免刺激,保护皮肤。

③ 改善全身营养状况。老年人的饮食要有足够的蛋白质、维生素和热量,并选择容易消化的食物,注意每日摄入适量的水果和蔬菜,保证充足的营养。

④ 改善局部血液循环,例如,局部周围皮肤可用 50% 的酒精进行按摩,或采用湿热敷、红外线灯照射(详见本章第一节冷热疗法关于烤灯照射的内容)等方法,也可用 2% 碘酊涂擦局部皮肤,以起到消毒和收敛的作用。

（2）Ⅱ期:炎症浸润期。此期应注意保护皮肤,防止水疱破裂,保护创面,避免感染。护理时除继续加强上述措施外,还可采取如下措施:

① 压疮为未破的小水疱时:用无菌纱布包扎,让其自行吸收;可用水胶体敷

料(透明贴、溃疡贴)覆盖,减少摩擦,防止破裂。

② 压疮为大水疱[①]时:应协助老年人就医,由医生进行严格无菌消毒处理(先消毒局部皮肤,再用无菌注射器抽出水疱内液体(不可剪去表皮),表面涂以消毒液,并用无菌敷料包扎);如水疱已破溃,应由医生消毒创面及其周围皮肤,再用无菌敷料包扎。

(3)Ⅲ期浅度溃疡期及Ⅳ期深度溃疡期。溃疡期的护理原则是保持局部清洁、干燥。要遵医嘱按照外科无菌换药原则换药。

表 11-2　压疮的分期及其护理

压疮分期	症状表现	护理原则	护理关键
瘀血红润期	局部红、肿、热、痛	解除局部受压 改善局部血运 去除危险因素 避免褥疮进展	① 增加翻身次数 ② 局部按摩 ③ 保持局部清洁干燥,避免受潮湿、摩擦刺激 ④ 用红外线灯或烤灯照射等促进局部血液循环 ⑤ 用 2%碘酊涂擦局部皮肤 ⑥ 加强营养,改善老年人全身情况
炎性浸润期	① 皮肤呈紫红色 ② 红肿向外浸润、扩大、变硬 ③ 疼痛加剧,常有水疱形成 ④ 表皮松解、脱落	防止水疱破裂 保护创面 预防感染	① 未破的水疱:用滑石粉包扎,降低摩擦,防破裂 ② 较大水疱:协助医生用注射器抽出水疱内液体;保留表皮,涂以消毒液,用无菌敷料包扎 ③ 水疱破裂:协助医生清创,无菌纱布包扎
浅度溃疡期	① 表皮水疱逐渐扩大,水疱破溃后,可显露潮湿红润的疮面,有黄色渗出液流出 ② 感染后表面有脓液覆盖,致使浅层组织坏死,溃疡形成,疼痛加剧	保持局部清洁干燥 去除坏死组织 促进愈合	① 清洁创面:用生理盐水清洗创口,再用络合碘对创口消毒 ② 适当清创:由医生清除坏死组织 ③ 正确包扎:使用清洁纱布或敷料包扎
深度溃疡期	① 坏死组织侵入真皮下层和肌肉层,感染可向周边及深部扩展,可深达骨面 ② 坏死组织发黑,脓性分泌物增多,有臭味,严重者细菌入侵易引起败血症,造成全身感染		

本节知识要点

1. 压疮的发生原因、易发部位、易发人群。

2. 压疮的预防措施。

3. 压疮的四个分期的症状表现及护理措施。

----

① 这里水疱特指皮肤疱疹,内含水液。

第六节 吸氧、吸痰服务

对于疾病期的老年人，有时会因疾病发作而出现胸闷、呼吸困难，或因呼吸道被分泌物、呕吐物堵塞而影响正常呼吸。对此，护理师应采取应对措施，如吸氧、吸痰等，以帮助老年人缓解症状，增进舒适度，降低并发症的风险。

一、吸痰服务

家用吸痰器适合于居家养老护理的吸痰需求，为抢救窒息老年人赢得了时间。居家养老的吸痰服务是护理师利用家用吸痰器（图 11-38）吸引的原理，经老年人的口、鼻腔将呼吸道的分泌物、血液、呕吐物等吸出，以保持其呼吸道通畅，预防吸入性肺炎、肺不张[①]、窒息等并发症的一种服务，适用于危重、年老、昏迷、窒息等不能有效咳嗽排痰的老年人。

吸痰服务的操作原则是：无菌、无创、快速、有效。操作前，护理师应认真阅读家用电动吸痰器的使用说明，并严格按照操作说明进行操作。

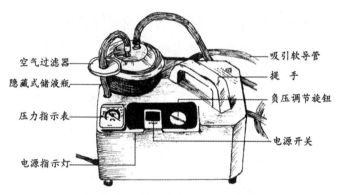

空气过滤器　　　　　　　　　　吸引软导管
隐藏式储液瓶　　　　　　　　　　提　手
压力指示表　　　　　　　　　　负压调节旋钮
　　　　　　　　　　　　　　　电源开关
电源指示灯

图 11-38　家用电动吸痰器示意图

（一）准备工作

（1）用物。电动吸引器一台，听诊器、手电筒，无菌盘（2 只无菌碗，一只盛有无菌生理盐水，一只盛有已消毒的 12～14 号吸痰管数根）、消毒纱布，盛有消毒液的试管（系在床头栏杆处），无菌镊子（置于消毒液内）一把、清洁毛巾两条。必要时备压舌板、开口器、舌钳等。

---

① 肺不张，系指一个或多个肺段或肺叶的容量或含气量减少。其常见病因为支气管腔内阻塞，其常见症状为胸闷、气急、呼吸困难、干咳等。

（2）评估。一是评估老年人的意识状态、生命体征、吸氧流量；二是老年人呼吸道分泌物的量、黏稠度、部位；三是老年人口、鼻腔黏膜有无异常，鼻腔有无阻塞等。确保其口鼻黏膜正常后再行操作。对于戴有活动性假牙的老年人，护理师先为其取下假牙再进行吸痰操作。

（3）检查。吸痰前，护理师须先检查电动吸引器性能及连接情况。① 检查吸引器性能，调节负压（吸引时压力不可过大，一般为 40.0～53.3 千帕）；② 检查电源电压与吸引器电压是否相符，检查吸痰管和排气管的连接是否正确，检查管道连接是否紧密；③ 打开电源、吸引器开关；用无菌镊子夹吸痰管，将其末端置于生理盐水中；试吸少量生理盐水，检查是否通畅，如通畅可使用，并湿润导管。④ 吸痰前，在储液瓶内放入 100 毫升消毒液。

（二）操作程序

1. 电动吸引器吸痰法

第一步：护理师携用物至床旁，协助老年人头偏向一侧，并略后仰，检查其口鼻腔黏膜，在其颌下铺上毛巾；对气喘不能平卧的老年人，护理师可协助其采取半坐卧位，使其头胸部抬高，以利于呼吸。

第二步：对于神志清醒者，护理师叮嘱其张口；对于昏迷者，护理师用压舌板或张口器协助其张口；护理师一手将吸痰管末端反折，另一手持无菌镊子夹住吸痰管前端，叮嘱老年人吸气，并将吸痰管轻轻插入老年人口腔、咽部的适当位置（从口腔或鼻腔伸入到咽喉部 10～15 厘米）；插管时，吸痰管不能负压。

第三步：吸痰管插好后，接通电源，放松吸痰管末端折叠处，用手将吸痰管左右旋转，缓慢上移、向上提出；吸引口腔、颊部、咽部，再吸引鼻腔、咽腔至气管，逐步吸尽痰液等呼吸道分泌物。

吸引动作要轻柔、敏捷，避免反复提插，防止呼吸道黏膜损伤；一根吸痰管只能使用一次，每吸引一次要用生理盐水冲洗管腔，以防痰液阻塞导管。

每次吸引时间不可超过 15 秒，如连续吸痰，中间应间隔 3～5 分钟，待老年人耐受后再吸；机械连续使用不超过 2 小时；吸痰过程中，护理师应鼓励老年人咳嗽，并随时擦净其面部；密切观察其呼吸改善情况；及时倒掉储液瓶内的吸出液，不应超过瓶的 2/3，以免痰液逆流至马达内损坏吸引器。

第四步：吸痰后，关闭吸引器，取下吸痰管置于消毒液中浸泡消毒；观察吸出物的性质、量及颜色，同时检查老年人呼吸道黏膜有无损伤；储液瓶要及时倾倒、清洗消毒，放置在干燥处备用。

第五步：整理用物，洗手，记录吸痰的时间、老年人的反应及效果情况（附表3）。

2. 注射器吸痰法

常用于紧急情况而又无吸引装置的时候。一般可按医嘱用50毫升或100毫升注射器连接吸痰管进行抽吸。

注意事项：

（1）需吸痰的老年人，在鼻饲30分钟前协助其吸痰；鼻饲后30分钟内禁止吸痰。对于痰液黏稠的老年人，可向气道内注入3～5毫升淡盐水、稀释痰液后再吸引，还可配合叩背协助排出痰液（详见本书第七章扣背服务的相关内容）。

（2）对于使用呼吸机或严重缺氧的患者，吸痰前后应给予高流量（5～7升/分）氧气吸入2分钟。吸痰前应加大氧流量，再进行操作。

（3）吸引器应定期维修保养。吸痰器使用后用水温低于30℃的消毒液或洗涤剂按吸痰方式操作清洗，不得采取高温消毒。

二、吸氧服务

家庭氧疗是治疗呼吸系统疾病的一种方法，也是抢救急危重病老年人的一项急救技术，通常适用于支气管哮喘、慢性气管炎、肺气肿、心绞痛、呼吸衰竭及心力衰竭等疾病的家庭治疗。

常见的吸氧方式分为有鼻导管给氧法、鼻塞法、氧气枕法、面罩法、头罩法等，护理师可根据老年人的病情需要和家庭条件，选择适当的给氧方式。家用吸氧装置包括家用氧气瓶（图11-39）、家用吸氧机等（图11-40）。

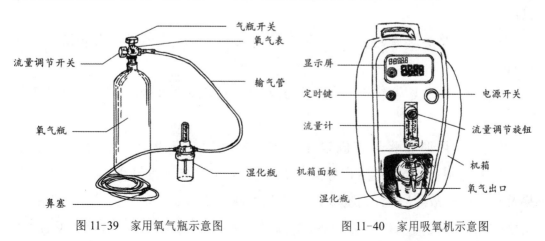

图 11-39　家用氧气瓶示意图　　　　图 11-40　家用吸氧机示意图

家庭给氧服务应遵循"正确、有效、安全"三点原则。"正确"是指应提前备好供氧设备及用物，认真阅读使用说明，并严格按照使用说明和操作程序正确、规范地操作；"有效"是指给氧过程中要严密观察老年人的病情变化，评估患者缺氧改善情况，并根据情况及时调节氧流量，保证给氧的有效性；"安全"即指整个给氧过程中应注意有关事项，确保用氧安全。

下面就分别简要介绍一下以下三种给氧法的服务流程。

（一）准备工作

（1）备齐所需物品：鼻导管（鼻塞）给氧服务中需备齐：家用制氧机、湿化瓶（内盛纯净水 1/2），小药杯（内盛凉开水），生理盐水（或清水）、鼻导管或鼻塞、棉签、胶布。氧气枕给氧服务中需备齐：充满氧气的氧气枕、湿化瓶、鼻导管或鼻塞等。

（2）检查氧气装置是否完好，是否漏气，其导管是否通畅：将消毒鼻导管接上氧气装置，末端插入盛有凉开水的小药杯内，打开氧气装置总开关和流量表，观察导管末端有气泡逸出即通畅，若导管通畅则关闭流量表。检查氧气枕是否漏气，可用双手压氧气枕，贴近面颊，若未感到有气流，则氧气枕无漏气。

（二）操作程序

1. 鼻导管吸氧法

（1）给氧。

第一步：仔细核对物品，携用物至床旁，协助老年人采取舒适体位（如侧卧或半卧位），确保其气道通畅。

第二步：用棉签蘸取少量生理盐水（或清水），清洁老年人鼻腔，观察其鼻腔情况。

第三步：将鼻导管连接氧气装置，打开流量表，调节至老年人病情所需氧流量。

第四步：将鼻导管轻轻插入老年人鼻孔内（深浅度以老年人鼻尖至耳垂的2/3为宜）。

第五步：用胶布将导管固定在老年人的上唇或鼻翼上及面颊部（两条胶布），用安全别针固定导管；指导其吸氧，随时询问老年人的感受，观察其用氧效果及有无用氧故障（如有无呛咳），注意观察其脉搏、血压、呼吸方式、精神状态、皮肤颜色及温度等情况有无改善，根据老年人的缺氧程度适当调整用氧流量；

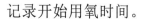

记录开始用氧时间。

（2）停氧。

第一步：轻轻撕去胶布，顺着老年人鼻腔的方向拔出鼻导管。

第二步：关闭流量表开关，再关总开关；重开流量表开关，放余气后再关好。

第三步：用棉签轻轻擦去胶布痕迹，为老年人擦净面部，清洁鼻腔。

第四步：协助老年人采取舒适体位；记录停氧时间；整理用物，洗手。

2. 鼻塞吸氧法

（1）吸氧。

第一至三步：同鼻导管吸氧。

第四步：将鼻塞轻轻放入老年人鼻孔内（深浅度以塞入鼻前庭为宜）。

第五步：同鼻导管吸氧。

（2）停氧。

同鼻导管吸氧。

（3）氧气枕使用法。

第一步：将氧气充入氧气枕内（氧气枕不宜充的过满），加紧皮管。

第二步：将氧气枕与湿化瓶、鼻导管（鼻塞）连接。

第三步：打开皮管，调节氧气流量。

第四步：将鼻导管（鼻塞）插入老年人鼻孔内（方法同前）。

第五步：让老年人枕于氧气枕上，借助重力（若压力低时要用手加压）压迫氧气流出给氧；有条件者，可在氧气枕皮管中间加1个湿化瓶（内盛1/3凉开水，瓶塞上有两个孔，可插入长、短两根玻璃管，长玻璃管上端接氧气枕皮管，下端要深入到水面以下2～3厘米处，使氧气通过玻璃管从水下面逸出，再进入离水面4～5厘米处的短玻璃管及其上端连接的皮管、鼻导管输送氧气），以使氧气湿润，以免干燥的氧气损害呼吸道黏膜。

注意事项：

（1）不在老年人身上调节氧流量，应协助其带氧插管（塞）、带氧拔管（塞）（即需要调节氧流量时，应当先将患者鼻导管取下，调节好氧流量后，再与患者连接。停止吸氧时，先取下鼻导管，再关流量表），以免大量氧气突然冲入呼吸道而损伤肺部组织。不要让老年人自行摘除鼻导管或自行调节氧流量。

（2）及时调整用氧浓度：轻度缺氧为1～2升/分钟，中度缺氧为2～4升/分钟，重度缺氧为4～6升/分钟。对需要控制性吸痰的老年人要严格限制

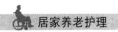

吸入氧流量,防止产生不良后果。给氧完毕后,要如实记录给氧时间及吸氧方式(附表3)。

（3）对于持续鼻导管给氧的老年人,护理师需每日为其更换鼻导管2次以上,可在其双侧鼻孔交替插管,减少对其鼻黏膜的刺激;及时清除其鼻腔分泌物,防止鼻导管堵塞。吸氧水每天更换一次,吸氧管、湿化瓶及湿化芯每周更换两次。鼻塞、面罩、湿化瓶等均应定期消毒。

（4）注意用氧安全。应严格执行操作规程,切实做好四防工作:防震、防热、防火、防油。氧气瓶搬运时要避免倾倒撞击,防止爆炸;因氧气能助燃,故氧气瓶应放于阴凉处,并远离烟火和易燃品,至少距离火炉5米,距暖气1米。

（5）若经家庭吸氧老年人症状不能缓解时,建议及时送医。但要注意,制氧机／氧气枕只能解决一时之痛,一旦症状缓解后,最好到正规医院就诊就医。

本节知识要点

1. 吸痰服务的准备工作。

2. 电动吸痰器法、注射吸痰法的具体步骤。

3. 吸痰服务的注意事项。

4. 吸氧服务的三大原则。

5. 鼻导管吸氧法、鼻塞吸氧法、氧气枕吸氧法的具体步骤。

6. 吸氧服务的注意事项。

第十二章

专项护理二
——老年人一般病症和常见病的护理

本章所讲的疾病指的是非传染性疾病,可分为一般病症和老年人常见疾病。前者包括头痛、发热、贫血等,后者包括高血压、冠心病、脑梗死、糖尿病、高脂血症、慢性支气管炎、骨质疏松症等。

对于患病的老年人来说,疾病的日常护理尤为重要。老年人常见病症种类繁多,产生原因和症状表现各异,如果老年患者能得到相应的专业护理,有利于疼痛的缓解、疾病的康复和身心的健康,有利于提高老年人的生命质量。护理师应熟悉并掌握老年人常见疾病的对症护理知识和技能,并做好护理记录。本章将分别对这些疾病的护理知识与技能进行详细讲解。

第一节　头痛发热等一般病症的护理

日常生活中,人们难免会发生感冒、发烧、头痛等病症,一般通过及时治疗和调理即可控制和治愈。但是对于疾病期的老年人来说,这些问题可能比较复杂,不恰当的护理可能会引发各种并发症,加重病情。本节主要介绍头痛、发热、低血糖、体温过低的老年人的护理知识。

一、头痛

头痛是老年人常见的症状,通常将局限于头颅上半部,包括眉弓、耳轮上缘和枕外隆突连线以上部位的疼痛统称头痛。由于头痛的病情可轻可重,影响患者生活质量,因此,对于头痛的老年人,应给予重视,做好日常护理。

（一）基础知识

（1）诱发原因。引起头痛的病因众多，大致可分为原发性和继发性两类。前者不能归因于某一确切病因，也可称为特发性头痛，常见偏头痛、紧张型头痛；后者病因可涉及各种颅内病变，如颅内肿瘤、脑血管疾病、头面颈部神经病变、颅脑外伤、全身系统性疾病（如严重高血压、中暑、肺性脑病等）等。

（2）症状表现。头痛一般表现为前额、头顶、颈部、眼眶及枕部的疼痛。头痛程度有轻有重，疼痛时间有长有短。疼痛形式多种多样，常见胀痛、闷痛、撕裂样痛、电击样疼痛、针刺样痛，部分伴有血管搏动感及头部紧箍感，恶心、呕吐、头晕等症状。继发性头痛还可伴有其他系统性疾病症状或体征，如感染性疾病常伴有发热，血管病变常伴有偏瘫、失语等神经功能缺损症状等。

（二）护理措施

对于经常头痛的老年患者，如何进行恰当的护理呢？

1. 做好观察，及时就医，查明病因，对症护理

老年人头痛发作时，护理师应注意了解其头痛的部位、性质、程度、规律及其他伴随症状，注意头部有无外伤，颈项是否强直，或老年人神志是否清醒，有无面部及口眼歪斜等症状，如发现异常情况及时向医生报告。

若老年人有反复性或持续性的头痛，护理师应尽快陪同老年人去正规医院请神经科医生进行检查，寻找病因，以便对症治疗和护理。

2. 减轻头痛症状

指导老年人深呼吸、听轻音乐等，以降低老年人的焦虑感，缓解头痛症状。遵医嘱指导老年人服用止痛药，或者通过穴位按摩（缓解头疼的按摩穴位如图12-1所示）、冷热应用等，使老年人肌肉和精神状态松弛，缓解头痛。

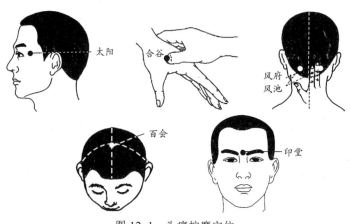

图 12-1　头痛按摩穴位

3. 合理安排休息和活动

注意让老年人劳逸结合,避免过度疲劳,忌过重的体力劳动和脑力劳动;头痛剧烈者须卧床休息,同时注意调整姿势。例如,若是脑压上升引起的头痛,则应采取头高脚低位,以降低脑压,缓解头痛。

4. 注意饮食禁忌

头痛老年患者饮食宜清淡,忌食辛辣刺激、生冷的食物,戒烟戒酒,头痛发作期应少吃或不吃巧克力、乳酪、咖啡、火腿、香肠等易诱发疼痛的食物。

5. 注意调节居室环境

保持居室安静、光线柔和,通风良好,必要时限制访客、降低噪音,保证老年人安心休息。调节适宜的室内温湿度,适当为老年人增减衣物被褥,增进舒适感。

6. 给予心理支持

做好老年人的心理护理和精神安慰,使其保持积极心态,避免焦虑、紧张、恐惧、过度兴奋等不良心理因素加重病情。

二、发热

当机体在致热源作用下或各种原因引起体温调节中枢的功能障碍时,体温升高超出正常范围,称为发热。人体正常腋温 36℃～36.5℃。由于病毒、细菌等的感染,或组织损伤、中枢神经性疾病,均是引起发热的常见因素。而发热则体现为体温异常,主要包括以下四种类型,如表 12-1 所示。

表 12-1　发热的类型

发热类型	口温范围	腋温	病症
低　热	≤ 38℃	≤ 37.8℃	常见于活动性肺结核、风湿病
中等热	38℃～38.9℃	37.8℃～38.5℃	常见于一般感染
高　热	39℃～41℃	38.8℃～39.6℃	常见于急性感染
过高热	＞41℃	39.6℃～39.8℃	常见于中暑

(一)症状表现

(1)体温上升期:常表现为疲乏无力、肌肉酸痛,皮肤苍白、干燥、无汗和畏寒,有时伴寒战。

(2)高热持续期:体温到达高峰并维持在较高状态,主要表现为皮肤潮红而

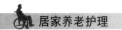

灼热、口唇干燥,头痛、食欲不振,软弱无力,同时呼吸、心率加快。

(3)退热期:主要表现为大量出汗,皮肤温度逐渐下降。在体温下降时由于大量出汗,丢失大量的液体,年老体弱者及心血管有病者,易出现血压下降、脉搏细速及四肢冰冷等虚脱或休克现象,应加以注意。

(二)护理措施

低热和中等度热一般可不作特殊处理,即使高热患者也不要轻易应用退热药物,应弄清发热原因,并根据发热的不同时期采取相应的护理措施。

1. 体温上升期

此时老年人出现寒战,应及时调节室温、卧具和衣着,注意保暖,必要时可让老年人饮用热饮料。

2. 高热期

(1)紧急降温。体温超过 39.0℃,可用冰袋冷敷头部;体温超过 39.5℃时,可用酒精擦浴、温水擦浴。必要时遵医嘱服用退烧药,高热惊厥或谵妄者也可遵医嘱应用镇静剂。药物或物理降温半小时后,应测量体温,并做好记录。待体温降至 38℃ 左右停止物理或药物降温。

(2)卧床休息。高热时老年人新陈代谢增快,进食量少,消耗增加,大多体质比较虚弱,应注意开窗通风,保证室内温度适宜、安静舒适,让其卧床休息,减少能量消耗。

(3)密切观察。对高热老年人,应每隔 4 小时测量一次体温,待体温恢复正常 3 天后,改为每日 1～2 次。同时密切观察老年人的面色、脉搏、呼吸、血压等伴随症状及治疗效果,如遇老年人有下列情况,应立即拨打 120 急救电话或送医就诊:① 体温超过 40℃;② 高热惊厥或谵妄;③ 高热伴休克或心功能不全;④ 高温中暑。

3. 退热期

此时期,应做好老年人的皮肤清洁。因为高热老年人在退热时往往大量出汗,应及时擦干汗液,更换衣服和床单、被套,保持皮肤清洁干燥,防止受凉。对于卧床的高热老年患者应注意定时翻身,预防压疮的发生。

4. 日常护理

(1)补充营养和水分。给予老年人高热量、高蛋白、高维生素、易消化的流质或半流质饮食,叮嘱其少食多餐,鼓励其多饮水(每日 3 000 毫升为宜),以补充水分,促进代谢产物的排出。对不能进食者,遵医嘱协助静脉输液或鼻饲,以补充水、电解质和营养物质。

(2)口腔护理。长期发热的老年人由于唾液分泌减少,口腔黏膜干燥,机体抵抗力下降,极易引起口腔炎症及溃疡。应在老年人晨起、睡前和饭后协助其漱口或棉球擦拭,防止口腔感染;口唇干裂者应涂润唇膏加以保护。

(3)心理护理。观察了解发热各期老年人的心理反应,对体温变化及伴随症状给予合理解释,经常关心体贴老年人,以缓解其紧张情绪,消除躯体不适。

三、低血糖

低血糖是指成年人空腹血糖浓度低于 2.8 mmol/L 的情形。糖尿病患者血糖值≤ 3.9 mmol/L 即可诊断为低血糖。低血糖症是一组多种病因引起的以静脉血浆葡萄糖(简称血糖)浓度过低,临床上以交感神经兴奋和脑细胞缺氧为主要特点的综合征。

低血糖多发生于糖尿病老年人群中,长期反复发生低血糖可引起记忆力减退、反应迟钝;可诱发心脑血管急性病变;严重者发生昏迷,甚至危及生命。因此,做好低血糖的预防及护理是很有必要的。

(一)基础知识

(1)产生原因。进食量不够或少吃一个正餐或点心、或延迟过久进食;生病导致食欲不振、食量减少、恶心、呕吐或腹泻;额外的体力透支、能量消耗增加,而没有采取预防措施;胰岛素注射过量等均是低血糖产生的原因。

(2)症状表现。低血糖呈发作性,时间和频率随病因不同而异,症状千变万化。① 自主(交感)神经过度兴奋的表现。饥饿感、心慌、手抖、出汗、软弱无力、肢体发冷、抽搐、面色苍白等。② 脑功能障碍的表现。初期表现为精神不集中、思维和语言迟钝、头晕、嗜睡、躁动、易怒等精神症状,严重者出现惊厥、昏迷等。

(二)护理措施

对于易发生低血糖的老年人,应在饮食、休息与运动、用药和血糖监测等方面加强护理。

(1)给予饮食指导,规律饮食,适当加餐。能自行进食的低血糖患者,宜给予低糖、高蛋白、高纤维素、高脂肪饮食,饮食要规律,定时定量。易出现低血糖或病情不稳定的老年患者应在三次正餐之间增添 2～3 次加餐。体力活动增加时应及时加餐或酌情减少胰岛素用量。

（2）合理安排休息和运动。叮嘱老年人注意休息，保证充足睡眠；尤其是神志不清或昏迷的低血糖老年人，应让其绝对卧床休息。低血糖老年人不宜空腹运动，避免剧烈运动；出现低血糖时应立即停止运动、就地休息并进食随身携带的高糖食物。

（3）遵医嘱正确给药，加强病情观察和血糖监测。指导老年人遵医嘱合理使用胰岛素和口服降糖药，并根据病情和医嘱及时调整药物剂量。注意观察老年人用药反应，及时监测血糖值，如出现异常情况，应及时向医生报告。对于神志不清或昏迷的低血糖老年人，及早送医就诊。对于昏迷躁动者，需提供保护性护理（如给予约束带）。老年人清醒后，要注意密切观察数小时至数天，警惕再次出现低血糖。

（4）养成良好的生活习惯。让老年人生活规律，戒烟戒酒；外出时应随身携带糖果、饼干、果汁饮料等含糖量高的食物，以备不时之需。必要时携带急救卡片（写明老年人姓名、年龄、糖尿病病情、联系电话等），以便在发生严重低血糖时能及早得到救助。

（5）给予心理护理，消除顾虑。关心老年人，了解老年人的生活、思想情况，消除老年人对疾病的恐惧及悲观情绪，为其讲解低血糖的知识，并指导其坚持治疗，坚定信心。

四、低体温症

老年人由于机体功能衰退、血管硬化，对冷热和气温的感觉能力减退，当（腋下）体温低于 35℃ 时，且持续时间超过 24 小时，即可诊断患有老年低体温症。低体温症常见于全身衰竭的危重老年人，在冬季也较为常见。

（一）基础知识

（1）诱发原因。一是环境温度过低，老年人卧床不动或少动，加上对寒冷的反应衰退，造成体内产热和散热过程紊乱，使体温下降。二是患各种严重疾病，如甲状腺功能减退、脑血管意外、肺炎、心肌梗死等，以及作用于神经系统的药物如抗抑郁药物等，均可引起低体温。

（2）症状表现。低体温症老年患者常表现为畏寒怕冷、面容苍白、皮肤湿冷、四肢冰凉、颤抖、躁动、嗜睡（甚至昏迷），说话迟缓，思考能力减退。严重的甚至会出现意识障碍、颈项强直、血压下降、心动过缓或心律不齐等，如不及时采取保暖措施，可致心搏骤停而猝死。

（二）护理措施

（1）加强保暖。注意调节室温，以 24℃～26℃为宜，并为老年人采取相应的保暖措施，如注意老年人头部和四肢的保暖，老年人睡觉时可以不脱袜、不摘帽；换上柔软御寒的衣服、加盖被子、使用电热毯或热水袋（隔毛巾置于腋窝以及两腿之间）、饮用热饮料等，以提高其机体温度。

（2）密切观察。对老年人加强看护。密切观察其生命体征和病情变化，至少每 1 小时测 1 次体温，直至其体温恢复正常。

（3）加强营养。保证老年人摄入充足的热量，适当多吃一些高蛋白、高脂肪的食物，如牛奶、鸡蛋、牛肉、羊肉等；可在两餐之间加饮一次热饮料，如热牛奶、热橙汁等；吃些温热性食物，如羊肉、鲤鱼、姜糖水等，可适量进补人参、鹿茸、阿胶和蜂王浆等；勿食生冷刺激性食品。

本节知识要点

1. 老年人头痛的产生原因、症状表现及护理措施。

2. 发热的各期症状表现及护理措施。

3. 低血糖的产生原因、症状表现及护理措施。

4. 低体温症的症状表现、诱发原因及护理措施。

第二节　循环系统常见疾病的护理

心脑血管系统是循环系统中最主要的部分。心脑血管疾病是指由于心脏和脑血管病变而引起的一系列疾病，其中以高血压、冠心病、脑中风等较为常见。

一、高血压

高血压是老年人常见的心血管疾病之一，以体循环动脉血压升高超出正常值（即收缩压 ≥ 140 毫米汞柱，舒张压 ≥ 90 毫米汞柱）为特征。作为一种慢性终身性疾病，高血压给老年人的身体健康带来危害，严重影响老年人的生活质量。因此，做好高血压老年人的护理是居家养老护理的重要工作。

（一）症状表现

（1）大多数高血压老年患者起病缓慢，初期多无明显自觉症状，或表现为轻度的头晕、头痛、头胀,睡眠不好,易疲倦,全身乏力,其中以头痛、头晕比较常见,尤以前额头或枕后部为重,呈搏动性疼痛。

(2)随着病情发展,可自觉症状加重,头晕眼花,头痛加重,心悸、耳鸣、失眠、四肢无力。严重时有烦躁不安、恶心、呕吐、视力模糊、四肢麻木等症状。

(3)长期高血压患者还可能并发心、脑、肾等脏器疾病,如冠心病、脑中风、肾衰竭等,甚至出现高血压危象[1]。

(4)高血压老年患者具有血压波动大、易发生体位性低血压[2]、血压昼夜节律异常、并发症多等特点。

(二)护理措施

对于高血压老年人,应加强血压监测,并建立健康的生活习惯,以预防和延缓并发症的发展,降低心脑血管疾病的发病率及致残率。

1. 指导服药

(1)护理师应根据老年人血压值的昼夜波动规律性,讲究给药时间。

① 如果每天只服 1 次药,以早晨 7 点为最佳服药时间;

② 如每天需服药 2 次,则以早晨 7 点和下午 3 点为好;

③ 一般降压药不宜在夜晚服用。尽量避免老年人在晚上 22 点到早上 6 点的时间段服药,以防血压过低,甚至发生脑血栓。

(2)严格按医嘱指导老年人用药,不得擅自调整剂量、更换或停止用药,即使老年人血压已降至正常,症状完全消失,也应每天坚持用药。若调整用药也应遵医嘱。

(3)服药期间,老年人若出现不良反应,应及时报告医生,调整用药。

(4)定期陪同老年人复诊。对于病情较轻者,可每 1~3 个月复诊 1 次;若为高危者,则应至少 1 个月复诊 1 次。

2. 血压监测

(1)注意监测老年人的血压变化(详见本书第四章血压监测的相关内容)。

(2)对有心、脑、肾并发症的老年人,应严密观察血压、心率波动情况,若有

---

① 高血压危象是指血压突然升高,在 200/120 毫米汞柱以上,出现头晕、头痛、恶心、呕吐、视力模糊、肢体麻木等,病情急剧恶化,可导致死亡。

② 体位性低血压是由于体位的改变,如从平卧位突然转为直立,或长时间站立发生的脑供血不足引起的低血压。服用降压药及利尿药以后,以及平时活动少和长期卧床的老年人,站立后都容易引起体位性低血压。

异常情况及时向老年人家属及医生反馈。

（3）如老年人发生头晕、软弱无力、恶心、呕吐时，应让其停止一切活动，就地平卧休息，抬高下肢，做好安抚，当老年人血压急剧升高，或出现高血压危象时，应立即送医。

3. 饮食调整

应为老年人提供低盐、低脂、低胆固醇饮食，肥胖者应适当限制热量摄入。增加蔬果及富含膳食纤维、钙、钾的食物，适量饮水。忌烟酒，少吃刺激性食物。

4. 生活护理

（1）服用降压药物期间，叮嘱老年人坐起或站立时体位转换动作应缓慢，双下肢活动片刻后再缓慢起立，预防直立性低血压[①]。

（2）指导老年人劳逸结合。对于血压较高、症状明显或伴有脏器损害者，应调节居室环境，使其充分休息。血压稳定、无明显脏器功能损害者，可指导其进行适量运动，但避免剧烈运动，尤其是服药后；避免长时间站立。

（3）避免老年人受到过冷或过热的刺激，冬天注意保暖，夏季注意防暑。同时，沐浴时水温或室温不宜过低或过高。

（4）多与老年人沟通交流，使其保持心情稳定和心理平衡，避免过度紧张。

（5）叮嘱老年人外出时要随身携带降压药。向老年人及其家属、监护人说明高血压病需坚持长期规范治疗和保健护理的重要性，保持血压接近正常水平，防止对脏器的进一步损害。

（6）指导老年人养成良好的生活习惯，遵循"3个半分钟"、"3个半小时"的心血管保健原则[②]。如表12-2所示。

表12-2　心血管保健的"3个半分钟"和"3个半小时"

好习惯	具体做法	主要目的
3个半分钟	① 醒来躺在床上半分钟 ② 坐起来又坐半分钟 ③ 两腿垂在床沿半分钟	预防直立性低血压、脑缺血、摔倒、骨折等，减少脑中风、心急梗死和猝死事件的发生
3个半小时	① 早上起来运动半小时 ② 午睡半小时 ③ 晚上慢步行走半小时	增强体质，提高生活质量

① 直立性低血压是指突然站立时血压急剧下降，引起内环境稳定受损的现象。其患病率随年龄、患心血管疾病和基础血压的增高而增多。

② 心血管保健原则包括合理膳食、适当运动、戒烟限酒、心理平衡，还要注意"3个半分钟"和"3个半小时"等几项内容。

二、冠心病

冠心病,是指给心脏供血的冠状动脉管壁内发生粥样硬化,这些病变使得冠状动脉血管的管腔变窄或闭塞,从而使冠状动脉血流不畅或被阻断,导致心肌缺血、缺氧或心肌梗死而引起的心脏病。冠心病是老年人的常见病,影响老年人的健康,甚至危及生命。

(一)症状表现

根据临床症状的不同,冠心病可分为无症状心肌缺血(隐匿性冠心病)、心绞痛、心肌梗死、缺血性心力衰竭(缺血性心脏病)和猝死5种。其中最常见的是心绞痛和心肌梗死两种。

1. 心绞痛

心绞痛是冠状动脉供血不足,心肌急剧的、暂时缺血与缺氧所引起的,以发作性胸痛或不适为主要特征的临床综合征。心绞痛平时无症状,发作时主要表现为心前区疼痛,常常迫使老年人停止原有动作。

(1)部位:疼痛多见于胸骨中段或上段之后,可波及心前区,常放射至左肩、左臂内侧达无名指和小指,不典型者可至上腹部、颈部和咽部等处(图12-2)。

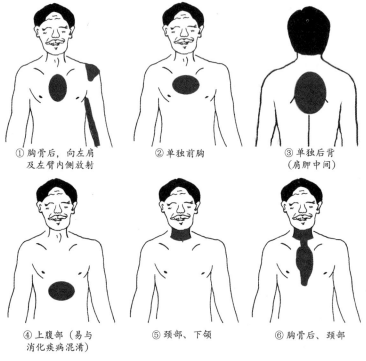

① 胸骨后,向左肩 及左臂内侧放射

② 单独前胸

③ 单独后背 (肩胛中间)

④ 上腹部(易与 消化疾病混淆)

⑤ 颈部、下颌

⑥ 胸骨后、颈部

图 12-2　心绞痛的常见疼痛部位

小常识

重视老年人腹痛

腹痛是老年人群中一种常见的临床症状,由于老年人群较为特殊,在感觉上较不敏感,对很多疾病不能快速有效地作出病理生理反应(如疼痛、压痛及对炎症的反应)或表现不典型,常被老年人及其家属、监护人忽视。

腹痛可能是很多危重疾病的先兆。腹痛可能是腹部疾病,如腹主动脉瘤引起的,也可能是特殊情形,如以往有冠心病的老年人发生心肌梗死时也可能出现上腹痛;患有房颤的老年人腹痛时要警惕肠系膜静脉血栓形成;饮食过于油腻则会诱发胆囊炎、胰腺炎而导致腹痛。

因此,当老年人出现腹痛时,千万不可掉以轻心,不要以为只有肠胃病才会引起腹痛,也要叮嘱老年人不可一味强忍,要及早就医,以免延误病情。

（来源：http://health.sohu.com/20150921/n421662756.shtml）

（2）性质：常呈压榨性疼痛或闷痛、窒息、烧灼感。

（3）诱因：常发生于体力劳动、情绪激动（发怒、焦急、过度兴奋）、受寒、阴雨天气、饱食、吸烟时,贫血、心动过速或休克也可诱发。

（4）持续时间：疼痛常在3～5分钟内逐渐消失,很少超过15分钟。

（5）缓解方式：一般在停止原来诱发活动后缓解,舌下含服硝酸甘油数分钟也可缓解。

（6）体征：发作时老年人心率增快、血压升高、表情焦虑、皮肤湿冷或出汗等。老年人疼痛的部位与性质往往不典型,可仅有胸部隐痛、憋气,或只是上腹部疼痛、不适或胃疼。

2.心肌梗死

心肌梗死是指冠状动脉血液供应急剧减少或中断,使相应的心肌发生严重而持久的急性缺血,最终导致心肌的缺血性坏死。

（1）先兆：原有心绞痛频繁发作,性质改变,症状明显加重。

（2）症状：

① 胸前区疼痛：疼痛部位与心绞痛相同,但程度更剧烈,时间更长,可长达数小时至数天,含服硝酸甘油不能缓解,同时伴有憋闷、心慌气短、恐惧及濒死感。老年人心肌梗死疼痛多不典型,可以很轻微,甚至毫无疼痛,但呼吸困难、

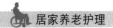

心力衰竭等症状远比中青年重。有的以精神症状、意识障碍、癫痫样发作或偏瘫、失语等起病。

② 伴有胃肠道症状：疼痛剧烈，时常伴有频繁恶心、呕吐和上腹胀痛。缓解后 1 周内常常食欲不振、腹胀，个别会发生呃逆。

③ 全身症状：有发热症状，多于起病 2～3 天开始，体温可升高至 38℃左右，持续 1 周左右。因心肌广泛坏死，心排血量急剧下降，可出现面色苍白、皮肤湿冷、脉搏细快、大汗淋漓、疲乏无力、尿量减少等症状，严重者可出现昏迷。

④ 心力衰竭：为梗死后心肌收缩力减弱或不协调所致，老年人表现为呼吸困难、咳嗽（咳泡沫样痰）、发绀[①]、烦躁等。

（3）体征：心界扩大、心率加快，或心动过缓。绝大多数老年人血压下降，可伴有与心律失常、血压大幅度波动、心力衰竭、休克有关的其他体征。

（二）护理措施

要重视冠心病老年人日常生活的护理，以利于老年人的机体康复和预后。

1. 给药护理

根据医嘱，定时定量为老年人给药。并密切观察老年人的用药效果，避免其他因素对用药过程的干扰。

2. 膳食护理

冠心病老年人的饮食宜清淡、易消化，要控制总热量摄入，膳食结构合理，以低糖、低盐、低脂肪、低胆固醇及高纤维饮食为主，多吃新鲜蔬果，忌暴饮暴食，避免浓茶、咖啡等刺激性饮品。戒烟戒酒。

3. 日常生活护理

（1）让老年人规律作息，保证充足的睡眠，避免过度疲劳。

（2）指导老年人养成定时排便的习惯，保持大便通畅，避免用力排便。

（3）寒冷天气叮嘱老年人减少外出，注意为其增添衣物，以防寒保暖，以预防感冒、气管炎等上呼吸道感染。

（4）注意随身携带急救药物（硝酸甘油、速效救心丸、消心痛等），以便老年人突发疾病时得到及时救护。

---

① 发绀是指血液中去氧血红蛋白增多使皮肤和黏膜呈青紫色改变的一种表现，也可称为紫绀。这种改变常发生在皮肤较薄、色素较少和毛细血管较丰富的部位，如唇、指（趾）、甲床等。

4. 运动护理

急性期老年人应绝对卧床休息；恢复期（卧床第 2 周）可协助其适当运动。应根据老年人的体质和病情，安排运动方式和调整运动量，以无疲劳感为宜。例如，对于卧床老年人，可定期协助其进行肢体被动活动，避免肢体血栓的形成；鼓励体重超重的老年人适量增加运动，减轻体重，增强体质。

5. 心理疏导

多了解老年人的心理状态，多给予关心与安慰，使其保持乐观心态和愉悦的精神状态，避免情绪过度紧张、兴奋等。

三、脑中风

脑中风是一组以脑部缺血及出血性损伤为主要症状表现的疾病，又称"脑卒中"，主要分为脑出血和脑梗死两种。脑中风是老年人群发病率高的脑血管疾病，具有极高的病死率和致残率，不仅给老年人的健康和生命造成极大威胁，而且给老年人、家庭带来极大的痛苦和沉重的负担。因此，加强脑中风老年人的护理，提高老年人的生存质量尤为重要。

（一）症状表现

1. 脑出血

脑出血又称脑溢血，是指非外伤性脑实质内血管破裂引起的出血。脑出血是脑中风最凶险的类型，其死亡率和致残率相当高。

（1）特点：脑出血多发生于冬春寒冷季节，通常在用力过猛、气候变化、情绪激动、过度劳累时发病，起病突然，病情进展迅速，严重时在数分钟或数小时内达到高峰。

（2）主要表现：脑出血老年患者的症状体征因出血部位及出血量不同而异。急性脑出血时，头痛、头晕、呕吐、嗜睡或昏迷等意识障碍、肢体瘫痪、失语和言语含糊不清等。发病时血压多升高，多伴有瞳孔双侧不等，偏盲和眼球活动障碍等。

2. 脑梗死

脑梗死是由于脑动脉粥样硬化，血管内膜损伤使脑动脉管腔狭窄，进而形成局部血栓，使动脉狭窄加重或完全闭塞，导致脑组织缺血、缺氧、坏死，引起神

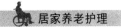

经功能障碍的一种脑血管疾病。

（1）特点：脑梗死通常起病较缓慢，常于安静休息或睡眠时发病，多数症状在数小时或1～2天内达到高峰。脑梗死症状复杂，它与脑损害的部位、脑缺血性血管大小、缺血的严重程度、发病前有无其他疾病以及有无合并其他重要脏器疾病等有关。

（2）主要表现：一是主观症状：头痛、头昏、头晕、眩晕、恶心、呕吐、运动性和（或）感觉性失语甚至昏迷。二是脑神经症状：双眼向病灶侧凝视、中枢性面瘫及舌瘫、假性延髓性麻痹，如饮水呛咳和吞咽困难。三是躯体症状：肢体偏瘫或轻度偏瘫、偏身感觉减退、步态不稳、肢体无力、大小便失禁等。

3. 脑中风的常见预兆

（1）头晕，特别是突然感到眩晕，或与平时不同的头痛。

（2）突然感到一侧面部或手脚麻木，有时为唇麻或舌麻。

（3）暂时性吐字不清或讲话不灵。

（4）一侧肢体无力、活动不灵，或不自主地抽动。

（5）不明原因地突然摔倒或晕倒。

（6）个性和智力的突然变化。

（7）恶心、呕吐或血压波动。

（8）整天昏昏欲睡，困倦或嗜睡。

（9）双眼突感一时看不清眼前的事物，视物模糊或视物成双。

（二）护理措施

脑中风老年人往往存在意识障碍及肢体功能障碍，因此，脑中风老年人的护理要求更高。如何在病情稳定期加强生活护理，促进老年人疾病康复呢？

（1）病情监测。密切观察老年人的生命体征及病情变化；病情危重者做好护理记录、记好出入液量；观察皮肤有无压红、瘫痪肢体有无水肿等。一旦病情加重及时送医。

（2）安全护理。急性期脑出血者应绝对卧床休息4周以上，避免不必要的搬动，尤其在发病48小时内切忌颠簸。呕吐者协助其于平卧位，头偏向一侧，以防呕吐物吸入呼吸道，导致窒息或吸入性肺炎。对于长期卧床者，应定时为其扣背、排痰，保持呼吸道畅通。

（3）卫生护理。针对卧床老年人，应为其做好晨晚间的洗漱，定时翻身、擦浴、按摩,预防压疮。对于眼睛不能闭合的老年人,应遵医嘱为其用生理盐水冲洗眼睛,并用无菌纱布覆盖保护眼睛。

(4)饮食护理。按医嘱对病情危重者 24～48 小时内禁食,48 小时后根据病情协助鼻饲流质食物;神志清醒且吞咽无困难者,给予流质或半流质饮食。恢复期老年人饮食宜清淡,多食蔬菜和水果,适量蛋类、瘦肉,切忌油腻、辛辣、高盐、高糖类饮食。

(5)生活护理。培养老年人良好的生活习惯,使其生活规律,心情愉快,避免情绪激动;饮食适度,不暴饮暴食;保持大便通畅,避免用力排便。忌烟酒。

(6)康复护理。老年人出院后,会有不同程度的后遗症,如语言障碍、肢体瘫痪等,应遵医嘱协助进行康复护理(详见本书第十四章康复护理的相关内容),逐步促进其肢体和(或)语言功能的恢复。

老年人脑中风的预防

(1)早期防治高血压、高血脂。定期体检,确诊后遵医嘱用药。

(2)养成良好的生活方式。保持情绪稳定,生活规律,坚持适当锻炼。

(3)饮食结构合理。低盐、低脂、低胆固醇饮食,多蔬菜,忌烟酒。

(来源:http://www.fh21.com.cn/sjk/zf/hyz/540327.html,部分有改动)

本节知识要点

1. 高血压的症状表现及护理措施。

2. 心绞痛和心肌梗死的症状表现,以及冠心病的护理措施。

3. 脑出血和脑梗死的症状表现,以及脑中风的护理措施。

第三节 内分泌及代谢系统常见疾病的护理

随着年龄的增长,老年人的内分泌系统和代谢功能减退,容易患糖尿病、高脂血症、痛风等疾病。这些疾病给老年人健康带来较大危害,应加强日常生活护理,减轻病患的不利影响。

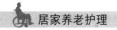

一、糖尿病

目前我国糖尿病发病率呈逐年上升趋势,同时糖尿病的并发症已成为继癌症、心血管及脑血管疾病之后的主要死亡原因,也是老年人群面临的主要健康问题,必须给予高度重视。通过有效的治疗和护理,可帮助老年人控制病情发展,更好地适应生活变化,提高生活质量。

(一)症状表现

糖尿病是一组以高血糖为特征的代谢性疾病。高血糖则是由于胰岛素分泌缺陷或其生物作用受损,或两者兼有引起。糖尿病是老年人群常见多发病,必须给予高度重视。

(1)典型表现。三多一少,即多尿、多饮、多食和体重减轻。

(2)并发症。常并发心血管、肾脏、神经、眼部、足部等病变以及局部或全身感染。糖尿病可引起的慢性并发症有肾衰竭,视力模糊或丧失,冠心病、高血压、脂代谢异常,胃肠道、泌尿生殖系统等疾患,脑中风,四肢疼痛、麻木、感觉异常,甚至下肢溃疡、坏疽和关节病变等。另外,糖尿病还会产生酮症酸中毒、非酮症性高渗综合征等可危及生命的急性并发症。

(3)老年糖尿病的特点。老年糖尿病大多属于2型糖尿病[①]。大多缺乏典型表现,常无明显的多饮、多尿症状,尿糖很少甚至有的完全没有尿糖,常被忽视。糖尿病老年人常有疲乏无力、轻度口渴、牙龈发炎、多汗、皮肤瘙痒、伤口愈合慢等非典型症状。

(二)护理措施

预防糖尿病,应改变不健康的生活方式和生活习惯。而糖尿病治疗和护理的目标是将血糖控制在理想水平,防止及延缓各种并发症的发生。

1.给药护理

(1)严格遵医嘱指导老年人按时口服降糖药或注射胰岛素,并在医师指导下调整治疗方案,不可擅自改药、停药。对于注射胰岛素的老年人,护理师应指导其掌握正确的注射技术,注射前1小时将胰岛素从冰箱内取出,每次餐前30

---

① 目前糖尿病分为四型,即1型糖尿病、2型糖尿病、其他特殊类型糖尿病及妊娠糖尿病。其中,2型糖尿病(非胰岛素依赖型糖尿病)是指胰岛素抵抗伴胰岛素分泌不足,与自身的免疫无关。

分钟注射,定期轮流更换注射部位[①],注射针头建议一次性使用[②],注射后局部热敷、按摩(血糖低时除外),以消散产生的皮下硬结。做好用药记录。

(2)血糖控制不可过分严格,空腹血糖宜控制在 9 mmol/L 以下,餐后 2 小时血糖在 12.2 mmol/L 以下即可。

(3)协助老年人定期复查和化验。建议每 3 个月检查一次糖化血红蛋白;每年 1~2 次肾功能、血脂及眼底等检查。

2. 饮食护理

控制热量摄入总量,饮食应二高四低一平(高复合碳水化合物、高粗纤维;低糖、低脂、低胆固醇、低盐;蛋白质平衡),保证食物多样性、不偏食。保证老年人定时定量进餐,少食多餐,最好按每日 5~6 餐分配。增加饮水量,保持大便通畅,以防用力排便加重其眼部病变。另外,应注意随身携带糖果等高糖食物。一旦发现老年人出现低血糖反应,应立即让其口服糖水或进食含糖量高的食物。严重者及时送医。

3. 皮肤护理

加强老年人的皮肤护理,预防破损感染。

(1)为老年人正确选择衣物。建议老年人尽量不穿羊毛或化纤内衣,可选择宽松的纯棉衣物,以免刺激皮肤而引起瘙痒;宜选择宽口、厚底的鞋子,穿吸水性好的毛袜或棉袜;鞋袜清洁,大小合适,宽松柔软,勿穿硬底鞋及凉鞋,忌赤足行走,避免足部擦伤。

(2)保持老年人皮肤清洁。协助其勤洗澡、清洗外阴,及时更换衣裤、床单等,避免长时间的泡澡或使用刺激性强的清洁剂。

(3)做好润肤止痒。对于皮肤干燥、轻度瘙痒的老年患者,可为其使用含有凡士林、硅油、羊毛脂等有较强保湿作用的护肤品,以避免皮肤里的水分过快蒸发。浴后使用效果更佳。

(4)避免皮肤破损感染。局部瘙痒时,可按医嘱外用止痒药物,叮嘱老年人切勿搔抓皮肤。测血糖时,要严格消毒,避免感染。

----

① 常用胰岛素注射部位,按吸收快慢的顺序依次为腹部、上臂、大腿、臀部、腹部。注意要定期更换注射部位:每次注射时离上次注射点之间距离至少 1.0 cm;每天同一时间注射同一部位,每天不同时间注射不同部位。另外,注射时避开运动所涉及的部位。

②《2011 版中国糖尿病药物注射技术指南》倡导注射笔针头应一次性使用;重复使用针头具有多重风险:导致皮下脂肪增生和硬结、影响注射剂量的准确性、注射部位感染等。

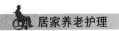

（5）做好足部护理。每天观察老年人足部皮肤有无水疱、擦伤裂口，足趾面及足底有无感染征象，发现异常及时处理。洗脚水温应控制在40℃以下；洗脚后用柔软、吸水性强的毛巾轻轻擦干；可适当为其进行足部按摩，以促进血液循环。修剪指（趾）甲时切忌太短。冬季注意老年人足部保暖，避免冻伤。

4. 运动护理

老年人身体条件允许的情况下，鼓励其适量运动，肥胖者适当增加活动量，以恢复理想体重。

（1）选择合适的运动。选择散步、太极拳、保健操等有氧运动。根据老年人的实际情况，有意识地将一些体力活动融入其生活中，如能步行不坐车、能爬楼梯不用电梯等。如果老年人无运动禁忌证，可协助其适当做些足部及小腿运动，以改善局部血液循环，避免发生糖尿病足。

（2）适时适量运动。老年人在饭后一小时开始运动为最佳；活动时应循序渐进；根据老年人的身体情况决定运动强度，以不感到疲劳为宜。若要改善胰岛素敏感性和血糖控制，每周运动可至少3次或隔日1次；若以降低体重为主要目的，则每周应运动5次以上；代谢控制差时停止运动。

（3）注意运动安全。运动前后检查足部，鞋袜要舒适。老年人运动时，应随身陪同，如出现呼吸费力、头晕、面色苍白、出冷汗等异常症状，应立即停止运动。老年人运动后，要及时调整食物（进食适量的淀粉类食物）及药物（磺脲类口服降糖药或胰岛素）以免其发生低血糖。

5. 健康教育

应积极向老年人及其家属进行健康指导，如糖尿病的分型、症状、并发症及诱发因素，增加其对糖尿病的认知（糖尿病虽然尚不能根治，但可防治），让他们了解低血糖的预防和护理知识；提高其接受治疗和护理的配合度。

6. 心理护理

鼓励老年人家属、朋友主动关心老年人，给予精神支持；可通过糖尿病防治的成功案例鼓励老年人，增强其坚持治疗、战胜疾病的信心。

二、高脂血症

高脂血症是由于老年人体内脂肪代谢或运转异常，使其血浆中一种或多种脂质含量高于正常含量的脂肪代谢紊乱性疾病。通常分为高胆固醇血症、高甘油三酯血症、混合性高脂血症和低高密度脂蛋白胆固醇血症四种类型。

高血压、冠心病、脑血管病、糖尿病等疾病都与高血脂有关,血脂增高已是困扰老年人健康甚至威胁生命的祸根,必须高度重视高血脂的危害,并积极防治。

（一）症状表现

（1）头晕、耳鸣、头胀、失眠健忘、脑动脉硬化、脑栓塞。

（2）有糖尿病病史,体态肥胖。

（3）胸闷、心慌、常发作心绞痛,心电图提示冠心病,重者可心肌梗死。

（4）视物不清、两眼干涩,眼底动脉硬化。

（5）肝区隐痛、B超提示脂肪肝。

（6）下肢麻木疼痛、间歇性跛行,出现下肢闭塞性动脉硬化。

（二）护理措施

高脂血症老年人应坚持长期综合治疗,强调以控制饮食及体育锻炼为基础,并结合调脂药物治疗。

（1）饮食护理。高脂血症老年人的膳食应控制总热量摄入,限制脂肪、胆固醇的摄入量,宜进食高纤维食物、各种豆类及其制品。食用油应以植物油为主,每人每天用量以 25～30 克为宜。餐后不卧位。应让其多饮茶,且戒烟、限酒。

（2）运动护理。安排老年人适当活动,特别是糖尿病和肥胖的老年人,以控制体重。

（3）生活护理。安排老年人规律作息。保持良好心态,尽量避免情绪过分激动、经常熬夜、过度劳累、焦虑或抑郁等不良心理和精神因素对脂质代谢产生不良影响。

（4）其他。如糖尿病、甲状腺功能减退导致的高脂血症者,应建议积极治疗原发病。

三、痛风

痛风是一种因嘌呤代谢障碍,使尿酸累积而引起的疾病,又称代谢性关节炎。痛风是老年人群高发的疾病,痛风及其并发症对老年人的健康造成很大的危害。因此,要做好痛风老年人的日常护理,减轻疼痛,提高生活质量。

（一）症状特征

（1）急性关节炎,常伴有长期高尿酸血症,及尿酸盐结晶、沉积所致的特征性急性关节炎,表现为关节红肿、热痛,一般多在子夜发生,或在过量运动和饮酒后发作,严重者关节畸形僵硬,活动困难。一般发作部位为大拇趾关节、踝关节、膝关节等。痛风初期发作多见于下肢。长期痛风发作可见于手指关节等。

(2)痛风石。常呈白色或珍珠色结节(痛风珍珠),发生于游离弧形的皮肤边缘(如耳郭)。另外的特征性症状是指(趾)关节白色或黄色的结节。痛风石可自行穿破,经久不愈合,形成溃疡或瘘管。

(3)肾功能损害。严重者发生肾脏损害,如肾结石、肾绞痛、血尿、尿酸性尿路感染等。

(4)并发症。由于痛风老年人体内的嘌呤代谢紊乱,常可出现一些并发症,如腹型肥胖、高脂血症、高血压、冠心病、2型糖尿病等。严重者肩关节畸形及功能障碍。

(二)护理措施

(1)疼痛护理。痛风老年人疼痛剧烈,应让其卧床休息,抬高患肢,关节制动,尽量保护受累部位免受损伤。另外,还可以通过一些方法来缓解症状,如在老年人晚上睡觉前,按医嘱使用特定(如清热祛湿止痛)的中草药来为其泡脚,可达到加快尿酸盐溶解,减轻疼痛的效果。应密切观察老年人的病情,必要时及时就医治疗。不宜随意用药,禁用或少用影响尿酸排泄的药物。

(2)饮食护理。调整老年人的饮食结构,控制含嘌呤高的食物,多吃碱性食物。避免暴饮暴食;鼓励多饮水(2 000毫升);不喝浓茶、咖啡等饮料,戒烟戒酒。

(3)生活护理。指导老年人规律生活,保证充足睡眠,不剧烈运动,避免过度疲劳;注意保暖,避免受寒。肥胖者应减少热量摄入,增加锻炼,减轻体重。

本节知识要点

1. 糖尿病的症状表现及护理措施。

2. 高脂血症的症状表现及护理措施。

3. 痛风的症状特征及护理措施。

第四节 呼吸系统常见疾病的护理

慢性支气管炎是一种老年人群的常见病和多发病。慢性支气管炎如不及时治疗或得不到有效护理,往往会发展成慢性肺源性心脏病,对老年人身体健康产生更大损害。因此,应重视对呼吸系统疾病老年人的护理。

一、慢性支气管炎

慢性支气管炎又称为"老年慢性支气管炎"(简称老慢支),是指气管、支气管黏膜及其周围组织反复受到感染和刺激导致的慢性非特异性炎症,通常指一年中持续咳嗽 3 个月以上、且连续出现两年或两年以上的症状。该病男性较女性多,有明显的季节性,如秋冬寒冷季节多急性发作,温暖季节可自行缓解。

慢性支气管炎是一种消耗性疾病,病程长,反复发作、迁延难愈,可发展为肺气肿、慢性肺源性心脏病(简称肺心病)、慢性阻塞性肺疾病(简称慢阻肺),肺部组织的耗损及功能的退化将是永久性且不可逆的。因此应尽早预防;对慢性支气管炎老年患者应加强日常生活护理,以减轻疾病对身体健康的耗损。

(一)症状表现

以咳嗽、咳痰和 / 或伴有喘息及反复发作的慢性过程为特征,咳嗽常在晨起或晚间加剧。咳出的痰是白色黏痰或泡沫样痰。反复发作可发作成肺气肿、肺心病、慢性肺炎等,病情严重者咳嗽、喘鸣几乎终年不停,并呼吸困难。

(二)护理措施

1. 对症护理

以止咳、化痰、平喘为主,保持老年人呼吸道通畅。

(1)注意观察老年人的呼吸状况及咳嗽、咳痰情况,记录痰液的颜色及量。

(2)对于气喘者,应协助其采取半卧位,抬高头胸部,必要时给予吸氧服务(详见本书第十一章第六节吸氧服务操作流程),注意正确调节吸氧流量。

(3)对于痰液较多而又无力咳出者,可协助使用吸痰器吸痰(详见本书第十一章第六节吸痰服务操作流程)。卧床者要经常为其翻身、扣背,促进痰液排出。

(4)遵医嘱让老年人服用化痰、止咳、止喘、抗感染的药物,并注意观察用药反应和效果,做好记录。有条件的老年人可建议其接种流感疫苗。

2. 生活护理

(1)老年人居室要定时打扫,经常开窗通风,保持室内整洁、空气清新,但避免对流风。

(2)室内温度和湿度要适宜,夏季室温以 28℃ ～ 30℃ 为宜,冬季以 18℃ ～ 22℃ 为宜;相对湿度以 50% ～ 60% 为宜。

（3）冬季做好老年人的保暖措施，及时为其增添衣物，避免感冒加重病情。

（4）慢支老年人饮食应营养丰富，注意补充热量和蛋白质，食物清淡、易消化，多吃新鲜蔬果，多吃止咳化痰、平喘、健脾益肺的食物，忌油腻、生冷、辛辣等刺激性食物。鼓励其多喝水，以每日 7～8 杯水（1 500～1 700 毫升）为宜，以促进痰液的稀释和排出。

（5）建议老年人戒烟。尽量避免与感冒发热的人群接触，少去人群拥挤、空气混浊的场所；避免尘埃和烟雾刺激呼吸道。

3. 运动护理

老年人发热渐退、咳喘减轻时可协助其下床轻微活动。病情允许的情况下，指导其适当锻炼，增强抵抗力。例如，冬季坚持用冷水擦洗头面部和鼻部；天气晴好时适当到户外活动，呼吸新鲜空气，以提高呼吸道御寒和适应能力。可指导其进行控制性深呼吸锻炼、腹式呼吸锻炼、缩唇呼气锻炼、扩胸运动，以及体操、打拳、气功等。锻炼强度以老年人不感到疲劳为宜。

二、老年肺炎

老年肺炎是指发生于老年人群的终末气道、肺泡和肺间质的炎症。老年人由于免疫功能下降和呼吸系统退行性改变，其肺炎的发生率和死亡率远高于中青年，肺炎是高龄老年人和长期卧床老年人最常见的合并症。

（一）症状表现

老年肺炎的症状表现多不典型，其表现因病原体毒性、个人身体状况不同而有较大差异。其主要特征如下：

（1）缺乏典型症状。起病隐匿，多无发热、胸痛、咯铁锈色痰等典型症状，极少出现典型肺炎的语颤增强、支气管呼吸音等肺实表体征。可出现脉速、呼吸快，呼吸音减弱，肺底部可闻及湿罗音，但易与并存的慢性支气管炎、心力衰竭等相混淆。

（2）首发症状以非呼吸道症状突出。早期可表现为腹痛、腹泻、食欲不振、恶心呕吐等消化道症状，或心率增快、气促等心血管症状，或精神萎靡、乏力、嗜睡、谵妄、躁动及意识模糊等神经精神症状。高龄者常以典型的老年病五联征（尿失禁、精神恍惚、不想活动、跌倒、丧失生活能力等）之一或多项而表现之。

（3）并发症多而重。老年肺炎易发生水电解质及酸碱平衡紊乱、呼吸衰竭、低蛋白血症、心律失常及休克等严重并发症，死亡率高。

（二）护理措施

1. 对症护理

遵医嘱协助老年人正确服用消炎药物和止咳祛痰药物，并注意药物的疗效和不良反应；做好病情监测，如有异常情况及时报告老年人家属和医生；必要时陪同老年人就诊。

2. 一般护理

（1）保持居室卫生清洁、空气流通，减少异物对呼吸道的刺激；室内温湿度适宜，避免过热或过冷；随天气变化及时为老年人增减衣物，注意老年人双足及头部的保暖，避免其受凉感冒。

（2）合理安排休息和活动。急性期应让老年人卧床休息，减少组织对氧的消耗，帮助机体组织修复。老年人身体允许的情况下，安排其进行适当锻炼，可选择太极拳、气功、保健操、呼吸操等项目，活动循序渐进，避免过度劳累。

（3）保持呼吸道通畅。对于长期卧床或昏迷的老年人，应定时为其翻身、叩背。鼓励老年人咳嗽，对于痰多又无力咳嗽者，可协助利用吸痰器吸出痰液。

（4）加强饮食护理。给予高蛋白、高热量、高维生素的饮食。高热时给以清淡、易消化的半流质饮食。多吃滋阴润肺的食物，忌烟酒和生冷、辛辣刺激性食物；鼓励其多喝水，以促进排痰。

3. 心理护理

加强关心和安慰，耐心倾听老年人诉说，做好心理疏导，使其心情愉快，增强其康复的信心，积极配合治疗和护理。

本节知识要点

1. 慢性支气管炎的症状表现及护理措施。
2. 老年肺炎的症状表现及护理措施。

第五节 运动系统常见疾病的护理

颈肩腰腿痛是老年人群最多见的骨科病症。这些疾病对老年人的生命虽然没有大的威胁。但是，久治不愈，危害健康，影响老年人活动和生活。因此，应重视对这些疾病的护理。

一、颈椎病

颈椎病又称颈椎综合征，是颈椎骨关节炎、增生性颈椎炎、颈神经根综合征、颈椎间盘脱出症的总称，一般是颈椎间盘退行性变、颈椎肥厚增生以及颈部损伤等引起颈椎骨质增生，或椎间盘脱出、韧带增厚，刺激或压迫颈脊髓、颈部神经、血管而产生一系列症状的临床综合征。老年人颈椎病发病率较高，影响日常生活质量，应加强日常护理。

（一）症状表现

主要表现为颈背疼痛，上肢无力，手指发麻，下肢乏力，行走困难，头晕、恶心、呕吐，甚至视物模糊、心跳过速及吞咽困难。有的也会出现血压升高、胸部疼痛，严重的还可能出现下肢瘫痪、猝倒等。

（二）护理措施

1. 疼痛护理

轻度颈椎病可通过按摩、推拿、理疗、（湿）热敷等来改善局部血液循环，缓解颈肩肌群的紧张及痉挛，进而消除肿胀、疼痛症状；但脊髓型颈椎病一般禁止重力按摩和复位；急性期患者疼痛症状较重时不宜作温热敷治疗。重度颈椎病者应及时就医，按医嘱运用药物控制疼痛或接受手术治疗。

2. 一般护理

（1）进行适当的颈部活动。老年人病情允许时，可指导其进行头颈功能训练，如头及双上肢的前屈、后伸及旋转运动，或鸭子喝水及摇头的动作。对于脊髓型颈椎病患者，在洗脸、刷牙、饮水、写字时，要避免颈部过度伸屈的活动。

（2）加强颈部保养。出汗后、饭后、浴后、睡后均应注意颈部的保暖，避免颈部受风寒侵袭。平时可为老年人按揉颈、肩、上背部肌肉，以有轻微酸胀痛，使肌肉松弛为度。按揉穴位有风池、肩井、天宗、大椎等 [1]（图 12-3）。

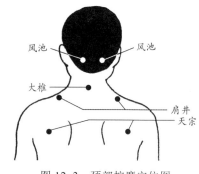

图 12-3　颈部按摩穴位图

---

[1] 风池穴位于颈部，枕部两侧入发际一寸的凹陷中（胸锁乳突肌与斜方肌上端之间的凹陷处）。肩井穴位于肩部，前直对乳中，乳头正上方与肩线交接处。天宗穴位于肩胛区，肩胛冈中点与肩胛骨下角连线上 1/3 与下 2/3 交点凹陷中。大椎穴位于人体的颈部下端，第七颈椎棘突下凹陷处。

（3）纠正不良姿势和习惯。枕头不宜过高，要符合老年人的颈椎生理曲度，软硬适度，使其侧卧时仍保持颈部正直。不要偏头耸肩，谈话、看书时要正面注视。劳动或走路时要保持脊柱的正直。避免头颈负重物，避免长时间低头。避免急刹车时头颈受伤。

（4）保证老年人充分休息和充足睡眠，消除颈部疲劳。

（5）注意体位和安全。对于颈部制动的老年人，应注意安全防护。颈椎骨折或脱位者必须绝对卧床，颈部制动，用颈托固定或枕颌带牵引，可进行轻微轴线翻身，确保头颈肩呈一条直线。若老年人有感觉异常、肌力下降、步态不稳等须加强监护，以防其跌倒。

（6）积极防治急性扁桃体炎、颈淋巴结炎、乳突炎、上呼吸道感染、颈肩及背部软组织劳损等，避免侵及颈椎。

二、肩周炎

肩周炎是一种因肩关节囊与肩关节周围软骨组织的慢性退行性变化引起的，以肩部疼痛、肩关节活动障碍为特征的疾病。一般女性发病率略高于男性，多见于体力劳动者。肩周炎的发病特点为慢性过程，肩关节经常疼痛，严重的可影响肢体功能。

（一）症状表现

（1）疼痛。可为钝痛、刀割样痛、夜间加重，甚至痛醒，不能入睡，发病早期以肩部疼痛为主，有时疼痛放射至前臂、肘部或手部。

（2）活动功能障碍。如果初期治疗不当，将逐渐发展为肩关节活动受限，前臂不能外展、外旋、后伸、上举等。常影响日常生活，吃饭、穿衣、梳头、写字、翻身等活动发生困难。严重时生活不能自理，肩臂局部肌肉也会萎缩。

（二）护理措施

应加强肩周炎老年人的日常护理，并协助其进行功能训练，以减轻老年人的痛苦，促进其关节功能恢复。

1. 疼痛护理

老年人肩关节有剧烈疼痛时，可将其肘部用布带托起，配合医生做好理疗、热敷、按摩及药物治疗，帮助老年人止痛，促进其肩关节活动范围增加。

（1）需用药者应按医嘱协助给药，注意用药反应，出现异常及时报告医生。

（2）风、寒、湿痹者的患部可用热水袋或遵医嘱给予热药袋热敷，也可用食盐、大葱热熨。局部注意保暖，疼痛部位可用护套。

（3）对于热痹者，应遵医嘱给予中药熏洗，局部禁用温热疗法。

2．生活护理

（1）避免老年人过度劳累，忌让其拿提重物。

（2）加强老年人肩关节的局部保暖，注意防风寒、防潮湿，随气候变化随时为其增减衣服。老年人出汗多时切忌受风，及时为其更换衣物，不宜洗冷水澡。

（3）协助疼痛严重活动受限者穿衣、梳头等。

（4）加强老年人的膳食营养，补充钙质，多吃含钙高的食物，如牛奶、鸡蛋、豆制品、骨头汤、黑木耳等。

（5）调整老年人的身体姿势，避免长期的不良姿势造成肩部积累性损伤。

3．运动护理

（1）定期为老年人按摩上肢及肩部肌肉。恶寒发热、关节红肿疼痛、屈伸不利者，宜卧床休息，病情稳定后可适当下床活动，避免关节僵硬。

（2）鼓励老年人做手指关节的各种活动，如捏橡皮球或健身球。身体允许时，鼓励其进行太极拳、太极剑等运动，促使肩关节局部血液循环。

（3）鼓励老年人进行主动性的肩关节功能训练（如爬墙训练、摸背法等），以防止肌肉萎缩及关节粘连。当然，运动应适量，循序渐进，避免肩关节及其周围软组织的损伤。功能训练每日练习2～3次，每次15分钟。

肩周炎康复训练的常见方法

（1）肩关节环转运动。即老年人弯腰，让患侧自然下垂，以顺时针，随后逆时针方向进行环转活动。也可让其弯腰90°患肢下垂，并用健肢扶挡患肢，使之屈肘90°进行环转活动。

（2）肩关节内旋及后伸内旋活动。即患侧在健侧的帮助下，逐渐触摸对侧肩胛骨，练习后内旋。还可在滑轮练习器上进行，即老年人患肢放背后，并用手握住滑轮练习器上的把柄，用健肢握另一端而向下拉动。

（3）肩关节上举活动（爬墙锻炼），即让老年人面墙而立，双手沿墙壁从低处缓慢向上爬动，直至最高限度，再缓慢放下。

（4）外旋活动练习。老年人用患侧的手横过面部去触摸对侧的耳朵,以练习肩关节内收、外旋活动。或者老年人靠墙而立,双手交叉抱住颈部,做双上肢外展、内收动作。

以上功能锻炼应该每日练习2～3次,每次15分钟。在早期,锻炼必须缓慢、持久,不可操之过急,否则有损无益,对锻炼时难度较大的,要鼓励老年人克服困难、坚持锻炼,才能收到良好的效果。

（来源:http://www.fh21.com.cn/guke/jzy/bj/100371.html）

三、腰椎间盘突出症

腰椎间盘突出症是指腰椎间盘发生退行性病变以后,又在外力作用下,纤维环部分破裂或全部破裂,并引起髓核同时向外膨出,刺激或压迫神经根,血管或脊髓等组织所引起的腰痛,并沿着坐骨神经下传至腿,引起腿痛、麻木、感觉迟钝等症状为特征的一种病症。由于年龄的增长,脊柱的生理退行性变化,老年人更容易得腰椎间盘突出症。

（一）症状表现

腰椎间盘突出的老年人常常感到腰痛、腿痛及腿麻。腰痛多局限于下腰部、腰骶部。腿痛多为单侧,并沿患侧大腿后侧向下放射至小腿外侧,足跟或足趾外侧。若腰椎间盘突出较大或位于椎管中央后时,可出现双腿疼痛。当行走、弯腰、伸膝起坐时牵拉神经根,可使疼痛加剧;当屈髋、屈膝卧床休息时,疼痛减轻。疼痛多为间歇性,病程长者,可有下肢放射部位麻木感。

（二）护理措施

（1）减轻疼痛。急性期应睡硬板床,绝对卧床3周。须在医生指导下正确给药,为其推拿、理疗。痛症较重者最好按医嘱用药治疗。

（2）减轻腰椎负担。症状缓解期应叮嘱老年人注意休息,避免久坐、弯腰等,以防腰椎后凸,加重腰椎的负担。做家务劳动时要量力而行,避免因突然用力而造成扭伤。提重物时应先蹲下拿到重物,然后慢慢起身,尽量做到不弯腰。

（3）注意腰椎保养。注意腰部保暖,减少寒冷和潮湿等刺激。注意站或坐的姿势要正确。胸部挺起,腰部平直。同一姿势不应保持太久,适当进行原地活动或腰背部活动,以解除腰背肌肉疲劳。

（4）加强饮食调理。注意调理老年人的饮食结构,可让老年人每日睡前、晨起饮用蜂蜜水、淡盐水,防止便秘。

（5）加强腰部训练。症状明显好转后可指导老年人进行腰背肌训练及呼吸训练,可戴上腰围（护腰带）进行活动,注意活动宜循序渐进,避免劳累,腰围不宜常戴,以防肌肉萎缩。

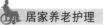

腰椎间盘突出症患者的腰部训练方法

（1）卧位腰背肌训练。平卧,双膝弯曲放在床上,然后用力将臀部抬起,离开床面10厘米。坚持5秒钟,反复10下。

（2）俯卧位腰背伸展训练。俯卧,胸腹部上软垫,头向后伸,同时双手后上举。

（3）坐位腰背伸展训练。坐位,挺直腰部,双臂于体侧屈肘90°,握拳,双肩后展。

（4）深呼吸训练。该训练方法需结合胸肌牵伸和腰背伸展。坐位,挺腰,双手十指交叉放于枕后部,双肩后展,深吸气,还原后呼气,重复数次。

（5）改善腰伸肌和臀大肌的训练:双手撑于床面,一下肢保持膝跪位,另一下肢于屈膝状态下抬髋,左右交替。

（6）等长牵伸腹肌训练:仰卧,双下肢并拢,足背绷直,双下肢离开床面;双髋、双膝屈曲（双膝屈曲角度约90°）,双手交叉置于腹部,头向上抬起。

（来源:http://guke.familydoctor.com.cn/a/201606/1101773.html）

四、骨质疏松症

骨质疏松的高危人群多为老年人及绝经后女性,骨质疏松引起的疼痛可降低患者的生活质量,带来的脊柱变形、骨折及其并发症,使患者活动受限、生活不能自理,增加肺部感染、压疮的发生率。骨质疏松症成为老年人群发病、死亡和巨额医疗费用的主要原因之一。因此,加强骨质疏松症老年人的日常生活护理,减低并发症的发生率至关重要。

（一）症状表现

（1）疼痛。老年性骨质疏松症患者,可有腰背酸痛或周身酸痛,负荷增加时疼痛加重或活动受限,弯腰、肌肉运动、咳嗽和大便用力疼痛也加重,严重时翻身、起坐及行走有困难。

（2）脊柱变形。多在疼痛后出现。随着年龄增长，老年人骨质疏松加重，脊柱压缩变形，使脊椎前倾，驼背曲度加大，老年人身长缩短。

（3）脆性骨折。脆性骨折（非外伤或轻微外伤发生的骨折）是退行性骨质疏松症最常见和最严重的并发症。骨质疏松症导致的脆性骨折多发生在扭转身体、持物、开窗等室内日常活动中，即使没有明显较大的外力作用，也可发生骨折。发生脆性骨折的常见部位为胸、腰椎、髋部、桡或尺骨远端、肱骨近端和股骨上端。

（4）心肺功能障碍。胸、腰椎压缩性骨折，脊椎后弯，胸廓畸形，腹部受压，可使肺活量和最大换气量显著减少，患者可出现胸闷、气短、呼吸困难等症状。

（二）护理措施

1. 对症护理

建议及时就诊，弄清病因，对症治疗。按医嘱为老年人给药，并定期协助老年人去医院进行骨密度检查。

2. 一般护理

（1）合理调整饮食，控制总热量摄入，避免肥胖；增加富含钙质的食物，遵医嘱补充钙剂；多吃新鲜蔬果。

（2）适当安排户外活动和体育锻炼，如散步、老年操等，多晒太阳，增进体内维生素 D 的合成和钙的吸收，改善骨骼的血液供应，增加骨密度。指导老年人进行背肌过伸训练、仰卧起坐训练、旋腰运动，但应严格限制负重活动。

（3）保持正确姿势，不要弯腰驼背，力争直立、正坐，以减轻骨骼负担。床铺要松软且承托力均匀，以免体位变换时引起疼痛。必要时使用腰围。

（4）加强老年人日常生活的安全防护，防止各种意外伤害，尤其是跌倒。

五、骨关节炎

骨关节炎也称退行性关节炎、增生性骨关节炎。该病的主要病理改变为关节软骨退行性变性和消失，以及关节边缘韧带附着处和软骨下骨质增生，形成骨刺，并由此引起关节疼痛、畸形和功能障碍。

骨关节炎是老年人群的常见疾病，该病会引发关节部位疼痛，甚至会导致病残，严重影响老年人的生存状况与生活质量。因此，应加强骨关节炎的护理。

（一）疾病特点及症状

1. 疾病特点

关节软骨变形、软化、糜烂，软骨下骨质硬化，随后出现关节软骨边缘骨赘形成、关节囊纤维化、关节间隙狭窄、功能障碍。此病好发于髋、膝、脊椎等负重关节以及肩、指间关节等。本病的发病率与年龄、性别等因素有关。其发病率随年龄的增大而升高；高龄男性髋关节受累多于女性，手骨关节炎则以女性多见。

2. 症状表现

本病一般无全身症状，常以某一关节或某一组（对）关节出现首发症状而就诊，患者常伴有关节疼痛、肿胀、畸形、运动受限。严重的导致肢体活动困难和躯体活动障碍，同时，引发老年人自卑等心理压力。

（1）骨关节炎。可发生在手指关节、腰椎、髋关节、膝关节等处。

（2）手的骨关节炎。作为最常见的症状，其表现为指关节处出现骨性增生的结节，导致手指各节向尺侧或桡侧偏斜，呈蛇样。手指活动或浸冷水时可引起疼痛。

（3）髋骨关节炎。本症起病缓慢，可因受凉、劳累后感觉不适、酸胀和疼痛，早期疼痛多在早晨，并伴有活动受限，随着病情逐渐加重，可出现髋关节畸形、强直，甚至下蹲、起立、上、下楼梯，穿、脱鞋子都发生困难。

（4）腰椎骨关节炎。该症好发部位在第三、第四腰椎上，可引起腰部软组织酸胀、疼痛、僵硬及疲劳，严重者腰部活动受限。

（5）膝骨关节炎。该症发病缓慢，膝关节有酸胀、疼痛感，不能长距离行走，活动剧烈、受凉或阴雨天时疼痛加重，严重时膝关节僵硬，活动受限。

（二）护理措施

骨关节炎老年人护理的总体目标是：减轻或消除疼痛；改善关节功能；使老年人能独立或在帮助下完成日常的生活活动；使其积极应对疾病造成的身心影响，增强自信心。具体护理措施如下：

1. 减轻疼痛

除症状严重、关节畸形明显的晚期骨关节炎老年人，需及时就医或手术治疗外，应按医嘱协助其服用镇痛剂，或采取局部热敷、热水泡洗、按摩等方法，减轻关节部位的疼痛。急性发作期，应尽量让其卧床休息，限制其关节的活动。

2. 注意姿势

（1）纠正不良的姿势、体位，避免长时间下蹲、跪位、坐位和站立。避免在老年人睡眠时为减轻疼痛在膝下垫枕头；颈椎骨关节炎老年人应避免长期伏案、仰头或转颈，睡眠时应用适当高度的枕头；腰椎受累者可睡硬板床。

（2）指导老年人采用正确姿势。尽量应用大关节，少用小关节，如用屈膝、屈髋下蹲代替弯腰和弓背；用双脚移动带动身体转动代替突然扭转腰部；选用有靠背和扶手的高脚椅就座，且膝髋关节成直角；枕头高度不超过15厘米，保证肩、颈和头同时枕于枕头上。

3. 保护关节

（1）使用辅助设施。站立或行走时，协助老年人利用把手、手杖、护膝、步行器、楔形鞋垫（膝内翻或外翻者）或其他辅助装置，减轻受累关节的负荷。尽量少上下楼梯，有电梯的地方尽量用电梯。

（2）注意保暖。注意室内防潮保暖，防止老年人关节受凉、受寒。冬季应加强关节部位的保暖；夏季也要重视膝部保暖，避免风直吹，防止膝关节持续暴露受凉。穿戴护膝或弹性绷带，对保护膝、髋等关节十分有益。

4. 适当活动

避免长期卧床，应遵医嘱适当进行功能训练。病情允许者可进行散步、太极拳等和缓的户外运动，以保持病变关节的活动，防止关节粘连和功能活动障碍。同时运动中要注意关节的保护，避免爬山、骑车等运动；要注意循序渐进。例如，走路最好不要太快，也不要太久，以20～60分钟为宜。

5. 其他措施

（1）补充钙质。让老年人多吃含钙和蛋白质高的食物，必要时按医嘱适当补充钙剂。

（2）肥胖者应适当增加活动，并结合饮食控制，控制体重，防止关节的负担加重。但身体过胖的人和下肢肌力较弱的人，不宜长距离跑步，以免加重膝关节软骨的损伤。

（3）注重鞋的选择。老年人最好穿松软、有弹性、带后跟的鞋，鞋后跟高度以高出鞋底前掌2厘米左右为宜，以减少膝关节所受的冲击力，避免膝关节发生磨损；鞋底宜有防滑波纹，以免滑倒。

（4）加强心理护理。给予心理安慰和正确引导（大多数病情较轻，不会导致

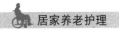

全身性残废,不要病急乱投医),消除老年人的顾虑,树立战胜疾病的信心,配合医生的治疗与康复。

本节知识要点

1. 颈椎病的症状表现及护理措施。
2. 肩周炎的症状表现及护理措施。
3. 腰椎间盘突出症的症状表现及护理措施。
4. 骨质疏松症的症状表现及护理措施。
5. 骨关节炎的疾病特点、症状表现及护理措施。

第六节　神经系统常见疾病的护理

人体中最容易老化的是神经系统。老年人神经系统发生退行性变化,会导致记忆力减退、健忘、语言缓慢、智力减退、手指哆嗦,还可能产生情绪变化及某些精神症状,严重的使老年人失去自理能力。

加强老年人的生活护理,在身体照顾、症状处理、营养支持、康复训练、安全防护、心理护理等方面采取相应措施,对减缓大脑衰老,增强生活自理能力有重要作用。

一、帕金森氏病

帕金森氏病是常见的、严重影响老年人生活的一种中枢神经系统疾病。对于帕金森氏病老年人来说,在给予药物和手术治疗的同时,还应为其进行恰当的居家护理和康复训练,以最大限度地延缓患者病情发展,改善其生活质量。

(一)症状表现

大部分帕金森氏病患者在60岁后发病,偶有20多岁发病者。起病多较隐袭,并缓慢发展,逐渐加重。主要表现为:震颤(常为首发症状),肌强直,运动迟缓,姿势步态异常,口、咽、腭肌运动障碍。

(1)静止性震颤:多由一侧上肢远端(手指)开始,渐扩展到同侧下肢及对侧肢体。下颌、口唇、舌及头部常最后受累,典型表现呈搓丸样动作,静止时出现,精神紧张时加重,随意动作时减轻,睡眠时消失。

(2)肌强直:指锥体外系病变引起的肌张力升高,呈齿轮样或铅管样强直。

（3）运动迟缓：即随意动作减少，包括始动困难和运动迟缓。最初表现为精细活动如扣纽扣、系鞋带等困难，以及行走时上肢摆动减少。由于面肌活动减少可出现眨眼减少，面容刻板，出现"面具脸"。

（4）姿势步态异常：指患者站立和行走时不能维持身体平衡或在突然发生姿势改变时不能做出反应，呈冻结、小步、慌张步态。

（5）在病程的不同阶段还可出现自主神经症状（顽固便秘、垂涎、出汗异常、体位性低血压）、认知（痴呆）、情感和行为症状（抑郁、幻觉）、睡眠障碍、吞咽困难、体重减轻等。

（二）护理措施

1. 饮食护理

老年人进食时间要规律，饭量不宜过大，不要过饱，避免造成肠胃负担，并在饮食内容上保证低蛋白、高纤维素、粗纤维等，这样既有营养又易于消化。

2. 生活及安全护理

该病早期，老年人的运动功能无障碍，能坚持一定的劳动，应指导其自行进行日常生活活动，坚持四肢各关节的功能训练。当老年人出现运动障碍时，应尽可能地提供便利或协助，同时应加强安全防护。

（1）穿脱衣物。穿脱衣服、扣纽扣、系腰（鞋）带困难者，应给予协助。衣物应宽松、柔软。

（2）进食。无法自行进食者，给予喂食或鼻饲饮食。在老年人进食、饮水过程中，注意防止误吸或噎食。应为端碗、持筷有困难者，选择合适的餐具或适当改造餐具（具体详见本书第六章饮食护理相关内容），以便于其进食。

（3）上下床。老年人宜睡硬板床，以减轻肌肉痉挛，保持肌肉的生理张性。在床上安置固定的架子，上有悬带下垂，方便其借助吊带坐起。床的侧方绑一根宽带子，老年人晚间可以借助手的力量独自翻身。

（4）洗浴。铺设防滑地板、地砖、防滑垫；浴缸处设有安全扶手，便于抓扶；浴室内安放固定的高脚凳，方便老年人坐着洗澡和穿脱衣服。备有电动剃须刀便于老年人剃须，备有纸杯或塑料杯便于其刷牙。备有长握把的海绵、洗浴用的手套等，有助于老年人洗浴。条件允许下可协助老年人泡温水浴，以保持皮肤清洁，缓解肌肉紧张。

（5）行走。保证走廊通畅，无杂物堆放，光线充足。室内地面平坦，减少台阶;铺有防滑地板或地砖;为老年人配置适当的助行器具,并放置在易拿取之处。老年人行走时要注意随身监护,必要时给予搀扶,防止其摔倒等意外。

（6）如厕。根据老年人的身高调整便桶高度,设置扶手,便于其坐下和站起;必要时在床旁放置高脚便盆。对于尿失禁者,需协助其导尿。

3. 预防并发症

（1）预防感染。老年人出现咳嗽或发烧时要进行及时治疗和妥当护理,避免感染加重病情。

（2）预防便秘。鼓励老年人适当活动,充分饮水,饮食中增加蜂蜜、麻油及膳食纤维高的食物,让其多做腹部按摩,养成定时排便（晨起或睡前）的习惯。

（3）预防感冒。注意老年人居室的温度、湿度、通风及采光等状况;根据季节、气候、天气等情况及时为其增减衣服,恰当安排室外活动的方式和强度。

（4）预防压疮和肺炎。要做好卧床老年人的皮肤护理,防止尿便浸渍和压疮的发生。做好口腔护理,按时翻身、扣背,以预防吸入性肺炎和坠积性肺炎。

4. 加强康复训练指导

积极指导其加强运动和康复训练（详见本书第十四章康复护理的相关内容）,以改善其平衡能力,锻炼其肢体运动和语言功能。

（1）加强肢体功能训练。指导早期患者进行肢体主动功能训练,协助其四肢各关节做最大范围的屈伸、旋转等活动;对于卧床老年人,也应经常为其进行肢体被动活动,以促进其肢体的血液循环,预防肢体挛缩、关节僵直。

（2）加强日常生活动作训练。鼓励老年人进行身体姿势、步态、肢体活动、手动作、面部动作等的训练。纠正不良姿势,保持正确的坐姿、站姿。鼓励其主动完成吃饭、穿衣、洗漱等生活活动。训练时要注意加强安全防护。

（3）其他运动形式。若老年人身体情况允许,可选择变化较多、比较复杂的运动形式,比如多走走弯曲的石子路,这对于延缓运动功能减退,很有好处。

（4）对有语言障碍者,可指导其对着镜子努力大声地练习发音。

5. 心理支持与安慰

尊重老年人的人格和生活习惯,多给予关心与安慰,适当让其听轻音乐、看漫画等,使其放松身心,消除心理压力。另外,应尽可能鼓励老年人进行力所能及的活动,并多给予肯定和赞扬,增强其战胜疾病的信心。

6. 正确给药，加强病情监测

按医嘱督促或协助老年人按时服药，服药困难者可将药片（丸）磨碎后用水调成糊状再服用。严密观察其用药反应。如出现血压突然升高或降低、肢体震颤加重、言语障碍、不能进食、躯体僵硬等，应立即送医就诊，以免延误病情。

二、阿尔茨海默病

阿尔茨海默病，又称老年性痴呆，是一种起病隐匿、可引起脑功能逐渐衰退的神经系统退行性疾病，多发于老年人群。

阿尔茨海默病发病呈渐进性、隐袭性，患病老年人往往渐渐失去感觉、直觉和评价生活环境的能力，临床上以记忆障碍、失语、失认、人格和行为改变、自理能力减退等全面性痴呆表现为特征，严重影响老年人的生活质量。由于目前没有特别有效的药物可以逆转或终止阿尔茨海默病的发展，因此，做到早发现、早诊断、早治疗对延缓疾病的进程、提高生命质量起着至关重要的作用。

（一）症状表现

（1）记忆障碍。早期通常近事记忆障碍较明显，随着病情发展，远期的记忆也会发生障碍，晚期可出现失认（不认识亲人和熟人）情况。

（2）认知功能障碍。判断、知觉和认识能力发生困难，如对周围地点、方向、时间、人物的认识、判断发生困难；不能系统地思考问题；对周围发生的事情不能做出相应的判断。有的还表现为不会使用日常生活用品；虽然读书看报，但不能理解每个字的含义。丧失计算能力，不会购买物品。

（3）语言障碍。失去语言表达能力，语言减少，常语无伦次，失去表达思想和情感的能力。

（4）情感障碍。常有人格改变，个人习惯发生变化，对事物缺乏兴趣，过分关心自己，以自我为中心，容易激动、多疑、嫉妒、固执，也可出现幻觉、谵妄等。

（5）精神障碍和活动障碍。伴有精神和人格、行为异常，随意裸露身体，有的则终日发愣，表情淡漠，对一切事情都不感兴趣等；病情严重者，日常生活完全不能自理，不会洗漱、穿衣、控制大小便。

早期干预阿尔茨海默病可延缓其发生或发展。所以，如果老年人常常出现转瞬即忘、词不达意、时间和地点记忆不清、判断力降低、抽象思维能力丧失、随手乱放物品（如将很多废品如废纸、布头当做宝贝珍藏）、不主动参与任何活动、脾气和行为变化无常时，就应该提高警惕，及时就医诊治。

（二）护理措施

（1）尊重、理解、关爱患病老年人。要关心、体贴老年人，多与老年人交谈，要给予其应有的尊重、理解和耐心，在情感上多给予温暖，不可刺激老年人，要与其建立良好的人际关系；创造一个温馨、和睦的生活氛围，使其感受到生活的乐趣，保持轻松、愉快的心情。

（2）创造舒适安全的居室环境。老年人居住环境要尽量保持简单，光线充足，室内无障碍，如门槛等，以免绊倒。老年人的睡床应尽量离厕所、浴室近些；床边要有护栏，以防其坠床；床最好不要太高，便于其安全上下。地面要防滑，最好选用坐式马桶并装扶手，以便其扶持保持身体平衡。室内物品要放在固定位置，尽量保持生活的稳定性，可指导老年人熟悉环境和居室设施，让其能够辨认出自己的居室，并在居室内找到自己需要的物品。刀剪、药品、杀虫剂等要保存好，煤气、电源等开关要有安全装置，房屋门锁以老年人不易打开为宜。对异常行为者应反复进行强化训练，增强其适应环境的能力。

（3）使老年人规律作息。督促老年人每日按时起床、吃饭、排便、洗漱、就寝等，避免昼夜颠倒的生活。保证老年人定时定量进餐，不能进食或进食困难者给予协助或鼻饲；协助其定时排便排尿，并为其做好老年人的个人卫生；注意经常为其卧床翻身、扣背，防止压疮和呼吸道感染；同时根据病情协助其进行肢体训练，减轻肌肉萎缩。

（4）引导老年人适当用脑。多陪老年人聊天，回忆过去的生活往事。陪其翻看家庭相册或色彩鲜艳的图书、抚摸毛绒玩具或宠物，安排老年人进行读书、看电影、看体育比赛、听广播、积木、拼图、书法、绘画等活动，增强对大脑的刺激，帮助其提高认知功能。

（5）增强老年人的生活自理能力。尽可能地鼓励其独立完成力所能及的日常生活活动，不宜代替其做，以锻炼其肢体的灵活性，提高生活自理能力，同时给予必要的示范、指导和帮助。老年人自行活动时，要注意加强监护，防止跌倒、头部摔伤等意外事件的发生。

（6）安排老年人适当活动和锻炼。鼓励病情较轻的老年人到户外锻炼，多参加一些社交活动，多与他人交谈。应充分发挥老年人的余力，增强其自信心。例如，让老年人自己打扫房间卫生，进行洗衣、浇花、养鱼、淘米、剥豆子、唱歌、散步、打太极拳、编织等活动。

（7）做好风险防范。做好"五防"，即防自我伤害、防跌伤骨折、防意外事故、防药物中毒、防走失。① 对乱吃东西的老年人，注意要将危险的物品，如金属的小钉子、纽扣、药瓶、刀剪等保管好，放在其不易拿取的地方。老年人排便后要及时清理便盆，以免老年人乱吃粪便；避免老年人接触开水、电源、煤气炉及其他危险的设备和物品。② 对兴奋不安者和病情严重者，要加强陪护，以免发生意外。不宜让老年人单独外出，如需出门，应有人陪同，最好让其随身携带急救药物以及写有其姓名、年龄、住址、家属联系电话及所患疾病的卡片，以备紧急情况时得到他人的及时救助。③ 当老年人有不合理要求或做出令人尴尬的事情时，最好及时劝阻或用别的事情转移其注意力，以免其言行危及他人。

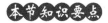

1. 帕金森氏病的症状表现及护理措施。
2. 阿尔茨海默病的症状表现及护理措施。

第七节　感官系统常见疾病的护理

白内障、青光眼是老年人群常见的感官系统疾病。通过加强这类疾病的日常护理，可减轻老年人视力衰退进程，提高其生活质量。

一、白内障

老年性白内障是晶状体老化过程中出现的退行性改变，晶状体逐渐失去透明性。随着年龄增长，老年性白内障发病率增高，是我国目前老年人群中最常见的致盲眼病之一，通常为双眼先后发病。

白内障起初的混浊对视力影响不大，但如不及早治疗，就会逐渐加重，晚期会继发青光眼等并发症，可明显影响视力甚至失明，而且也增加了手术难度及术后并发症的发生。因此，对于老年性白内障，应引起重视。

（一）症状表现

患眼呈渐进性、无痛性视力减退，视物模糊，眼前固定黑点或视物发暗、畏光等症状，色觉改变，近视、眩光，单眼复视或多视。另外，白内障发病部位及程度的不同，其对视力的影响也不同，若白内障长在晶状体的周边部，视力可不受影响，若混浊位于晶状体的中央，轻者视力减退，重者视力可能只看见手动或光感，此外还可表现为近视度数加深，需要经常频繁更换眼镜。

（二）护理措施

老年性白内障是目前最普遍、发病率高且危害性大的眼病。对于白内障，除了重视科学的手术治疗外，加强术后护理及日常生活照护也是有效促进病情恢复的关键。

1. 术后护理

（1）术后眼睛不适是正常反应，叮嘱老年人勿打开伤口盖布，并指导其平躺，卧床休息。

（2）遵医嘱定时陪同老年人回门诊换药；定期复查术眼，如出现持续眼痛、渗血、分泌物多等，应及时报告医生，以尽快查明原因，得到有效治疗。

（3）遵医嘱指导老年人定时定量用药（口服药及眼药水）。

2. 一般护理

（1）加强用眼卫生。

① 不可过度用眼，以免加重眼部充血和视觉疲劳。

② 睡觉时宜戴上眼罩；出门宜戴墨镜，以遮挡强光和灰尘。如有远视、近视或散光等，应到医院检查或到正规专业眼镜店，佩戴合适的眼镜。

③ 尽量避免碰撞患眼，勿揉眼睛，以免切口愈合不良。注意眼部卫生，不可用不洁手帕、毛巾擦拭眼睛。

④ 遵医嘱滴用眼药水。要爱护眼睛，防止眼外伤。

（2）饮食调理。饮食宜营养平衡。注意补充蛋白质、锌、维生素 A 等。平时多吃新鲜水果、蔬菜，尤其是色泽深绿的菠菜、西兰花、芥蓝以及大枣、西红柿、橘子、苹果、葡萄、西瓜、猕猴桃、木瓜、香蕉等；多食鱼类、豆制品；多吃些含锌丰富的食物，如青鱼、虾、瘦肉、花生、核桃、牡蛎等。同时，应注意少吃高糖、高胆固醇、过咸的食物，避免暴饮暴食，少吃刺激性食物，保持大便通畅，戒烟忌酒。

（3）养成良好的生活习惯。生活起居要规律，注意劳逸结合，保证充足的睡眠，及时消除疲劳。鼓励其及早戒烟。多给予老年人安慰与开导，使其保持平稳的情绪和积极的心态。忌剧烈运动，尤其是低头动作。轻声说话，防止感冒，避免咳嗽和打喷嚏。

（4）加强相关慢性病的护理。包括眼部的疾患及全身性疾病，尤其是糖尿病，最易并发白内障，要加强老年人的血糖监测，及时有效地控制血糖，防止病情的进一步发展。

二、青光眼

老年性青光眼是一种眼压升高致视乳头灌注不良,并发视功能障碍性疾病,是老年人群常见的一种眼科疾病。青光眼一般会通过预防性手术来治疗。同时,如何做好青光眼患者术后的家庭护理对疾病康复也至关重要。

(一)症状表现

急性闭角青光眼患者常有远视,双眼先后或同时发病。其发作多在傍晚时分,突感雾视,可能有患侧额部疼痛,同侧鼻根部酸胀。急性青光眼发作的典型表现是眼压急剧上升,出现明显的眼痛、头痛、畏光、流泪,甚至恶心、呕吐、眼睑水肿等症状,视力高度减退,可仅存光感。

青光眼发作的不典型表现为感到轻微的眼胀和头痛,白天视物呈蒙雾状,夜晚看灯光则有虹视[①]。时间短暂,经休息后可自行缓解。但反复地发作,而每次发作都可产生部分房角损伤和永久性粘连,这样就转入慢性进展期,眼压就会逐渐持续升高,视神经乳头就逐步发生凹陷性萎缩,视野也开始受损并缩小,最后完全失明。

(二)护理措施

1. 术后护理

(1)按医嘱服药物或使用眼药,并定期复查眼底,测量眼压及检查视野。

(2)术后躺卧时避免睡向术侧,并防止压到术眼。术后两周内禁止俯身洗头,而要改为仰头洗发,避免揉擦眼睛。淋浴、洗头时要防止污水溅入眼内。

(3)术眼会有少量血性渗出液。以眼垫覆盖可保持眼睛的清洁舒适。外加胶制眼罩可防止碰撞到术眼。眼垫于术后1～2天可除去。眼罩则继续使用两周左右。伤口缝线不需拆除,可让它自行溶解吸收。

(4)术后两个月内应避免引起眼压升高的活动,如用力排便、举重物等。

2. 一般护理

(1)饮食护理。

① 宜清淡、易消化,少吃或不吃辛辣刺激食物,如辣椒、生葱、胡椒等。莲心、小麦片、核桃肉等具有养心安神功效,青光眼患者可以适当多食。

---

① 当一个人在看灯光时,如果在灯光周围出现彩色光晕,医学上称之为"虹视"。

② 注意饮食卫生,避免肠道传染病,并保持大便通畅。

③ 进餐间隔时间不宜过长,因过度饥饿时胃肠血液集中到头部,致使眼睛充血,房水①产生增多,眼压升高。

④ 忌烟、忌酒、忌喝浓茶。以减轻病情,避免疾病发作。

⑤ 控制老年人的饮水量,避免短时间内大量饮水,一次饮水量以不超过500毫升为宜。因血液被稀释,可使眼内房水增多,眼压升高。

（2）注意保护眼睛。不要在暗室里停留长时间或暗光线下看书报。老年人睡眠时宜枕稍高一点的枕头。

（3）避免过度劳累及情绪波动。保证老年人充足睡眠,保持精神愉快,避免情绪激动、生气、脑力疲劳等。

（4）适当运动。安排老年人每天参加一些适量的有氧运动,以减少房水产生,降低眼压。

（5）及时就诊。若突发眼睛疼痛、畏光、流泪、视力减退、眼睛红肿,应立即请眼科医师诊疗。

本节知识要点

1. 白内障的症状表现及护理措施。
2. 青光眼的症状表现及护理措施。

---

① 房水为无色透明液体,充满于眼房内,具有营养和维持眼内压力的作用。 眼房位于晶状体和角膜之间,被虹膜分为前房和后房,两房借瞳孔相通。

第十三章

特殊护理
——突发事件的处理与急救

对于居家的体弱多病的老年人来说，突发事件时有发生。其不仅来自危重急症的突发，也有因老年人生理功能衰退、行动不便造成的骨折、出血、噎食、烫伤等伤害，还有诸如煤气中毒、药物中毒、食物中毒、动物咬伤或蜇伤等生活事件给老年人带来的危害，甚至会受到火灾、洪涝灾害、地震等自然灾害的威胁。

这些突发事件危及老年人的生命和健康，故居家养老护理将之作为护理服务的重要内容。而面对突发事件，能否迅速应对、科学急救，在"黄金时段"挽救每位老年人的生命和健康，取决于护理师的服务技能和综合素质，因此，这也是本书的重点。

因是对突发事件的处理，是特殊情况下的应急服务，因此，本章称为"特殊护理"。而从护理工作来看，虽有临床的特别护理，却没有居家的特殊护理。所以，本书特设此章，可谓护理学的创新发展。

第一节　突发事件处理概论

突发事件处理，是指当老年人突发危重急症，及遭受意外伤害时的应急处理方法。居家养老护理过程中，护理师与老年人朝夕相处，是老年人病情变化的第一发现人，也是其发生意外时的第一见证人。由于危重急症或意外事件事发突然，在家中对老年人施以急救时，把握急救的要点、正确施救，最大限度地挽救老年人的健康和生命是突发事件处理的关键。

老年人是突发事件易发人群，护理师应学习和掌握一定的紧急救护知识，提高自己的突发事件处理能力。

一、基本原则

面对突发事件,为了达到最佳施救效果,护理师施以急救时需遵循以下几项基本原则(图13-1):

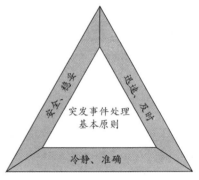

图 13-1　突发事件处理的基本原则

(一)安全、稳妥

首先,护理师要查看老年人发生意外事故或危重急症的现场有无危险,有无安全隐患。例如,火灾现场、交通道路上、溺水的水中、煤气中毒的室内、屋墙倒塌处、爆炸处、过冷或过热处等。

若无危险,要当场加以施救;若有危险,老年人的伤势或病情可能会进一步扩大时,则要及时稳妥地将老年人移到安全、易于救护的地方。例如,将煤气中毒的老年人移到通风处;若在人流密集处老年人晕厥,应及时疏散围观人群,保持周围空气流通等。

(二)迅速、及时

老年人发生意外伤害或危重急症后4～8分钟,是紧急抢救的关键时刻。护理师要争分夺秒,迅速采取急救措施和安全对策,以有效减轻老年人的疼痛、减少伤残和死亡概率,为医务人员的到来争取宝贵时间。

(三)冷静、准确

护理师在现场要保持沉着、镇静;不能单纯被动地等待医护人员到达现场抢救,而是要根据老年人的伤势或病情,积极采取有效措施,控制老年人伤势或病情的进一步恶化,保证现场施救的准确性和有效性。

二、急救流程

在家庭中一旦出现突发事件,应按照以下急救流程应对(图13-2)。

(一)拨打120急救电话

(1)告知老年人性别、年龄和病情,具体症状,是否有神志不清、胸痛、呼吸困难、肢体瘫痪等,以便急救人员做好准备,到达后对症抢救。

(2)告知详细地址,要清楚、准确地讲明老年人所在的详细地址(包括街道、小区的标准名称和楼栋及门牌号码)。如果位置不详,则要指出有特征性的

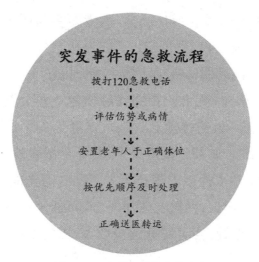

图 13-2 突发事件的急救流程

标志物,最好将周边明显的建筑物告知调度员,并约定接车地点,明确救护车进入的方向、位置,特别是夜间,以便急救人员迅速、准确地到达现场。

(3)留下有效联系电话,并保持电话畅通,以便救护人员随时通过电话联络,进一步了解病情和指导抢救。

(二)评估伤势或病情

(1)检查神志。神志是否清醒是指老年人对外界刺激是否有反应。可大声呼喊老年人,轻轻拍打老年人脸颊或拧老年人手脚等(须注意老年伤患者有无颈椎受伤,不可剧烈摇晃老年人)。如果老年人毫无反应,则称为神志不清或消失,预示着伤势病情严重。此时,要保持其呼吸道畅通,谨防窒息。如老年人神志清醒,应询问事发经过和当前感受等情况。

(2)检查心跳。心脏跳动是生命存在的主要征象,将耳紧贴老年人左胸壁可听到心跳。安静状态下,成人正常心率为 60～100 次 / 分钟,老年人心跳比年轻人慢一些。严重创伤、失血过多的老年人,心跳增快,且力量较弱,脉细而急。当有危及生命的情况发生时,心跳将发生显著变化,无法听清甚至停止,此时应立即对老年人进行心肺复苏抢救。

(3)检查呼吸。正常人每分钟呼吸 16～18 次。① 老年人病情危重时,会出现鼻翼翕动、口唇紫绀、张口呼吸等呼吸困难的表现,并有呼吸频率、深度、节律的异常,甚至时有时无。② 可观察老年人胸廓有无上下起伏活动,也可将手掌心或耳朵贴在老年人的鼻腔或口腔前,体察有无气流进出。③ 老年人呼吸极其微弱、不易看到胸廓明显起伏时,可用一薄纸片、棉花丝、较轻的小树叶或一丝餐巾纸放在老年人的鼻腔或口腔前,看看是否随呼吸来回摆动。④ 通过以上方法检查,如无呼吸迹象,则可初步判定呼吸已经停止,必须马上做人工呼吸抢救,并根据具体情况判断呼吸停止的主要原因。

(4)观察脉搏。食、中、无名三指并拢触摸老年人手腕桡侧的动脉,如果感觉不清楚,可以触摸老年人的颈动脉。当危重老年人无法摸清脉搏时,可将耳朵紧贴其左胸壁听心跳。如果脉搏消失了,要马上做胸外心脏按压进行抢救。

(5)检查瞳孔。正常人两眼的瞳孔等大、等圆,遇光能迅速收缩。对于有颅脑损伤或病情危重的老年人,两瞳孔大小不一,可能缩小或放大,用电筒光刺激时,瞳孔不收缩或收缩迟钝。当其瞳孔逐步散大,固定不动,对光的反应消失时,老年人便死亡。

(6)检查出血。大出血时有三种明显症状:① 出血性休克,脸色苍白,出冷汗;② 脉搏弱而快,一分钟 120 次以上;③ 身体耷拉,反应淡漠。大血管破裂和头颅、胸、腹部等的内出血,从外部很难发觉,须立即送医。

经过上述六项检查,基本可判断老年人是否有生命危险。 需要注意的是,心跳停止、呼吸停止、瞳孔散大固定,是死亡的三大特征。

(三)安置老年人取正确体位

应安置老年人于正确姿势,以利于施救;切勿随意推动或搬运老年人,以免发生二次事故或次生事故,加重伤势、病情或疼痛。应尽可能在不移动或翻动老年人的情形下施救。

(1)若老年人可移动,则应将其移至床上,让其卧床休息。如非必要,暂不脱除老年人的衣服;若必须脱除衣服,则注意勿再伤及伤患处,必要时将伤患处衣服剪开脱下。

(2)若老年人昏迷发生呕吐,则应将其头部侧向一边,防止呕吐物误吸入肺部,引起窒息及其他并发症。

(3)对于脑外伤、昏迷的老年人,不要乱晃其头部;对于高处坠落受伤的老年人,不要随意搬动其头部和脚部。

(4)若老年人哮喘发作或发生呼吸困难,应协助其取半卧位。

(5)若老年人头部及胸部受伤,如为横伤可取仰卧屈膝姿势,如为直伤则应取仰卧平躺姿势。

(6)对于意识不清但呼吸正常的老年人,可采取复苏体位(图 13-3),即将老年人摆成 3/4 趴着的动作。趴着那一侧的手顺势置于头侧或侧边,另一只手则置于下巴处;上方下肢呈弯曲放松状,下方下肢呈伸直放松状。

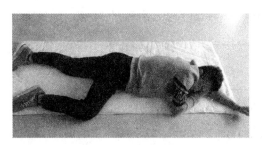

图 13-3　复苏体位

（四）按照先后顺序紧急处理

（1）优先处理。应首先处理危及老年人生命的紧急情况,如心跳呼吸骤停、窒息、休克等。对此应立即正确规范地采取心肺复苏、人工呼吸、给药等急救措施,以重建老年人的血液循环和呼吸功能,并立即将其送医,或呼叫 120 请求紧急医疗援助。

（2）次优处理。对于外伤伤害,如摔伤、骨折、烧烫伤等,应正确进行止血、清创、包扎、固定,以预防休克和伤口感染恶化,避免老年人身体接续受损。

（五）送医转运

若老年人经急救后伤情稳定,应将其转运到医院进一步治疗。运送途中应尽量保持平稳,注意观察老年人的全身情况及创口的出血情况,注意止痛、保暖、补充体液,防止休克。

医护人员到来前,护理师应在老年人身旁守护,严密观察并记录其伤势或病情的变化。电话通知老年人的家属,并告知已采取的处理措施。必要时,及时清理楼道、走廊,方便急救人员和担架的快速通行。医护人员到达后,要向其简要说明老年人的伤势、病情及发展过程、已采取的初步急救措施等,保证急救的连续性和完整性,并陪同老年人就医。

注意事项:在突发事件处理完毕后,护理师应及时填写护理记录表(附表4),详细记录突发事件发生的时间、症状、处理措施及结果,并让用户签字确认。

三、家庭急救箱

面对突如其来的意外事故,如果家庭中有一个小急救箱,就不会再惊慌失措,应对起来也会得心应手,所以现代家庭都应准备这样一个急救箱,以备不时之需,增强意外应对能力。

（一）急救箱的内容物

家庭急救箱的配置应根据家庭成员的健康状况而定。那么一个家庭急救箱里都要配些什么急救用品呢？

1. 辅料类

（1）消毒棉球或棉棒：用于清洗伤口或粘涂药物。

（2）消毒纱布或棉垫：用于敷盖伤口。

（3）通气胶带：用于固定敷料或绷带。

（4）创可贴：代替纱布敷盖小伤口创面止血。

（5）纱布绷带：用于包扎伤口、固定敷料。

（6）弹性绷带：用于包扎伤口、固定敷料及扭伤的患肢。

（7）三角巾：用于包扎伤口、固定伤肢。

2. 器械类

（1）消毒镊子：用于夹取消毒敷料或棉球。

（2）剪子或剪刀：用于剪绷带或衣物。

（3）安全别针：用于固定三角巾等。

（4）木质压舌板：用于保护抽搐伤患，避免咬伤自己的舌头。

（5）体温计：用于测量伤患体温。

（6）手电筒：用于暗处照明或检查伤势、瞳孔。

（7）制氧机或氧气袋：用于满足患有冠心病或呼吸系统疾病等老年人的吸氧需求。

（8）血压计、血糖仪等：用于满足糖尿病、高血压老年患者的监测需求。

（9）其他：收音机、钳子、逃生绳、家用灭火器等。

3. 药品类

（1）碘伏／碘酒：用于消毒伤口。

（2）75％酒精：用于消毒手或器皿。

（3）双氧水：用于消毒特别脏污的伤口。

（4）氨水：用于消毒蜜蜂、蚂蚁等蜇咬所造成的肿胀疼痛。

（5）烫伤膏、止痛膏：用于敷于烫伤部位止痛。

（6）其他常见病症及慢性病的常备药品，请参见第十一章给药服务关于家庭药箱常备药物的内容。

另外,城乡社区也经常会发放一些家庭急救常识性的小册子、报刊、杂志等,最好在家庭急救箱中放置一本急救手册,以利于急救处理。

(二)使用家庭急救箱的注意事项

(1)急救箱应放在固定、明显、方便取用的地方(如床头)。

(2)经常检查急救箱的内容物,用完者及时补充,逾期者需加以更换;

(3)使用急救箱内药品时要保持药品无菌,方法请参考第十一章无菌技术相关内容。

(4)家庭药箱只是用来应急,老年人发生突发症状后立即服药及其他紧急处理,病情得到缓解后,应陪其到医院检查,以免错失治疗时机。

本节知识要点

1. 突发事件处理的基本原则。

2. 突发事件的急救流程。

3. 家庭急救箱的内容物及使用注意事项。

第二节　常见突发事件的急救

在日常生活中,老年人不可避免地会发生一些摔伤、烧烫伤、药物中毒、危重急症等意外,此时,护理师应及时采取措施处理创伤或疾病,以减轻老年人疼痛,减少并发症或伤残。本节将介绍几种常见突发事件的急救方法。

一、摔伤的急救

(一)症状表现

(1)挫伤:遇到钝器撞击,表现为局部瘀血、肿胀、血肿。

(2)扭伤:外力作用于关节部位,使关节异常扭曲,超过正常范围,表现为关节肿胀和运动障碍。

(3)擦伤:局部皮肤被粗糙物品摩擦,表现为创面擦痕、小出血点、渗血、疼痛。擦伤是最轻的损伤。

(二)急救流程

老年人摔倒后,应立即评估伤情,并正确处理,避免二次损伤。急救时一般

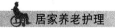

需要纱布、绷带和夹板等物品。针对摔倒的老年人,具体急救流程如下:

第一步:勿急于扶起。原地评估,不急于扶起老年人,使其就地处于自然安全体位。

第二步:迅速检查伤情。呼叫老年人,评估其意识,并条理清晰地询问其摔倒过程。正确检查其伤情,注意观察其皮肤有无出血、瘀血、肿胀等异常情况,有无脊柱损伤、骨折、内脏损伤等;询问其是否有疼痛等不适感。

第三步:及时报告。若老年人无明显受伤,将其慢慢扶起,告知注意事项,并做好病情观察记录,同时,及时将其跌倒时间及处理经过告知老年人家属。若伤情严重,立即拨打120,并就地进行急救处理。

第四步:局部简单处理。若老年人局部受伤,应正确为其处理局部伤情:

(1)若伤口很浅、出血不多,则可用流动的自来水或生理盐水冲洗伤口,再用碘伏消毒,贴上创可贴。伤口较大者,可用干净的纱布覆盖包扎;如果伤口稍有红肿,怀疑会感染的,可在伤口处涂抹红霉素软膏或莫匹罗星软膏。若出血较多,先进行止血处理,止血后清洗伤口、消毒并包扎。

(2)若出现扭伤、挫伤,则应立即让其停止活动,在48小时内可用冰袋或冰毛巾冷敷扭伤部位;如果是不太严重的外侧踝关节扭伤,平卧休息时可在其受伤的脚下垫一个枕头,让脚踝高于心脏平面,缓解充血和肿胀。

(3)若出现骨折,则应给予固定;脊柱有压痛、疑有骨折的,整体搬运,避免脊柱扭曲,以免造成截瘫等严重的二次损伤。

第五步:根据伤情,局部处理后及时送医救治。

注意事项:老年人伤后24小时内,应注意观察其血压、脉搏及意识情况。

二、烧烫伤的急救

烧烫伤是生活中较为常见的意外伤害,热源(火焰、沸水、滚粥、热油、热蒸汽、烧热的金属)、化学药剂、电流、放射线等均可造成烧烫伤,可能伤及表层皮肤或深达组织、器官,引起伤口感染或体液损失,产生轻重不等的伤害,甚至导致死亡。因此,对于烧烫伤,应及时处理,避免更大的身体损伤。

(一)症状表现

烧烫伤首先造成皮肤黏膜损伤,这是机体防御屏障受损。轻者,皮肤红、肿、胀,灼痛、起水疱;重者,结焦痂,甚至血管、神经、肌腱等同时受损,呼吸道也可能受到灼伤,口渴烦躁。烧烫伤引起的剧烈疼痛和体液大量渗出等可导致休克。

晚期可能出现感染,导致败血症,甚至危及生命。根据烧烫伤的程度不同,皮肤烧烫伤可分为三个等级,见表 13-1。

表 13-1 烧烫伤的三度四分法

分 级		伤害程度	主要表现	后遗症
Ⅰ度		表皮层	受伤处皮肤轻度红、肿、热、痛,无水疱或有小水疱	正常治疗可以不留疤痕
Ⅱ度	浅Ⅱ度	表皮层	受伤处皮肤剧痛、有水疱,水肿明显	合理处理水疱,可不留疤痕
	深Ⅱ度	真皮层	痛觉较迟钝,有或无水疱,基底苍白,有红色斑点	轻度疤痕
Ⅲ度		肌肉、骨骼	痛觉消失,皮肤成皮革状、蜡状、碳化	难痊愈,面积大的易得败血症,甚至危及生命

(二)急救流程

首先,应立即去掉或远离热源(如灭火等),并进行现场急救(尽早进行冷处理),以终止伤害,防止热传导导致的接续损伤。其二,应立即通知老年人家属,其三,伤情严重的(如头面部烫伤、大面积或深度烧伤等),应立即拨打 120 急救电话请求医疗救护。

一般烧烫伤的急救主要包括以下五个步骤:冲→脱→泡→盖→送。

1. 冲

立即(5 分钟之内)将烧烫伤部位放到清洁的流动水(冷水)下冲洗或用凉毛巾冷敷,以降低烫伤皮肤温度。注意水流不必太急、太大;冲洗或冷敷时长最好达到 10～15 分钟或创面无疼痛感或疼痛显著减轻为止;不能冰敷,因为冰块会损伤已经破损的皮肤导致伤口恶化。

2. 脱

在伤处肿胀前,小心脱除戒指、手镯、手表、鞋子等物品。如烫伤处有衣服覆盖,则要小心脱掉衣物或可用剪刀将衣物剪开。如果衣物与皮肤粘在一起,脱下创面衣物有撕脱感,则不可强行扯下衣服,交由急救人员或医生处理。

3. 泡

若为轻微烧烫伤,皮肤无破损,可用冷水持续浸泡烧烫伤部位 10～30 分钟,以减轻余热损伤、缓解肿胀和疼痛。若伤口已破损,不可再浸泡,以免感染。

4. 盖

应根据创面的不同情况选择包扎或晾干,以保持创面清洁、防止感染。

(1)如有水疱但未破裂,可用无菌纱布、或干净的毛巾、被单、布块等简

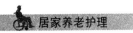

单包扎、覆盖创面，但要小心，切勿弄破水疱，待其自然吸收消散，否则会留下疤痕。

（2）对于较大的水疱或处在关节处的水疱，则需用消毒针扎破；如果水疱已经破掉，则需用消毒棉签擦干水疱周围流出的液体，再用干净的纱布覆盖创面，其他部位注意保温。

（3）创面要保持清洁，不可随意涂抹抗生素药膏、油脂或草药，更不可涂以牙膏、酱油、醋等，避免伤口感染。

（4）头面部、颈部、会阴部等不易包扎的部位应暴露晾干，避免接触污物。

5. 送

对于伤情严重者（水疱明显或剥脱、污染较重），初步处理后，应立即送医救治。转送途中应注意防寒、防尘，避免创面污染或受压；避免颠簸，保持没有活动性出血；随时关注老年人的呼吸、心跳等体征。老年人烦渴时，可给予少量淡盐水，但忌在短时间内饮服大量的白开水，避免出现脑水肿。

注意事项：

（1）对于强酸、强碱等化学制剂导致的烧伤，要尽快脱去伤处衣物，并用大量冷水持续冲洗，然后及时送医。

（2）注意保护伤口：烫伤处应避免在阳光下直射，包扎后的伤口尽量避免碰水；同时烫伤部位不要过多活动，以免伤口与纱布摩擦，延长伤口愈合时间。

三、煤气中毒的急救

煤气中毒发生后，会不同程度地对人体大脑皮质产生影响，危及健康和生命。而及时正确的急救处理可减少煤气中毒对人体的伤害。

（一）症状表现

煤气中毒后，人的主要表现是缺氧，可分为轻型、中型、重型三种情况。

（1）轻型。中毒时间短，表现为中毒的早期症状，头痛眩晕、心悸、恶心、呕吐、四肢无力，甚至出现短暂的昏厥，一般神志尚清醒，吸入新鲜空气，脱离中毒环境后，症状迅速消失，一般不留后遗症。

（2）中型。中毒时间稍长，在轻型症状的基础上，可出现虚脱或昏迷。皮肤呈现樱桃红色。如抢救及时，可迅速清醒，数天内完全恢复，一般无后遗症。

（3）重型。发现时间过晚，吸入煤气过多，或在短时间内吸入高浓度的一氧化碳，老年人呈现深度昏迷，各种反射消失，大小便失禁，四肢厥冷，血压下降，呼吸急促。一般昏迷时间越长，预后越严重，常留有痴呆、肢体瘫痪等后遗症。

（二）急救流程

老年人家中发生煤气中毒后，护理师要立即打开门窗，拨打 120 急救电话，并采取如下急救流程：

第一步：转移。立即用湿毛巾掩盖口鼻，迅速将老年人移至空气流通处，并为其解开领带、纽扣和腰带等，让其吸入新鲜空气，同时注意保暖。

第二步：关闭开关。若为煤气泄漏，及时关闭煤气开关，且不可开关电器（电灯和手机也应多注意）或燃起火种（如划火柴点蜡烛等），以防爆炸。

第三步：检查与急救。检查老年人的意识与症状表现，视中毒程度采取相应措施：

（1）对于中毒症状较轻者，应让其安静休息，并给予热浓茶水；

（2）对于有恶心、呕吐、神志不清甚至昏迷症状的严重者，应及时就近送医抢救；护送途中要尽可能将老年人的头偏向一侧，清除其口中的呕吐物及痰液，有假牙的要取出，有条件的可给其吸氧；

（3）若老年人呼吸不匀或微弱，立即进行人工呼吸；

（4）若老年人呼吸、心跳停止，立即进行心肺复苏，直至救护人员到来。

四、药物中毒的急救

老年人往往同时患有多种疾病，常接受多种药物的治疗。可能因此出现过量服用、滥用、误服药物等情况而引起药物中毒。所以，掌握老年人急性药物中毒的临时急救就显得十分重要，有时甚至成为挽救老年人生命的关键。

（一）症状表现

根据不同药物种类，药物中毒的症状表现不同。有的表现为头痛、头晕、心悸、恶心、呕吐、腹泻或皮疹等症状，有的表现为视力减弱、步态不稳、抽搐、烦躁不安、谵妄，还有的先表现出兴奋、狂躁、惊厥，随后转为嗜睡、神志模糊、昏迷，甚至休克。中毒症状潜伏期多数为 1～2 天，最多不超过 10～12 天。

（二）急救流程

当老年人发生药物中毒后，护理师应保持镇静，立即停药，并报告医生和老年人家属、监护人。在送医就诊或医护人员到来之前，采取如下急救措施：

第一步：立即查看服用的药物种类，找到原始药瓶、药袋或药物说明书。

第二步：针对老年人的中毒情况，及时采取相应措施，减少毒物吸收：

（1）如误服解热镇痛药、维生素类药或助消化药，只需做好观察即可。

（2）如误服外用药、剧毒药、农药、毒鼠药，而意识清醒，无其他特殊情况，则立即进行催吐：将老年人头部放低或偏向一侧，用手指按压其舌根，或用干净的筷子、汤匙刺激咽部，使其呕吐。也可用双手挤压老年人胃部以下位置，或者轻拍其背部的方法催吐。还可让其饮用大量的温开水、牛奶或生蛋白，以保护胃黏膜，延缓吸收，再进行催吐。

（3）如误服碘酒，应立即让其喝些米汤或浓面汤，再进行催吐。

（4）如误服过量安眠药，要为其松开衣领、裤带，保持其呼吸道通畅，再采用催吐法促进毒物排出。

第三步：严密观察老年人的呼吸、脉搏、血压的变化，对于经急救后仍未恢复的老年人和昏迷的老年人，应立即拨打120急救电话求救；或携带药物、空瓶或残余药物，立即送医救治。在送医过程中要注意根据病情采取心肺复苏术等措施，同时注意老年人的保暖。

注意事项：

（1）如果老年人呈昏迷状态或出现抽搐、惊厥；服用腐蚀性（如强酸、强碱）毒物；出现食管静脉曲张、溃疡病、严重心衰和全身极度衰竭等情况，禁用催吐。

（2）对于腐蚀性毒物，如强酸、强碱等，不可用中和的办法，避免二次伤害。

五、危重急症的急救

老年人易突发心肌梗死、脑梗死、晕厥等危重急症，危及生命健康，准确快速的家庭急救可以阻止疾病的发展，降低病死率、致残率。

（一）冠心病

若老年人出现前胸阵发性疼痛或不适时，应考虑其心绞痛发作，要按照以下急救流程施以紧急处理：

1. 就地休息

老年人心绞痛发作时，让其立即停止活动，平静心情，就地坐下或躺下休息，注意保持环境安静，注意保暖。

2. 立即服药

协助老年人舌下含服硝酸甘油1片，含服5分钟后若效果不佳，可再含服1片。

3. 密切观察病情

若用药后 10 分钟仍不见效,则考虑是心肌梗死的可能。此时应立即拨打 120,通知老年人家属或监护人,并做如下处理:

(1)协助老年人静卧,去枕并垫高足部,以改善大脑缺血状况;

(2)为其解开衣领,保持其呼吸道通畅,指导其深呼吸,必要时协助吸氧,尽量避免不必要的体位变动以减少心肌耗氧量;安慰老年人,缓解其紧张情绪;

(3)做好老年人的病情监护,注意记录其脉搏、呼吸、血压等体征;

(4)若老年人突然出现心搏骤停,立即进行心肺复苏,等待急救人员到达;

(5)急救人员到达后,要协助轻抬老年人至救护车;送医途中避免颠簸。

(二)脑出血

脑出血常在活动或情绪激动时发病,出现头痛、呕吐、言语不清、颈项强直等颅内压增高的症状。一旦老年人出现以上症状,则要想到脑出血的可能。对此,护理师应立即拨打 120 急救电话,告知老年人家属及监护人,并实施以下急救措施:

第一步:协助老年人平卧,垫高头部并偏向一侧,以免呕吐物堵塞呼吸道。

第二步:迅速松解老年人的衣领和腰带,如有假牙者也要取出,及时清除口腔呕吐物,保持周围空气流通;使其呼吸道通畅。

第三步:忌盲目搬动老年人;尽量避免其头部震动;用冰袋或冷水毛巾冷敷其头部,以止血并降低颅内压;保持周围环境安静;让其静卧并给予安慰。

第四步:密切看护,若老年人昏迷且发出强烈鼾声,表示其舌根已经下坠,可用手帕或纱布包住其舌头,轻轻向外拉出,避免阻塞呼吸道引起窒息;若老年人心跳呼吸骤停,则立即进行心肺复苏。

第五步:等待救护车期间,可为老年人测量血压,必要时给予降压药。

第六步:平稳转运老年人,注意减少颠簸,尽快就近送医诊治。

(三)脑梗死

若老年人出现发作性单侧肢体麻木或无力、吞咽或说话困难,眩晕、耳鸣、恶心、呕吐等症状,则考虑是脑梗死发作,应立即拨打 120 电话,并实施以下急救措施:

第一步:协助老年人就地平卧,头部侧向一边,保持呼吸道畅通;对于昏迷老年人,不要喂水、喂药,以免进入气管引起窒息。

第二步：若老年人摔倒在地，要就近移至宽敞通风处平卧，上半身抬高，保持安静；检查有无外伤，出血者立即给予包扎止血。

第三步：尽量减少搬动；尽量不要移动老年人的头部和上身，如需移动，应托住其头部，使其头部与身体保持水平位置。

第四步：密切监护老年人，必要时可协助吸氧，血压升高、神志清醒者可协助口服降压药；如老年人出现呼吸暂停，则立即进行人工呼吸。

第五步：安全、平稳转运老年人，送医诊治。

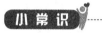 小常识

脑中风的鉴别方法

脑卒中病人要做到早期识别才能为病人争取更多的救治机会，比如言语不清、肢体活动障碍、昏迷、头痛等症状出现时，要想到可能和脑卒中相关。

偏瘫是脑出血与脑梗死的共同症状，应争取在 3 小时内送医（脑出血要止血，脑梗死要溶血）。对于意识清楚的病人，在现场可采用简单易行的快速判断方法，只需检查以下三项：

（1）笑一笑：让老年人笑一笑，看其有无口角歪斜，判断有无面瘫。

（2）抬一抬：让老年人平举双臂，看有无一侧肢体不能抬起或肢体无力，判断有无瘫痪。

（3）说一说：让老年人回答问题或重复简单的句子，看有无言语不清，判断有无失语。

另外，凌晨 3 点到 6 点是中风的高发时间。如果这个时间段发生上述一种或多种特征，一定要第一时间送往医院。

（来源：http://www.bj.xinhuanet.com/hbpd/health/xywy/mb/2015-06/30/c_1115768725.htm；

http://mt.sohu.com/20170108/n478090071.shtml）

（四）晕厥

晕倒，医学上往往称为"晕厥"，通常是由短暂的意识丧失造成的。晕倒前常会感到头晕、眼花、恶心、出汗等，有的还可能出现手脚皮肤发凉。如果发现老年人突然晕厥，应采取以下急救措施：

（1）首先检查其是否有呼吸、脉搏。

①　如果有呼吸、脉搏，使其平躺并松解腰带、紧身衣物，同时尽可能抬高双下肢，以保证大脑等重要器官的血液供应。若老年人1分钟后还没有苏醒，应及时拨打120或送医救治。

②　如果没有呼吸、脉搏，立即拨打120，并进行心肺复苏，直到急救人员到来。

（2）如果晕倒的老年人有明显的外伤、出血，应注意及时止血包扎。

（3）如果老年人出现以下情况，需要特别注意，应当及时送医就诊：

①　第一次出现晕倒，或者晕倒反复出现；

②　晕倒导致了受伤；

③　贫血、糖尿病、心脏病患者出现晕倒；

④　在丧失意识前，有胸闷、心律不齐或者心跳剧烈等症状；

⑤　有大小便失禁的情况；

⑥　意识丧失的时间长达数分钟及以上。

（五）哮喘

哮喘发作可急可缓，大多数会表现出焦虑、压抑或恐慌的情绪，呼吸短促、咳嗽、喘息、脸色苍白且出汗，嘴唇、耳垂和手指头会因缺氧而发紫，更严重时，老年人会不省人事。一旦老年人哮喘发作，护理师应采取以下急救措施：

第一步：立即拨打120急救电话。

第二步：等待救护车时，根据老年人的情况，进行必要的急救措施。

（1）老年人意识不清楚时：

①　确保老年人处在安全、空气流通的地方；

②　观察是否有意识反应；

③　轻轻向上抬起老年人的下巴，以畅通老年人的呼吸道；

④　如果老年人出现呼吸、心跳停止，立即进行心肺复苏；

⑤　静待救护车到达。

（2）老年人症状较轻、意识清楚时：

①　确保老年人处在安全、空气流通的地方；

②　帮助老年人保持舒适的姿势，比如坐着及前倾；

③　安慰老年人，指导其慢慢深呼吸；

④　协助老年人使用哮喘喷雾。

注意事项：老年人症状严重时，不宜让其不断吸入喷雾剂，因为过量使用药

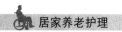

物也可能危及生命,应立即拨打120,获得专业指导。

(六)中暑

老年人一旦中暑后,便出现显著的先兆中暑的症状。开始时感到全身疲乏,四肢无力,胸闷、心悸、头昏,注意力不集中、口渴、大汗,体温可正常或略有升高。此时,如果能够到通风、凉爽的地方休息,在短时间内即可恢复正常。医学上称为"先兆中暑"。若症状继续发展,会出现颜面潮红,胸闷加重,皮肤灼热,并且大量出汗,恶心呕吐,血压下降,脉搏加快等。但经过休息后,在4小时内,仍可恢复正常,称为"轻症中暑"。如果除上述症状外,还伴有昏厥、昏迷或高热者,叫做"重症中暑"。此时,若不及时处理,可危及生命。

若发现老年人中暑,护理师应牢记以下六字诀,做好急救处理:

(1)移。迅速将老年人移至阴凉、通风处,让其仰卧并垫高其头部,解开衣领、裤带等,同时给予安慰,缓解其紧张情绪,让其安静休息。

(2)饮。若老年人意识清醒,可让其喝杯温的淡盐水、淡茶水或服用十滴水、藿香正气水,或含服人丹。

(3)敷。尽快进行物理降温,打开风扇、空调吹风,用冷毛巾冷敷头部,或将冰袋置于老年人头部、腋窝、大腿根部等处。

(4)擦。用冷毛巾擦拭老年人全身(尤其是额头、腋窝、腹股沟、腘窝等大血管处),一般擦15～30分钟,即可把体温降至37℃～38℃,大脑未受严重损害者多能迅速清醒。也可用涂清凉油或风油精擦拭太阳穴。

(5)看。密切观察老年人病情,监测其体温、脉搏、呼吸、血压及尿量变化。

(6)送。对昏迷、呕吐者应及时清理其呕吐物,保持呼吸道通畅。重度中暑者,立即拨打120急救电话,经初步处理后及时送医救治。

六、火灾的应对逃生措施

家中一旦发生火情,护理师切勿慌乱,要沉着冷静,依据火情大小作出判断,如火势很小,要抓住最佳扑救时机,迅速利用家庭消防器材或清水将火扑灭。如果火势很大,则要掌握"先报警、再救人、后救物"的原则。对于家庭火灾,具体处置流程如下:

(一)早报警

立即拨打"119"火警电话报警。报警时要简明扼要,口齿清楚,讲清家庭所在方位、街道、门牌号及着火的物品种类、火势情况,留下联系电话、报警人姓名等。报警后,及时关注消防车是否到达,并及时接应。

(二)先救人

如老年人或其家人被围困时,应先将其转移到空气流通的地方。

(三)关火源

条件允许时,应立即关闭电源总开关和燃气总阀。

(四)快灭火

快速使用水、灭火器或其他方式灭火。灭火后要检查是否还有余火。

(1)发现封闭的房间内起火,不要贸然打开门窗,以免空气对流,加速火势蔓延。要先在外部查看火势情况。如果火势很小,或只见烟雾不见火光,可以用水桶、脸盆等准备好灭火用水,迅速进入室内将火扑灭。

(2)室内起火后,如果火势一时难以控制,要先将室内的液化气罐或汽油等易燃易爆危险品搬到室外空旷处,避免发生爆炸等次生意外。

(3)若炒菜时油锅起火,应迅速盖上锅盖,将火压灭,切忌用水浇或用手去端锅,以防热油爆溅,灼烫伤人,引燃厨房其他可燃物。

(4)若家用电器起火,先切断电源,再用湿棉被或湿衣物将火压灭。如电视机起火,灭火时要特别注意从侧面靠近电视机,以防显像管爆炸伤人。

(5)若家用液化气罐着火,除可用浸湿的被褥、衣物等捂压外,还可将干粉或苏打粉用力撒向火焰根部,在火熄灭的同时关闭阀门。

(6)如身上衣服着火,切勿慌张,应迅速脱下或就地卧倒翻滚熄灭火焰(可采用停、躺、滚三个分解动作),或跳入就近的水池、浴盆内使火熄灭。

(7)若酒精火锅添加酒精时突然起火,千万不能用嘴吹,可用茶杯盖或小菜碟等盖在酒精罐上灭火。

(五)快逃生

在火势不能立即扑灭的情况下,应保持镇静、不盲目行动。此时的逃生口诀是"低姿势、贴地面、走安全门梯、向下逃、勿搭电梯、勿跳楼"。

(1)生命第一、不重财物。火灾逃生,分秒必争。切勿为了财物而延误时间。

(2)关紧房门。当逃生通道被切断、短时间内无人救援时,应关紧迎火的门窗,用毛巾、湿布堵塞门缝,用水淋透房门,防止烟火侵入。

（3）注意防烟。通过浓烟区时，应弯腰、低身或贴近地面行进（膝、肘着地匍匐前进），并用湿毛巾捂住口鼻，背向烟火方向迅速离开。

（4）理性逃生。

① 住平房和楼房底层的住户，可通过门、窗撤离火场。如大火已将楼梯封闭，可用绳索或被子、床单、窗帘等结成牢固的绳索，牢系在窗栏上，顺绳滑至安全楼层或地面逃生。

② 住在较高楼层的居民，千万不要乘电梯逃生，应通过楼梯或消防通道向下迅速撤离；如大火已将楼层隔绝无法逃生时，切勿下楼，更不要轻易跳楼，应尽量靠近阳台、窗口等易被人发现的地方呼救，等待救援。

（5）正确求救。白天发生火灾时，可在窗口挥动红色或其他色彩鲜艳的物品求救；若晚上发生火灾，可用红布包裹手电筒向外摇晃照射，发出求救信号。

总之，火灾现场千变万化，掌握了上述灭火、逃生的方法后，还必须根据现场状况灵活运用，才能把火灾的损失降到最低。

本节知识要点

1. 摔伤的症状表现及急救流程。
2. 烧烫伤的症状表现及急救流程。
3. 煤气中毒、药物中毒的症状表现及急救流程。
4. 冠心病、脑出血、脑梗死、晕厥、哮喘、中暑等症发作时的急救措施。
5. 火灾的应对逃生措施。

第三节　老年人出血的急救

若老年人发生意外，引起大出血，如不及时予以止血与包扎，会严重威胁老年人的健康，乃至生命。因此，护理师应针对老年人的意外出血情况及时、规范地进行紧急处理，以减少出血量，减轻疼痛，防止休克，挽救老年人的生命。

一、出血的分类及表现

（一）出血的分类

（1）按照受损血管的种类不同，可分为动脉出血、静脉出血和毛细血管出血三类。

① 动脉出血。因动脉损伤而导致的出血。常表现为血液随心脏搏动从伤口流出，呈喷射状涌出，血色鲜红，血流较急，一般出血量较大，易引起生命危险，需立刻急救。

② 静脉出血。因静脉受损而导致的出血，常表现为血液从伤口不停地流出，血色暗红，流血速度较动脉出血缓慢，危险性较动脉出血小，但因出血量也不少，需紧急处理。

③ 毛细血管出血。因毛细血管受损而导致的出血，常表现为血液从伤口渗出，创面上出现许多小血滴，血色鲜红，常找不到出血点，出血量较小，常可自行凝结。

（2）根据出血的部位不同，可分为外出血和内出血两种。

① 外出血。血液从皮肤损伤处向外流出，体表可见出血情况，多由外伤引起，易于辨别。

② 内出血。深部组织和内脏损伤，血液由破裂的血管流入组织或体腔内，体表不见出血，只能由症状识别，因此易被忽视，应特别警惕。

（二）出血的表现

1. 局部表现

有伤口者，血液可由伤口直接流出。皮下出血者，表现为皮肤未破，皮肤可见肿胀瘀斑。内脏出血者，常表现为相应部位的疼痛和全身症状，如颅内出血的老年人常表现为头痛、恶心、呕吐。

2. 全身表现

人体的血液占人体体重的 7% ～ 8%，当血液丢失占血液总量的 5% 时，失血 200 ～ 400 毫升，这时机体可以通过代偿调节，人可以没有明显症状；当血液丢失占血液总量的 20% 时，失血大约为 800 毫升，这时人就会出现烦躁不安、面色苍白、皮肤湿冷、脉搏细速、血压下降等失血性休克的表现，并有生命危险。因此，对于外伤出血的老年人要及时、迅速止血。

二、出血的急救流程

对于出血的老年人，要迅速采取止血措施。紧急情况下可就地取材，用纱布、毛巾、手帕或衣物等充当绷带止血，用物需清洁、无污染，以防感染。操作过程中动作要轻缓熟练，不惊慌，鼓励、安慰老年人，使其心理放松。

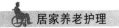

出血的具体急救流程如下：

第一步：迅速检查老年人的伤势，判断出血性质。

第二步：选择恰当的止血方法；包扎不宜过紧，并注意记录出血量、止血方法和止血情况，尤其要注明包扎、止血的时间。

第三步：初步处理后，如果出血量大、血流不止，伤口深、被动物咬伤、或疑似有内出血者，应及时送医处理。

三、常用的止血方法

最常用的止血方法是直接压迫止血，还可以根据情况采用指压止血、加压包扎止血、止血带止血等方法。

（一）直接压迫止血法

1. 适用范围

适用于全身体表所有毛细血管、静脉、小动脉出血以及大动脉出血时的辅助止血。

2. 所需物品

手套、纱布或干净的手帕、弹性绷带或毛巾。

3. 操作方法

第一步：将老年人安置于坐位或卧位，抬高患肢（骨折除外），使之超过心脏水平线。

第二步：护理师戴上手套或采取其他防护方法，用纱布或干净的手帕覆盖老年人的伤口。

第三步：用手掌直接加压，压迫纱布或手帕，力度适中，以伤口不出血为宜；压迫 10～15 分钟；敷料要超过伤口周围至少 3 厘米；如果敷料已被血液浸湿，则再加上另一敷料，并扩大覆盖区域、增加压力施压。

第四步：待出血减缓后，护理师用弹性绷带或毛巾加压固定敷料；绷带或毛巾要绑在敷料中间，并在敷料上打结，但不要绑太紧，以免阻断血液循环。

注意事项：不要去除伤口与敷料区的血凝块。

（二）抬高伤肢止血法

此法较适用于动脉出血。具体方法为：将老年人出血的部位垫上清洁的物品并保持高举，使受伤部位高于心脏，利用重力原理使出血速度减慢。

（三）指压止血法

指压止血法是针对动脉出血最迅速的一种临时止血法，是直接用手指或手掌压迫出血处近心端相应动脉上，用力压向深部骨骼，阻断血液通过，达到止血目的的方法。采用此法的前提是护理师必须熟悉全身主要部位动脉出血的压迫点，并准确掌握主要动脉压迫点的压迫方法（表13-2）。

表13-2　常见出血部位及指压止血方法

出血部位	压迫点的位置及压法	止血动脉
①面部	压迫点：面动脉。位置在下颌角下缘前方1～2厘米凹陷处［下颌角与颏结节之间（前下凹处）］ 止血方法：用拇指或食指压迫面动脉（将颌下动脉压在下颌骨上），面部的大出血常需压住双侧（图13-4）	图13-4
②头颈部	压迫点：颈总动脉。位置在胸锁乳突肌前缘和气管外侧的交界处 止血方法：用大拇指向后、向内压迫伤侧颈总动脉于颈椎横突上，不可同时压迫两侧颈总动脉（图13-5）	图13-5
③耳后部	压迫点：耳后动脉。位置在耳后的乳突起下面稍外侧 止血方法：一手用大拇指压迫耳后动脉，另一手固定伤者头部（图13-6）	图13-6
④肩、腋部	压迫点：锁骨下动脉。位置在锁骨上凹处（锁骨上凹，胸锁乳突肌外缘向下内后方） 止血方法：其余四指放在受伤老年人的颈后，用大拇指向后下方按压锁骨下动脉，压向第一根肋骨（图13-7）	图13-7
⑤上臂	压迫点：肱动脉。位置在上臂中段内侧，肱二头肌内侧沟处 止血方法：一手将伤者前臂抬起高于心脏，另一只手用拇指或四指同时压住肱动脉，将肱动脉压迫于肱骨上（图13-8）	图13-8

出血部位	压迫点的位置及压法	止血动脉
⑥手部（手掌）	压迫点：尺动脉、桡动脉。位置在出血一侧手腕部两侧（腕横纹下方搏动明显），即腕关节尺侧的尺动脉、桡侧的桡动脉 止血方法：将受伤手臂抬高，两手用拇指和食指分别压迫伤侧手腕尺动脉、桡动脉（图13-9）	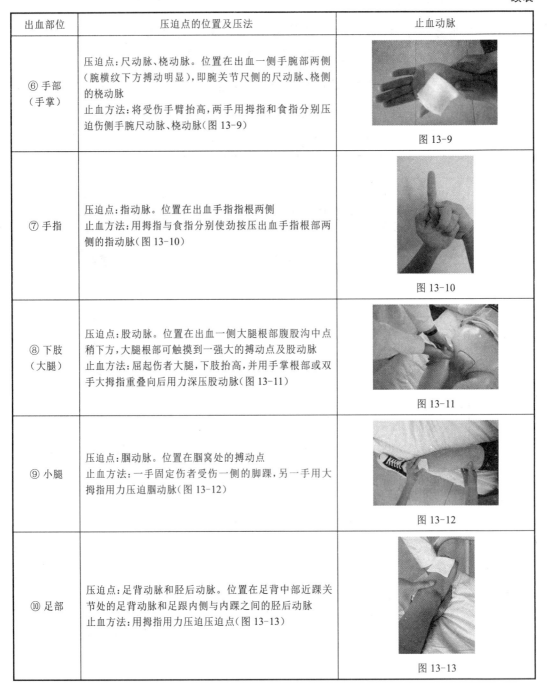 图13-9
⑦手指	压迫点：指动脉。位置在出血手指指根两侧 止血方法：用拇指与食指分别使劲按压出血手指根部两侧的指动脉（图13-10）	图13-10
⑧下肢（大腿）	压迫点：股动脉。位置在出血一侧大腿根部腹股沟中点稍下方，大腿根部可触摸到一强大的搏动点及股动脉 止血方法：屈起伤者大腿，下肢抬高，并用手掌根部或双手大拇指重叠向后用力深压股动脉（图13-11）	图13-11
⑨小腿	压迫点：腘动脉。位置在腘窝处的搏动点 止血方法：一手固定伤者受伤一侧的脚踝，另一手用大拇指用力压迫腘动脉（图13-12）	图13-12
⑩足部	压迫点：足背动脉和胫后动脉。位置在足背中部近踝关节处的足背动脉和足跟内侧与内踝之间的胫后动脉 止血方法：用拇指用力压迫压迫点（图13-13）	图13-13

1.适用范围

适用于头部、颈部和四肢浅表、易于压迫的动脉出血的情况。

2.操作方法

第一步：护理师戴上手套或采取其他防护方法。

第二步：用拇指在老年人伤口出血的近心端(动脉出血时压于伤口近心端，而静脉出血则压于伤口远心端)，找到跳动的血管，把动脉紧压在骨面上10～15分钟，若是四肢出血，应抬高肢体，使其高于心脏。注意指压部位应定位正确；压迫力度要适中；压迫时间不宜过长。

注意事项：

（1）在危险性较高的动脉出血等紧急情况下，需要采取直接压迫止血法，同时与其他人员配合使用指压止血法。

（2）若在使用直接压迫止血法和抬高伤肢止血法后，仍未能止住血时，才可再合并使用指压止血法这种紧急的临时止血法。若出血情况已控制，则立刻停止使用指压止血法，以防身体末端因血液循环受阻过久而导致坏死。

（四）加压包扎止血法

加压包扎止血法是指用消毒的纱布、棉花等敷料作成软垫放在伤口上，再增大压力加以包扎，以达到止血的目的。大多数的出血伤口均可采用此法。

1. 适用范围

头部、四肢小动脉、小静脉的出血、大面积毛细血管渗血的情况。

2. 用物

敷料、绷带；现场急救中可利用纱布和其他物品(如毛巾、手帕、清洁的衣物)，床单(撕成窄条)，长筒尼龙袜子等代替绷带包扎。覆盖伤口的敷料最好是棉质物品，厚度要足够，面积要大。

3. 操作方法

第一步：用清洁物品覆盖伤口，敷料超出伤口3厘米左右(图13-14)。

第二步：迅速用手指或手掌用力压迫出血部位10～20分钟；注意压力适当，压迫伤口的力度要以不出血为准。

第三步：待老年人伤口出血减缓后，立即用弹性绷带加压包扎固定住敷料(图13-15)；注意包扎时打结的结头不可打在伤口上；若使用布条，则绑在敷料中间，并在敷料上打结，但不要绑太紧，以免阻断血液循环；避免过久包扎；如在四肢，要注意肢端有无发绀现象。

第四步：注意检查老年人伤口血液运输情况，并记录加压包扎时间。

注意事项：开放性骨折伤口出血，应立即去除异物，并消毒包扎伤口止血；对于外露的骨折断端，切勿推入伤口，以免污染深层组织，应原位包扎固定。

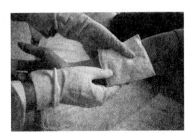

图 13-14　伤口盖敷料

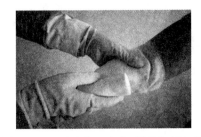

图 13-15　压迫伤口止血，绷带加压包扎

（五）冰敷止血法

在出血处局部施以冰敷，可以减缓出血、减轻肿胀。此法较适用于动脉出血。

（六）止血带止血法

1. 适用部位及范围

阻断部位仅限于上臂和大腿两处。适用于大血管损伤、四肢动脉出血，经过其他止血方法无效时，和加压包扎止血法同时使用。上肢远端缺血明显或有严重挤压伤时，禁用止血带止血。

2. 所需用物

可使用现场能找到的物品制作止血带，如三角巾、毛巾、手绢、布条、领带、围巾、皮带（非布类的止血带最好在其下面垫上手帕或衣物等布类）等，不可用细绳类。止血带的宽度要 5 厘米以上，长度要足够环绕伤肢两圈并打结。

3. 操作方法

第一步：察看老年人出血情况，明确绑扎止血带的部位（伤口的近心端：上肢在上臂的上部 1/3 处，下肢在大腿的中上部 1/3 处），垫好衬垫（毛巾、手绢、棉垫等），避免止血带直接接触皮肤而损伤皮肤。

第二步：正确绑扎：将止血带绕肢体两圈后，打一半松活结；放一根木棍（或笔）在半结上，再打两个全结；旋转木棍（或笔）使止血带缩紧至出血止住；再用尾端剩余的布条固定木棍（或笔），或拿另一条布条将木棍（或笔）固定在肢体上（图 13-16）；止血带松紧度以达到远端动脉搏动消失、不出血但肢体末端无发绀现象为宜。

第三步：记录绑扎开始时间，定时（每隔 30 分钟～1 小时）放松，每次松开 1～2 分钟，再在稍高的平面上扎止血带，避免在同一部位反复绑扎；应尽量缩短止血带的绑扎时间，一般以 1 小时左右为宜，最长不超过 4 小时；放松止血带

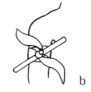

a　　　　　　b　　　　　　c　　　　　　d

图 13-16　止血带止血法

时动作应缓慢,防止患肢血流突然增高,使末梢血管受损,并影响全身血液的重新分布,使血压下降。

第四步:记录止血带开始使用的时间及止血带的位置,时间准确到分钟;止血带使用后在就医前止血带不可摘下,也不可让衣物覆盖住。

第五步:监测老年人肢体远端血运情况:皮肤颜色、温度、毛细血管充盈时间、脉搏等;必要时立刻将其送医。

注意事项: 使用止血带时要注意肢体的保暖,因伤肢血液循环被阻断,抗寒能力低下,容易发生冻伤。

(七) 加垫屈肢止血法

1. 适用范围

四肢(肘关节或膝关节以下)大出血、无骨关节损伤者,经加压包扎止血无效时;颈动脉出血经直接压迫止血无效时,单独使用。该方法操作时给老年人带来的痛苦较大,不宜首选。伴有骨折和关节脱臼者禁用。

2. 使用部位

腘窝、腹股沟、肘窝、腋窝和颈部。

3. 准备物品

纱布垫(可用毛巾、衣物代替)折成条带的三角巾或绷带状。

4. 操作方法

第一步:察看老年人出血情况。

第二步:将纱布垫放在老年人肢体关节弯曲处(肘窝或腘窝),屈曲其肢体关节,用绷带或三角巾等缚紧;每隔 30~60 分钟放松一次,每次放松至少 3~5 分钟。放松时,用手掌直接压迫包扎部位或用指压止血法。

(八) 填塞止血法

1. 适用范围

适用于大腿根部、腋窝、肩部、口鼻、宫腔等部位的出血。这种伤口较大,需

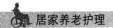

要较多敷料才能填满伤口,配合加压包扎止血法使用。

2. 所需物品

多块干净的大纱布、1卷绷带。

3. 操作方法

第一步:抬高或垫高老年人的伤肢,使之高于其心脏。

第二步:护理师戴上手套或采取其他防护方法。

第三步:将干净的大纱布直接往老年人的伤口中填塞,直至填满压紧;注意纱布尾端一定要留在伤口外。

第四步:最后用绷带加压包扎。

注意事项:如果此方法仍无法有效止血,还需加用止血带止血法。

四、特殊部位出血的止血法

除了以上 8 种止血法外,一些特殊部位的出血也需注意及时、正确处理。

(一)眼出血

(1)不要让老年人揉眼睛。

(2)若有异物插入眼球,不可尝试拔出。

(3)用消毒纱布或干净衣物覆盖双眼(因一只眼睛动,另一只眼睛也会跟着动),避免眼球移动。

(4)用绷带绕着老年人头部固定,不要绑太紧。

(5)让老年人平躺、仰卧,尽快送医。

(二)耳出血

(1)不要放任何东西到耳朵里。

(2)不要尝试止住耳朵的出血。

(3)用消毒纱布或干净衣物盖在耳朵外吸血。

(4)安置老年人侧卧,并让出血的耳朵朝下,使血流出来,尽快就医。

(三)鼻出血

(1)让老年人坐下,使其情绪稳定,身体及头部朝前倾;不宜后仰头,也不宜平躺,以免血液倒流吞入胃中引起恶心反应,或形成血块阻塞呼吸道;

(2)将消毒纱布或纸巾卷成条状(露出尾端以利于取出)轻轻塞入老年人

鼻孔；并用大拇指和食指适当用力按压出血鼻子中部（用鼻翼压迫易出血区）5～10分钟，松开老年人衣领，让其嘴巴张开、用口呼吸；

（3）有条件的在老年人的脸部、前额及鼻子上冰敷5～10分钟；

（4）若短时间无法止血，或由于外部撞击引起的鼻骨骨折出血，则应在止血处理后尽快送医；血止住后几小时内，勿再刺激鼻子或擤鼻子。

（四）牙齿脱落后出血

（1）用消毒棉花或纱布直接盖在伤口上，用力咬合。持续施压直到血止住。

（2）可在伤口侧的脸颊上施以冰敷，以消肿、止痛、止血。

（3）出血不止时要及时送医诊治。

（五）手指切割后出血

（1）若伤口不大，出血不多，伤指仍能作伸屈活动，可用医用碘酒消毒伤口及其周围皮肤，待干后，再用消毒纱布或创可贴覆盖包扎伤口。

（2）若伤口大而深，应压迫止血，同时立即送医就诊。

（3）若手指不幸被切断，应立即将伤指上举，然后用干净的纱布直接加压包扎伤口止血。若仍血流不止，可在指根处用止血带（可用一般的清洁绳代替）止血；同时，及时将断指用无菌布料包好，放入干净的塑料袋或容器中，再在外围加冰块或浸泡在冰水中，并立即送医救治。

本节知识要点

1.常见的出血类型、表现及急救程序。

2.常见的止血方法的种类，各自适用范围及操作方法。

3.眼、耳、鼻等特殊出血部位的止血方法。

4.牙齿脱落后出血、手指割伤出血的止血方法及急救措施。

第四节　老年人骨折的急救

很多老年人由于骨质疏松，加上行动不便，一旦摔倒或磕碰，骨折在所难免。护理师应掌握骨折的急救知识，以便遇到老年人骨折时及时采取措施，减少老年人的疼痛或伤残。

骨的连续性和完整性被中断称为骨折。主要表现为局部疼痛和功能障碍，

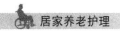

局部肿胀,有压痛,受伤肢体畸形,假关节活动和两断端活动摩擦时出现摩擦音。骨折后在短期内或在愈合中都可能发生全身和局部并发症。

一、骨折的急救流程

如发现老年人骨折,要按照如下急救流程进行处理。

第一步:问:询问老年人受伤情况。

第二步:看:轻轻脱下老年人受伤部位的衣袖或裤管(必要时剪开衣袖或裤管),察看其受伤处有无出血、皮肤破损、疼痛、肿胀、活动受限等。

第三步:视情况进行相应紧急处理:

(1)紧急抢救:对于心跳、呼吸暂停者,立即拨打120,并进行心肺复苏的抢救,先救命后治伤;如果老年人是脊椎骨折,不要随意搬动,应立即拨打120。

(2)止血包扎:对于伤口破损者,先用手按压靠近心脏方向的出血点止血,再用无菌敷料覆盖(如现场没有无菌敷料,就地采用清洁的布类),并用绷带轻轻包扎伤口(根据不同部位,采用环形、螺旋形等方法);有条件的可冰敷伤患处,以减轻出血、疼痛;注意对伤口不冲洗、不涂药。

第四步:固定:可用木板、树枝、硬纸片甚至折叠多层的报纸作为夹板,进行固定;骨折固定的原则是:超关节固定并加衬垫;上肢屈,下肢伸;先固定骨折近心端,再固定骨折远心端;暴露肢体末端,不要随意将突出的骨头急于复位;保持伤患处的骨骼及上下临近的关节不动,避免伤肢晃动造成继发性伤害;尽量协助其抬高骨折的肢体,以减轻肿胀、控制出血。

第五步:送医:简单处理后,平稳搬运老年人,尽快送医诊治。

注意事项:

(1)若老年人骨折处有明显畸形,在搬动及固定肢体时,可按骨干的纵轴方向牵引患肢,使之伸直后再作固定及搬运。

(2)急救时动作要轻缓,减少不必要的震动,避免骨折的断端刺破血管或神经,加重伤害。

二、伤患老年人的运送方法

根据就医需求,把伤患老年人转运,必须采用正确的搬运方法,协助其尽快送医,以免增加老年人的疼痛,乃至造成二次伤害。本部分重点介绍徒手或利用器械安全运送老年人的操作。

（一）徒手运送法

徒手搬运方法有单人徒手搬运法、二人徒手搬运法和三人徒手搬运法等，应根据老年人伤情或病情等选择适当的搬运方法。

1. 单人搬运法

适合于被搬运的老年人体重较轻、护理师力量较大者。

（1）紧急拖拉法。

① 适用范围：适用于紧急情况，非紧急情况勿用此法，以免造成二次伤害。

② 具体方法：搬运者下蹲于伤患老年人头部前侧，用双手分别抓住其双肩，顺着老年人身体长轴方向直向拖行（图13-17a）；或者搬运者站立，双手抓住老年人双脚，身体往后倾，顺着老年人身体长轴方向直向拖行（图13-17b）。

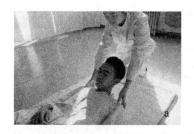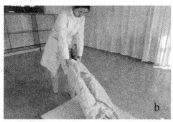

图 13-17　紧急拖拉法

（2）扶持法。

① 适用范围：无骨折、伤势不重、无心脏病的伤患老年人可用此种搬运法。

② 具体方法：搬运者将伤患老年人一手臂从后绕过脖子搭到对侧肩部，用一只手抓住伤患老年人该侧手腕，另一只手从后揽住伤患老年人的腰部（图13-18）。

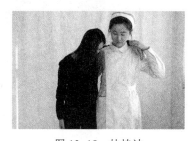

图 13-18　扶持法

（3）抱持法。

① 适用范围：适用于没有骨折、伤势不重、体重轻的老年人，是短距离搬运最好的方法。

② 具体方法：搬运者让伤患老年人用双手环抱住自己的颈肩部（图13-19a），一手托着老年人的背部（图13-19b），另一只手放在其双腿腘窝处，抱起老年人（图13-19c）。

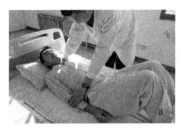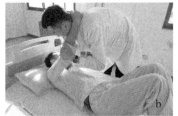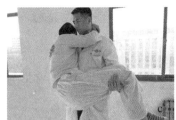

图 13-19　抱持法

（4）背负法。

① 适用范围：此法较适合长距离运送伤患老年人，下楼或下坡时除外。

② 具体方法：搬运者背起伤患老年人，让其双手从后环抱，搬运者双手握住老年人双前臂（图 13-20）。

（5）肩负法。

① 适用范围：此法可用于下楼或快速前进。

② 具体方法：搬运者将伤患老年人扛起；老年人腰部绕于搬运者颈肩部，头部在搬运者左后肩部；搬运者左手抓住老年人右前臂，老年人双腿在搬运者右臂弯里（图 13-21）。

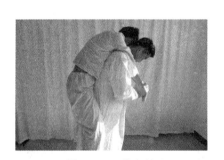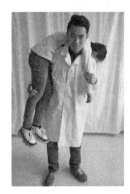

图 13-20　背负法　　　　　　　图 13-21　肩负法

2. 双人搬运法

对于体重较重、或意识不清的伤患老年人，可采用双人搬运法。

（1）扶持法

① 适用范围：同单人扶持法，适用于搬运虚弱但伤势不重、尚能行走的伤患。

② 具体方法：两人分别站在伤患老年人两侧，老年人左臂从后搭在一人颈肩部，该人用左手握住老年人左手腕，右手从后揽住老年人腰部；老年人右臂从后搭在另一人颈肩部，该人用右手握住老年人右手腕，左手从后揽住老年人腰

部（图 13-22）。

（2）前后抬式。

① 适用范围：适用于昏迷、意识不清但无骨折或明显外伤的伤患老年人。

② 具体方法：方法一：一人双臂从伤患老年人后面经腋下抱住老年人；另一人面对着老年人，站在其双腿之间，双手抓住其双小腿（图 13-23a）。方法二：一人背对着伤患老年人，站在其双腿中间，双手抓住其双膝；另一人双臂从老年人后面经腋下抱住老年人（图 13-23b）。

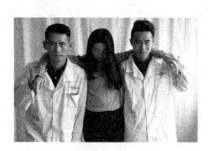
图 13-22　双人扶持法

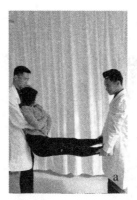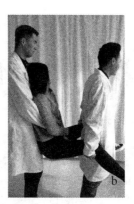
图 13-23　双人前后抬式

（3）两手抬式。

① 适用范围：此方法适用于虚弱但意识清醒的伤患。包括三种方法：二手抬式、三手抬式和四手抬式。其中，三手抬式可用于伤者因虚弱有昏迷可能的伤患的搬运。

② 具体方法：

方法一：二手抬式。两人面对面，左手搭后手，右手搭左手（图 13-24a）；一人右臂揽住伤患老年人腰部，另一人左臂揽住老年人腰部；伤患老年人双臂分别搭到两人颈肩部，坐于两人搭起来的手臂上（图 13-24b）；伤患老年人双臂分别搭到两人颈肩部，坐于两人搭起来的手臂上（图 13-24c）。

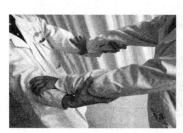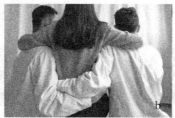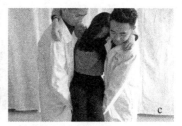
图 13-24　二手抬式（a. 搭手方式；b. 操作实景背面；c. 操作实景正面）

方法二：三手抬式。一人左手握住右手腕,右手握住另一人左手腕,另一人的左手腕握住此人的左手腕,形成三角形(图13-25a);伤患老年人两臂分别从后面环抱两人肩颈部,坐于两人手臂组成的三角形上,另一人的右臂揽住老年人腰部,保持平衡(图13-25b)。

方法三：四手抬式。两人四手互相握住手腕,形成四角形(图13-26a);伤患老年人双臂分别从后面环抱两人肩颈部,坐于两人手臂组成的四角形上(图13-26b)。

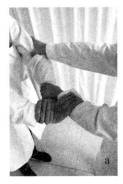
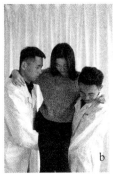
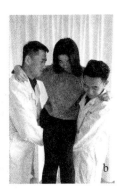

图13-25　三手抬式　　　　　　图13-26　四手抬式

3. 三人徒手搬运法

适用于虚弱、脊椎骨折的老年人搬运,分为：

（1）同侧搬运。具体方法为：三人站在同一侧;三人分别抱住老年人的头部、颈肩部,腰部、臀部,双腿、足部;统一口令,步调一致。如图13-27所示。

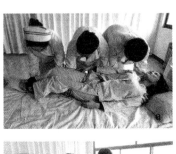
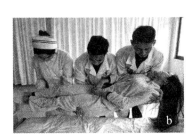
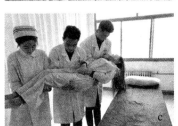
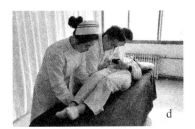

图13-27　三人同侧搬运法

（2）异侧搬运。具体方法为：A、B 肩并肩站齐，C 站在 A、B 对面，处在二人中间位置，三人均伸出双手，手掌向上；C 的左手握住 B 的左手，C 的右手握住 A 的右手。三人半跪于地，按照上述搭手方式将伤患老年人抬起，保持水平；三人缓慢站立，将其水平抬起。三人步调一致，搬运老年人。如图 13-28 所示。

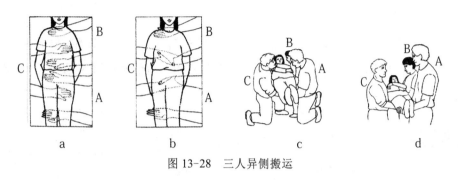

图 13-28　三人异侧搬运

4. 多人徒手搬运法

为三人以上的多人搬运。

（二）器械运送法

1. 担架运送

平地前进时以伤患脚部在前方前进；上坡、上楼、进救护车或进病房等则以伤者头部在前方前进。

2. 利用环境、就地取材

（1）椅子：平地前进可以前后抬法，但下楼或下坡时则应横向前进。

（2）毛毯拖拉法：没有担架、没有硬板而急需运送伤患时，可以毛毯来代替。但脊椎受伤的伤患不可使用，如图 13-29 所示。

（3）临时担架制作：可以用毛毯代替担架，需要一条毛毯和两支木棒。制作方法为：将一支木棒放在中央稍偏一边（木棒上下两端露出毛毯上下边缘），将毛毯一边向上对折，再放上另一支木棒，两木棒之间需留出可以坐一个人的位置，最后将下层毛毯向上叠起，固定即可。

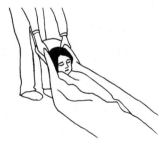

图 13-29　毛毯运送法

另外，也可以使用木棍和绳子绑成担架的样子，或者将两个带靠背的椅子绑成担架的样子，还可将两三个套头外套套在两木棒中间代替担架。

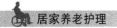

注意事项：

（1）对脊柱损伤的老年人，除非其是俯卧而为了维持呼吸道畅通才可搬移。必须搬移时，一定要有足够的人手，用硬板同时整体移动；应先固定头部，保持老年人脊柱原本形态，避免发生扭动。切忌用背负法、抱持法运送，避免造成老年人脊柱扭曲。

（2）怀疑有颈椎骨折或脱位者，搬运时需另外一人牵引头部，维持颈椎原本形态并平置老年人于硬板上，可使用颈托或在头颈两侧放置布团，以限制头颈活动。

紧急转运过程中平车的使用方法

转运平车是一种适合急诊与急救病人的医用平车，它不但可以方便地转运病人，并且将病人搬到检查台或床上以后不必将病人从担架上抬下来，只需将担架杆撤出即可，减少了病人从担架上抬下来时的痛苦。在急救过程中，护理师要学会平稳地将老年人从床上移位到平车上，以满足卧床老年人临时转移需要。平车的使用方法如下：

第一步：将平车推至床尾，头端与床呈钝角；踩下平车的刹车，固定平车；协助老年人穿好衣服；

第二步：平稳搬运老年人至平车上；

第三步：安置老年人于舒适体位，必要时盖好棉被以保暖，拉好护栏（扶手）或做必要的固定；

第四步：松平车的刹车，平稳推动平车；一般需要两人推动平车，一人在前把住方向，另一人在后平稳推动平车，不可过快；上下坡时老年人的头应在高处一端，以减少其不适。

注意事项：

（1）上下平车注意先踩刹车，拉好平车两侧护栏，避免老年人跌出平车。

（2）须有人站在老年人头侧推车，以便观察病人有无不适。

（3）推车时小轮在前，因为小轮转弯灵活，便于转换方向。

（4）运送骨折老年人时，先在平车上垫木板，注意骨折部位的固定。

（来源：http://www.med66.com/new/201405/jy201405046244.shtml）

本节知识要点

1.骨折急救的原则及方法。

2.单人搬运方法、双人搬运方法、三人搬运方法及适用范围。

第五节　老年人身体进入异物的急救

眼、耳、鼻、喉是人体重要的器官，有异物侵入则可能造成严重的伤害，所以应谨慎、恰当地进行紧急处理，以减少伤害，维持其最大的功能。

一、眼睛异物的紧急处理

眼睛是人体最娇嫩的器官，容不得任何异物。如不及时清除异物，眨眼时会感到疼痛，还会引起炎症、溃烂甚至失明。灰尘、沙粒、睫毛和小昆虫等都是最常跑入眼睛的东西，此时不可揉眼睛，以免损伤角膜和结膜。正确的处理方法如下：

（1）指导老年人闭上眼睛，以积存泪水，然后轻轻眨眼睛，异物便和泪水一起由眼睛的内侧或外侧的眼角流出来。

（2）轻轻将老年人的眼睑翻开，找出异物，用清洁的棉花、纱布或棉棒等蘸点水，由内往外轻轻擦拭，或用冷水把异物冲出，若使用生理盐水则更佳。

（3）如果是腐蚀性化学物溅入眼睛，或石灰、石膏、水泥等粉末撒入眼睛，要立即用温水冲洗，再用纱布覆盖眼睛，并立即送医处理。

二、耳朵异物的紧急处理

因进入耳朵的异物不同，其处置办法也不一样。

（一）小虫侵入时

（1）叮嘱老年人保持镇静，不要慌乱。拉上窗帘，使房间黑暗，然后用手电筒的光线照射耳道，利用虫子的趋光性，用光将其引出来。

（2）也可在耳道内滴几滴食用油或甘油，使昆虫翅膀浸湿而无法张开，再用棉花或挖耳勺慢慢将虫掏出来。

（3）若上述方法不奏效，应立即送医就诊。

注意事项：切勿一开始就用手指、镊子或挖耳勺等来挖取，因为这样不仅会

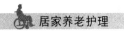

使耳部受伤,还会使异物深入耳部。

(二)豆子侵入时

(1)指导老年人患侧耳朵向下轻轻摇头,使豆子排出来。

(2)滴入少量95%酒精可使豆子缩小,便于取出。

(3)如果取不出来,应请耳鼻喉科医生处理。

注意事项:不可灌水,以免豆子发胀,引起更大的不适。

(三)汤和水侵入时

可以用消毒的棉花棒来擦拭。

三、鼻子内异物的紧急处理

若不慎把小东西,诸如豆类、小珠子或小块塑料塞入鼻子内造成异物阻塞。处理方法是:

(1)若异物在鼻孔宽阔处且能很容易抓住,则可设法取出。例如,鼻子里进入豆类等较硬的东西,可以滴入2～3滴食用油,再用镊子轻轻夹出。

(2)若无法处理,应立即送医,请耳鼻喉科医生取出。

注意事项:不可使用东西去挖取,以免将异物推得更深。

四、喉部异物的紧急处理

当老年人不慎吞入异物卡住喉咙时,护理员应保持镇静并采取急救措施,尽快排出异物。

(一)判断

(1)安慰老年人,稳定其情绪;

(2)观察其吞食异物后的表现(如吞下大块食物,有无脸色涨红至发紫;吞下锋口的金属或玻璃片,有无胃肠穿孔或大出血;吞食塑料,有无中毒症状;吞下较多纤维织物,有无肠梗阻等),观察有无胸痛、腹痛及生命体征变化,有无窒息、疼痛、出血、黏膜损伤等;

(3)了解所吞食异物的种类,判断所吞食异物的危险程度。

(二)处理

根据吞服异物的种类,采取不同的处理方法。

(1)若吞食了大块食物,应尽快催吐或利用腹戳法排出(见下文噎食的紧急处理方法）；

（2）若吞服了金属类物品，应立即送医，遵医嘱进行 X 线定位追踪；

（3）若吞服锐器者，要减少搬动，立即送医，遵医嘱处理；

（4）若吞服水银者，让其立即吞服蛋清或牛奶。

（三）观察

观察异物排出情况。老年人的每次排便留在便盆内，仔细检查大便有无异物排出，直至全部排出为止。

（四）报告

掌握病情动态变化，如发现异常则应及时告知老年人家属及监护人，并汇报医生处理。

五、噎食的紧急处理

噎食是指食物卡在咽喉或食道内，气管受到了压迫会出现通气障碍，甚至窒息死亡的现象。老年人发生噎食时，护理师应争分夺秒，就地抢救，恢复其气道畅通，挽救其生命。

（一）症状表现

轻者表现为呛咳、呼吸困难、面色紫绀、双眼直瞪，突然停止进食，张口、双手乱抓喉部（图 13-30），四肢抽搐，不能说话；重者意识丧失、全身瘫软、窒息昏迷，四肢发凉、大小便失禁、呼吸和心跳停止。

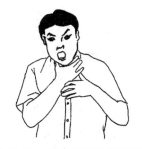

图 13-30　噎食的典型症状表现

（二）急救方法

噎食的处理方法有立位腹部冲击法和卧位腹部冲击法。

（1）当食物阻塞在食道内，老年人意识仍清醒时，可采用立位腹部冲击法将食物排出。

（2）对于抢救者身材矮小、难以环腰立位冲击者，或者已经昏迷、意识不清的老年人，可采用卧位腹部冲击法。

（三）急救流程

第一步：轻拍老年人肩部，并向其呼叫，判断其是否有意识或知觉。

第二步：快速清除老年人口腔内的食物，疏通呼吸道。症状轻者，可使用汤勺柄或手指(中指、食指)等刺激其舌根部,以引起呕吐,促使异物排出体外。也可用手掌拍打老年人后背(图 13-31),借助震动使食物松动,向喉部移动再掏出。

第三步:以上方法无效时,应根据老年人的意识状况和身体特点,运用腹部冲击法(图 13-32)正确施救。

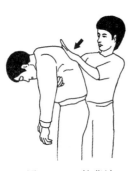
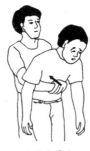
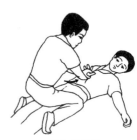

立体腹戳法　　　　卧体腹戳法

图 13-31　拍背法　　　　　图 13-32　腹戳法

1. 有意识者采用立位腹部冲击法

(1) 环抱:让老年人在有扶手的椅子旁站立扶稳,护理师站立于老年人身后,双手由腋下将其环抱;

(2) 腹部挤压:一手握拳,拇指顶住老年人上腹部(即腹戳部位),另一手叠握住拳头,快速向后上方用力挤压。挤压时,护理师要注意将下巴扣住老年人的肩膀,以增强稳定性,防止发生意外。重复、连续此项操作 5～6 次。施救时应动作迅速、熟练、正确;用力适当,防止损伤内脏。

2. 昏迷者采取卧位腹部冲击法

协助老年人翻身平卧,使其头部偏向一侧;护理师双脚跨跪在其下肢两侧,一手手掌根紧贴其上腹部(脐上 2 厘米),另一手叠于其上,双手十分指扣紧,手指翘起,两臂伸直,掌根向内、向上快速用力冲击压迫,反复冲击 4 次。

3. 肥胖者采取胸戳法

若老年人体型肥胖,则改为胸戳法,胸戳位置为双乳中部的胸骨,双手掌根快速向内、向上施力。

第四步:腹戳后,查看老年人口腔有无异物排出,若有异物,则将手指伸入其口腔内将异物掏出。

第五步:待老年人异物排出,气道通畅后协助其漱口,轻拍老年人,并给予安慰("老人家,您放心,东西已经咳出来了,放轻松休息一下吧,下次要小心点啊"),叮嘱其卧床休息;并做好处理记录(附表4)。

第六步:若老年人哽噎的异物未能排出,出现呼吸、心跳停止,则要立即拨打120急救电话,并迅速为其做心肺复苏。待其呼吸心跳恢复后继续腹部冲击操作。如心跳、呼吸仍未恢复,持续急救操作直至医护人员到来。

注意事项:

(1)正确找寻腹戳部位:腹戳的位置为剑突与肚脐中间。找寻方法为:首先将一只手握起来,小指顶住老年人的肚脐,其次收起小指,拳头平贴老年人的肚子,最后以拇指为轴心,拳头向上转。注意,不要太靠上压住剑突(位于胸骨最下端),防止在冲击压迫时将其压断。

(2)若老年人疑有内脏损伤,则不能进行腹戳,应立即送医或拨打120。

小视频

老年人发生噎食后的急救处理

老年人发生噎食后的急救处理是居家养老护理师必须掌握的服务技能之一。

想看视频就用手机扫描右边的二维码吧!

[扫一扫,看视频]

本节知识要点

1. 眼睛进入异物的急救流程。

2. 耳朵进入异物的急救流程。

3. 鼻内进入异物的急救流程。

4. 喉部进入异物的急救流程。

5. 噎食的症状表现及急救流程,立位腹戳法、仰卧位腹戳法、胸戳法的服务技能。

第六节 心肺复苏术

心肺复苏术是指使心跳、呼吸骤停的老年人迅速恢复循环、呼吸和脑功能所采取的抢救方法。当心肺停止活动时,人体便无法通过血液循环携带氧至全身各组织,脑部只要缺氧4～6分钟便可能造成损伤,超过6分钟则可能会导致无法恢复的脑损伤,所以利用人工呼吸及胸外心脏按压来恢复呼吸和心跳的心脏复苏术,便成为生死关头的救命措施。在现场急救中,主要是通过就地进行人工呼吸和胸外心脏按压[①],来恢复人体的基础生命活动的。

一、心脏、呼吸骤停的原因及表现

造成心跳、呼吸骤停的原因有很多种,其表现也比较典型。

(一)心跳、呼吸骤停的原因

(1)心脑血管疾病。如冠心病、急性心肌梗死、急性心肌炎、脑出血、脑血栓等重症都可能造成老年人心跳、呼吸骤停。

(2)意外事故。如严重创伤、溺水、触电、雷击、冻僵、煤气中毒、休克、窒息等。

(3)药物中毒。如洋地黄、奎尼丁、有机磷农药中毒等。

(4)电解质的紊乱。如高血钾、低血钾等。

(5)麻醉,手术中的意外。如麻醉的方法不当、麻药过量等。

(二)心跳、呼吸骤停的表现

(1)神志消失。怀疑有心跳呼吸停止时,可轻轻摇动老年人肩部并提出简单的问题,如无反应,即可认为其神志已经消失。

(2)大动脉搏动消失。用手指触摸不到颈动脉、股动脉的搏动。颈动脉位置在颈外侧气管与肌群之间的沟内。股动脉在腹股沟韧带稍下方。

(3)呼吸停止。保持老年人呼吸道通畅的同时,通过直接观察其胸部,无起伏;将自己面部贴近老年人的口鼻处,听不到呼吸的声音;用手放在老年人的口鼻处,感觉无气流进出。

另外,瞳孔散大、皮肤苍白或发绀、心尖搏动及心音消失、伤口不出血也是心跳、呼吸骤停的主要表现。

---

① 胸外心脏按压是对胸骨施压,而非针对心脏位置,它的原理是以身体的重量垂直往下压胸骨,使胸腔体积缩小,而压迫心脏挤出血液,等放松时胸腔恢复正常体积,而心脏扩张使全身血液回流至心脏,每次按压后都要确保胸部完全回弹。以此方式维持老年人的血液循环。

老年人意外身亡后护理师该怎么做？

如果发现老年人意外死亡,护理师应保持镇静,并做到以下几点:

（1）确认死亡。

① 立即拨打 120,等待医护人员确认老年人死亡事实,出具《死亡医学证明》。并立即向老年人家属或监护人报告老年人的死亡时间和过程,通知他们前来。

② 对老年人正常死亡无法取得医院出具的死亡证明的,可提醒老年人家属或监护人去老年人所在社区 / 街道居（村）委会或卫生站（所）申请出具死亡证明。

③ 非正常死亡或卫生部门不能确定是否属于正常死亡者,立即拨打 110,请求公安司法部门出具死亡证明。

（2）协助处理后事。

确认老年人死亡后,协助老年人家属或监护人在家里设置灵堂,摆好逝去老年人的照片、祭祀的贡品和花圈、花篮等。拨打电话找殡仪服务,进行火化等。

二、心肺复苏的急救流程

对于心跳、呼吸暂停的老年人,护理师应就地应急救护,以挽救其生命。

第一步:轻拍老年人肩部呼叫（如"老人家,您还好吗？"）,判断其意识。如其无意识,则立即拨打 120,之后开始急救。

第二步:协助老年人去枕平卧于较硬的平面上,为其解开衣领、裤带。

第三步:观察老年人的胸廓有无上下起伏或将食指放在鼻腔前,检查老年人有无呼吸,然后食指、中指并拢,用指尖触摸颈动脉 5～10 秒钟时间,确定是否有心跳。

第四步:若老年人有呼吸但已无心跳,则须立刻进行胸外心脏按压:

护理师双膝距离与肩同宽,跪于老年人胸旁,将一手掌根放在按压部位（胸部两乳头连线的中点）（图 13-33a）,另一手压在其手背上,双手十指互扣,下面的手掌手指翘起悬空（图 13-33b）,不要碰到胸部;两臂绷直,重心向下,连续、有节律地垂直向下施压(图 13-33c),按压力度适宜,按压深度至少使胸骨下陷 5 厘米;每次按压后再迅速松开,让胸廓彻底恢复。松开时,掌根放松但不能离开按压部位。

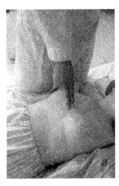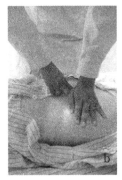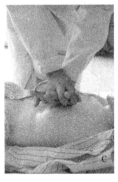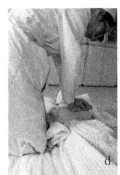

图 13-33　找准部位进行按压

按压频率至少每分钟 100 次,连续按压 30 次。心脏按压时间与放松时间各占一半,每次按压时要一边做一边大声报数:"1 下、2 下、3 下……29 下、30 下"。其中喊"1"时下压、喊"下"时则放松,依此类推。

第五步:察看老年人的口腔,检查其呼吸道是否通畅。如有异物,则应先将异物掏出,有活动性假牙的也要取下,以尽快恢复老年人呼吸道通畅。

第六步:若老年人仍有心跳,但呼吸已停止,护理师要为其进行口对口人工呼吸 2 次:一手掌侧扶着老年人的额部,另一手抬其下巴,使其头后仰;用拇指和食指捏住其鼻孔(图 13-34a),避免漏气。护理师深吸一口气,双唇包住老年人的口唇(若有丝巾等,可用作纱布盖住老年人的口唇),用力吹气(图 13-34b),使其胸廓扩张;每次吹气 1 秒钟,吹气完毕后,松开捏鼻孔;护理师头稍抬起,侧转换气,同时注意其胸部复原情况;再进行第二次吹气,吹气完毕后,松开捏鼻孔,并再次观察其胸部起伏情况。

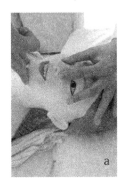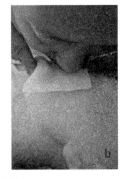

图 13-34　捏鼻并人工呼吸

第七步:若老年人无心跳也无呼吸,则应将胸外心脏按压与人工呼吸两项操作,按 30:2 的比例交替循环进行;若中间换人,应尽量在一组按压、通气的间隙中进行。心肺复苏术每 5 个循环,检查一次心跳、呼吸情况;若仍无呼吸和心跳迹象,则继续压吹周期;若有心跳无呼吸,则停止胸外心脏按压,只做人工呼吸;若无心跳有呼吸,则只进行胸外心脏按压。

第八步:若老年人恢复脉搏、呼吸,但无意识,则将其安排呈复苏体位,并注意为老年人采取保暖措施。随时评估老年人的呼吸及脉搏;等待救护车抵达。

注意事项:

(1)胸外心脏按压时按压部位要准确:在胸骨中、下1/3交界处,即两乳头连线与胸骨的交点处。注意不可压于剑突(胸骨最下端)上,以免肝脏破裂;不可压于肋骨之上,以免肋骨骨折;不可压到胃部,以免造成呕吐。

(2)观察老年人复苏的有效指征为意识恢复、瞳孔由大变小、面色(口唇)红润,恢复大动脉搏动、恢复自主呼吸、发绀减退等。心肺复苏术操作成功后或救护人员到达后,可停止心肺复苏。

(3)当老年人不适合采用口对口人工呼吸时(如口腔受伤、脸部烧伤、面部骨折、有传染病),可改采用口对鼻人工呼吸(紧闭老年人嘴巴、吹氧入鼻)。

小视频

为老年人实施心肺复苏术

心肺复苏术是居家养老护理师必须掌握的服务技能之一。

想看视频就用手机扫描右边的二维码吧!

[扫一扫,看视频]

小常识

开放呼吸道有三种方法

(1)头部后仰法。老年人仰卧,护理师一手放在老年人的颈部向上抬颈,另一手以掌根下压老年人前额,使其头后仰,气道开放(抬颈时动作轻柔,用力过猛可能损伤颈椎,颈椎骨折者不用此法),当老年人口鼻有异物时,护理师应用手指清除,如图13-35a所示。

(2)仰头举颏法。护理师一手掌根放在老年人前额处,下压使头部后仰,另一手食指与中指并拢,放在其下颏骨处,向上抬起下颌(手指不要压迫老年人颈前颏下软组织,以免压迫气道,可疑颈椎骨折不用此法。必要时拇指可轻牵下唇,使口微微张开),见图13-35b。

（3）双手托颌法。如遇到老年人有颈椎损伤,则可使其平卧,护理师将双手放置在其头部两侧,两拇指置于其口角旁,其余四指托住其下颌部,在保证其头部和颈部固定的前提下,稍用力向上托起下颌,使下齿高于上齿。如老年人紧闭双唇,可用拇指把口唇分开。注意此种情况下避免搬动其颈部,如图 13-35c 所示。

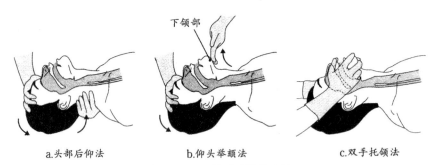

a.头部后仰法　　　　b.仰头举颏法　　　　c.双手托颌法

图 13-35　开放呼吸道的方法

本节知识要点

1. 心脏、呼吸骤停的原因及表现。

2. 心肺复苏的急救流程。

3. 开通呼吸道的三种方法。

第十四章

康复护理

疾病的预防、治疗和康复,是一个有机结合的综合过程。老年人的很多疾病会引发并发症或后遗症,影响生活活动能力,这就需要治疗过程中及后续的康复指导。因此,护理师的工作不仅要做好老年人日常生活起居的基础护理,还应有针对性地开展老年人日常生活活动能力的康复护理,以最大限度地帮助老年人恢复身体功能和日常生活活动能力。

第一节　康复护理基本知识

这里的康复护理服务,是指根据老年人个人康复医疗计划,围绕全面康复(躯体的、精神的、社会的)目标,配合康复专业人员,对失能老年人进行除基础护理以外的符合康复医学要求的专业护理和功能训练,帮助居家失能老年人发挥身体残余功能和潜在功能,以补偿丧失的部分能力,从而使其在生活质量、体格、精神及社会生活等方面得到恢复的服务活动。

一、康复护理目的

居家养老康复护理的目的,是在老年人总体治疗康复过程中,通过为其进行各种功能训练,使其残余的机能得到维持和强化,最大限度地恢复其生活能力,减少老年人的继发性功能障碍,促进身心健康,提高生活质量。居家养老康复护理是与医疗康复、社区康复相并行的康复途径。

二、康复护理项目

康复护理项目多种多样,常见的包括运动功能康复、语言障碍康复等。应

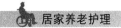

根据老年人的实际情况,选择能充分发挥或调动其主观能动性和潜能的训练项目。现列举以下几种主要的康复护理项目。

（一）维持日常生活所必需的训练

此类训练是为了维持生存及适应生存环境,提高生活能力而进行的一系列的训练活动,包括穿衣、进餐、个人卫生、洗浴、整理仪容等。老年人训练时应用辅助器具或使用合适的家用设施。

例如,运动方面有床上运动、轮椅上运动和转移、借助设备行走、上下楼梯、交通工具的使用等;自理方面有进食、更衣、如厕、洗漱、修饰等。交流方面有打电话、使用电器、书写、阅读、交谈、外出活动等。

（二）作业训练

作业训练是为恢复老年人社会功能的一种康复护理,它通过有目的、有针对性地从日常活动、职业劳动、认知活动中选择一些作业活动,对老年人进行训练,以缓解症状和改善功能。

常用的有家务活动训练、日常生活行动训练、手工艺制作、文娱疗法等。其中,家务活动训练包括备餐、烹饪、家具布置、居室整洁装饰、家用电器使用等,护理师可指导老年人如何操作,如何省力,减少家务活动的能量消耗等。

（三）运动训练

运动训练是为提高老年人机体活动能力和协调能力、增强免疫力的一种康复护理,如太极拳、体操、慢跑、步行等。

再比如,呼吸功能训练,通常是利用吹气球、吹蜡烛的方法,以及胸廓向上抬举、上肢外展扩大胸廓的辅助性呼吸运动,以增加肺活量、防止肺功能下降。

（四）物理训练

物理训练是指用物理方法进行的康复护理,它可预防和减少术后并发症、后遗症、功能障碍、残疾的发生。例如,物理训练可预防老年慢性心肺疾病的发生、发展;预防和治疗压疮;解除或减轻病变所产生的疼痛;改善关节功能等。

常用物理训练方法有针灸、按摩、电疗法、超声波疗法、磁疗法、水疗法等。

（五）语言训练

语言训练是对有语言障碍者进行矫治,以恢复或改善其言语能力为目的的治疗方法。

常采用的方法有发音器官的训练,如伸舌、卷舌、鼓腮、吹口哨等;另外,还有构音练习、模仿练习、朗读、会话练习等。

三、康复护理计划

老年人患病出院时,要经过系统评估是否需要接受康复护理。康复医师和康复治疗师会对接受康复护理的老年人进行功能评定(附录3),针对老年人的病情和身体状况,确定康复项目,设计训练量和训练时间。对于居家护理的护理师来说,应根据用户需求,在康复治疗师的指导下,依据康复护理计划,协助老年人进行有针对性的康复训练。

康复护理计划表的内容包括训练的种类、目的及想要达到的效果、具体内容(次数、时间)、训练方法(如先后顺序及具体方法)、注意事项等,如表14-1所示。

表14-1 老年人康复护理计划表

一、基本情况			
姓名:_____ 性别:_____ 年龄:_____ 病史:_____			
二、训练计划			
训练项目	训练目的及想要达到的效果	训练具体内容(次数、时间)	训练方法(如先后顺序及具体方法)
注意事项:			
护理师签字: _____年___月___日		用户签字: _____年___月___日	

填写说明:

1. 根据老年人的生活活动能力评估情况制定此表。

2. 训练项目可包含肢体被(主)动训练,坐位训练、站立训练、行走训练,言语训练等。根据老年人实际情况选择恰当的训练项目。

3. 训练具体内容可包括:训练时间(每次训练时间)、训练频率(每天几次或每周几次)、训练实施程度(主动训练、协助训练或被动训练)等。

四、康复护理计划的实施

在实施康复护理计划的过程中,应遵循如下四项基本原则:

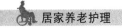

（一）注重协助性

康复护理期间,护理师应始终明确自己的协助性角色。应通过引导、鼓励,充分调动老年人的积极性,增强其主动康复的意愿,使其由被动训练逐步过渡到协助训练,再到主动训练。刚开始的被动运动,需要护理师和家属的帮助和配合,待老年人主动运动恢复后,可指导其自行训练。训练中,护理师不宜过度协助,以免影响训练进度和康复效果。

（二）注重整体性

康复护理贯穿于疾病治疗和护理的全过程,应与日常护理同步进行,注意将功能训练与日常生活活动相结合,相互促进。康复护理内容应综合、全面。如,由卧床活动到逐步坐起、站立及扶持行走,当肌力恢复到一定程度时,可进行生活功能的训练。各个训练项目逐步推进,保证护理的整体性和连贯性,全面促进老年人各项生活活动能力的恢复。

（三）注意积累性

身体康复非一日之功,康复护理贵在坚持实施。应按照康复护理计划方案引导老年人,让其从易到难、从简到繁、从少到多,循序渐进、持之以恒地训练。护理师应及时填写训练记录表(附表 5),密切关注康复护理计划实施进度,保证按时按量地完成康复训练,以达到康复目标。

（四）注意安全性

康复护理过程中,尤其是运动训练过程中,应特别注意加强老年人的安全防护,可让其间断休息,避免过度疲劳、肌力下降。否则不仅会使正常的康复训练无法进行,还可能加重伤病,甚至引发死亡。因此,每次训练前,可先协助老年人做好准备动作。训练时应陪同在其旁,密切看护并给予适当协助,防止其发生意外。如发现老年人出现头晕、胸痛、心率加快并伴有心律不齐、面色苍白、出虚汗等,则应立即停止活动。

本节知识要点

1. 康复护理的目的。
2. 康复护理项目的种类。
3. 康复护理计划表的内容。
4. 康复护理计划的实施原则。

第二节　运动功能康复

针对有运动功能障碍的老年人,护理师应依据康复治疗师制定的康复护理计划,借助步行器、拐杖、轮椅等辅助器具,指导老年人进行运动训练。运动功能康复内容丰富,下面以关节活动训练、桥式运动、坐位训练、站位训练、步行训练及平衡训练为例进行阐述。

一、关节活动训练

对于偏瘫或长期卧床的老年人,卧床早期即进行适当的肢体康复护理,可减少其长期卧床带来的肌肉萎缩无力、关节变形、骨质疏松等肢体功能障碍,防止发生废用综合征[1]。

关节活动训练包括肢体被动训练和肢体主动训练。在康复治疗师的指导下,护理师应每天按照康复护理计划,定时协助老年人进行康复训练。训练前,护理师应协助老年人换好舒适的衣裤;协助老年人如厕,排空大小便。

(一)肢体被动训练

被动训练是指一种稳住近端关节,支撑远端部位,平滑地转移关节,使关节弯曲至最大限度的训练。针对偏瘫或失能的卧床老年人,做四肢被动训练是最为简单、最为实用的肢体康复护理。但如果关节有急性炎症、肿胀、异常活动时,应中止运动与训练。

训练前,护理师应安置老年人于舒适卧位[2](如仰卧位);面向老年人,以便观察老年人的反应。四肢被动训练的方法如下:

1. 上肢被动活动

第一节:肩部运动。老年人手臂与身体轴线平行,护理师将其手臂水平外展至与身体呈90°角(图14-1a),来回数次;向上抬高手臂,保持肘伸展,使手臂与身体平面垂直,再放下手臂(图14-1b),来回数次;将手移至头上,将肘部弯曲(图14-1c)。一侧手臂活动结束后换另一侧手臂。

---

[1] 废用综合征是指患者因长期卧床不活动,或活动量不足及各种刺激减少,全身或局部的生理功能衰退,出现了关节挛缩、肌肉萎缩、肺功能下降、肺部感染、压疮、深静脉血栓、便秘,甚至智力减退等症状。

[2] 尽量让老年人肢体处于功能位置,如静卧时足部与小腿保持90°角,以防止足下垂。

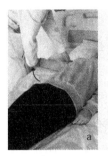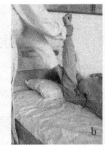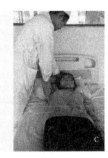

图 14-1　上肢被动训练：第一节　肩部运动

第二节：肩肘内收、弯曲。伸展老年人手臂与身体轴线成直角（图 14-2a），肘部伸展；抬高手臂至胸前（图 14-2b）；再移至对侧肩部（图 14-2c），来回数次。一侧手臂活动结束后换另一侧手臂。

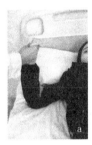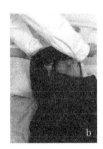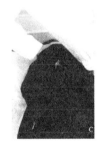

图 14-2　上肢被动训练：第二节　肩肘内收、弯曲

第三节：肩部旋转。将老年人手臂水平外展与身体呈 90° 角，肘部弯曲，手臂与身体平面垂直（图 14-3a）；一手扶老年人肩部，一手握其手腕向头部方向旋转（图 14-3b），再向下肢方向旋转（图 14-3c），来回数次。一侧手臂活动结束后换另一侧手臂。

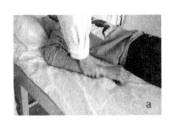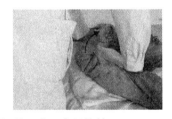

图 14-3　上肢被动训练：第三节　肩部旋转

第四节：腕部前后左右摇转。护理师一手握老年人手腕，另一手握其手心，做手腕上翻（图 14-4a）、下压运动（图 14-4b），来回数次；然后一手握住老年人小臂固定，一手握手掌，做手腕摇转（图 14-4c），正逆方向各数次。一只手活动结束后换另一只手。

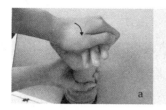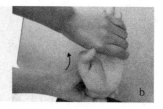

图 14-4 上肢被动训练：第四节 腕部前后左右摇转

第五节：伸掌、握拳。护理师一手握老年人手腕，一手握手指，使手指向手背折曲，做伸掌运动（图 14-5a），再做握拳运动（图 14-5b），来回数次；拇指不能弯曲时可以单独进行。一只手活动结束后换另一只手。

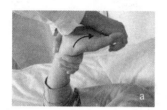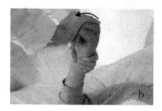

图 14-5 上肢被动训练：第五节 伸掌、握拳

第六节：手指屈伸、摇转。护理师一手手心向上抓住老年人拇指，另一只手将老年人其他四指一一向手掌心按压（图 14-6a），再向外按压（图 14-6b），来回数次；然后握其手指做摇转练习，正逆方向各数次。然后一手握住老年人四指，另一手做拇指的屈伸运动（图 14-7），来回数次。一只手所有手指活动结束后换另一只手。

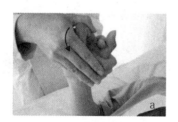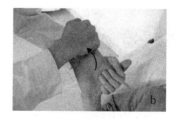

图 14-6 上肢被动训练：第六节 手指屈伸（四指）

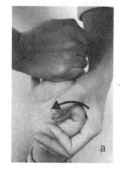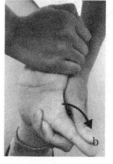

图 14-7 上肢被动训练：第六节 手指屈伸（拇指）

2. 下肢被动活动

第一节：下肢屈伸。护理师一只手伸入膝下，另一只手托起其足跟，抬起老年人小腿（图 14-8a），与身体方向平行，将小腿推向老年人头部方向，慢慢弯曲膝盖（图 14-8b）至最大程度（图 14-8c），再反方向伸展膝盖，来回数次。一侧腿结束后再换另一条腿。

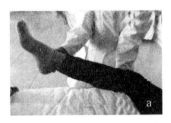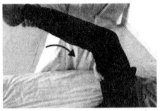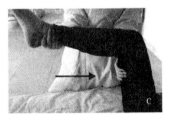

图 14-8　下肢被动训练：第一节　下肢屈伸运动

第二节：下肢外展运动。护理师将老年人的腿伸直，一手按住膝关节，另一只手扳住足跟向外侧扳动（图 14-9），再返回，来回数次。一侧腿结束后再换另一条腿。

第三节：下肢上举运动。护理师将老年人的腿伸直，一手按住膝关节，另一只手扳住足跟，向上扳至最大限度（图 14-10），再返回，来回数次。一侧腿结束后再换另一条腿。

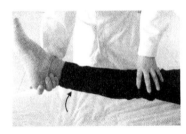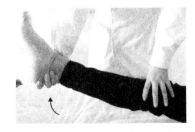

图 14-9　下肢被动训练：第二节　下肢外展运动　　　图 14-10　下肢被动训练：第三节　下肢上举运动

第四节：膝关节旋转活动。护理师一手握住老年人膝上大腿部固定，另一手握住其脚踝，使膝关节弯曲，将脚向外侧旋转，回到原位，再向内侧旋转，各做数次。一侧腿结束后再换另一条腿。

第五节：足踝前后与旋转活动。护理师一手握老年人小腿足踝上端，另一手向上扳动足跟（图 14-11a），向脚底加压，使踝部伸展；再握其足背（手心对足背）轻轻向后压（图 14-11b），向脚背加压，使踝部屈曲；然后握住足心和足背做足踝的旋转活动（图 14-11c），顺时针和逆时针各做数次。一只脚结束后再换另一只脚。

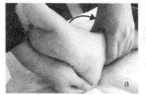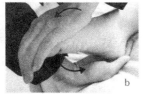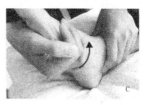

图 14-11　下肢被动训练:第五节　足跟前后与旋转运动

第六节:脚趾屈伸与旋转活动。护理师一手握老年人足背,另一手握其脚趾,一一做脚趾向上伸直(图 14-12a)、向下屈曲的运动(图 14-12b),然后做脚趾的旋转活动(图 14-12c),各做数次。一只脚结束后再换另一只脚。

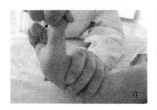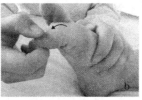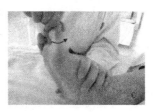

图 14-12　下肢被动训练:第六节　脚趾屈伸与旋转活动

小视频

四肢被动训练

协助卧床老年人进行四肢被动训练是居家养老护理师需要掌握的重要技能之一。

想看视频就用手机扫描右边的二维码吧!

[扫一扫,看视频]

注意事项:

(1)训练时,动作宜轻柔、缓慢,循序渐进,防止老年人出现骨折、肌肉拉伤。

(2)训练顺序由远心端到近心端,由大关节到小关节(例如,上肢:肩→肘→腕→指各关节);做完一侧再做另一侧。活动方向为前、后、左、右、上、下;运动幅度(屈、伸、旋)从小到大,以不引起疼痛、疲劳为度。每日做肢体被动训练5～6次,每次 10～20 分钟。

(3)训练时,护理师应尽量靠近老年人的运动部位,并注意支托住老年人活动关节的前后端,以控制好关节活动,避免老年人受伤或疼痛。

(4)要鼓励老年人主动配合训练。在以上各种被动训练的同时,还可同时进行按、揉、搓等按摩,使老年人的肌肉充分活动。

（二）肢体主动训练

对于肢体有一定活动能力的老年人，或肌肉功能有所恢复的老年人，可鼓励其进行主动活动训练，例如，指导老年人坐在凳椅上做提腿、伸膝，或脚踩竹筒来回滚动等活动。当然，要从小范围、不太用力的活动开始，循序渐进，以免引发其他部位不必要的肌肉损伤。对于偏瘫老年人，可指导其利用健侧肢体带动患侧（麻痹）肢体活动，或用能活动的手指反复活动不能活动的手指。

肢体主动训练的具体训练方法如下：

1. 上肢主动训练

第一步：手臂和肩部的训练。老年人坐位，指导其两手臂弯曲在胸前，向两侧展开，再收回至胸前；再进行双肩上下耸动，若是偏瘫老年人，可指导其用健侧手握住患侧手，两手组合一起运动。

第二步：上肢支撑力的训练。老年人坐位，指导其将患侧手伸向侧面，健侧手固定患侧肘部，用患侧手掌支撑体重，练习肩、手臂的支撑力。

第三步：肩部和腕部的训练。老年人坐位或仰卧位，指导其双手十指相互交叉握住，健侧手握住患侧手，保持肘部伸直，肩关节前伸，把上肢上举，举过头顶（图 14-13），再慢慢放下，反复练习。

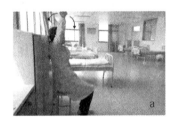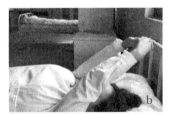

图 14-13　上肢主动运动

第四步：防止驼背的练习。老年人仰卧位，指导其将手臂枕在脑后，肩部做内收、外展的运动，反复练习。

第五步：肘关节屈伸训练。老年人仰卧位，指导其双臂上举，双肘弯曲，双手掌合十，缓慢向下朝面部方向运动，再慢慢向上、伸直肘部，双臂放置于身侧，反复练习。

2. 下肢主动训练

第一步：下肢抬高训练：协助老年人仰卧于床上，指导其脚尖向上，伸直下肢，双腿交替抬离床面 30 厘米左右（图 14-14a）；如果是偏瘫老年人，则可指导其用健侧小腿伸到患侧小腿下，健侧腿用力向上抬以带动患侧腿（图 14-14b），双腿抬高30厘米左右。

第二步：下肢屈伸训练：协助老年人坐在椅子上，一只脚平放在地上，另一只脚做屈膝、伸直运动（图14-14c）。

第三步：踏步训练：协助老年人坐在椅子上，两手扶着椅子边，双腿做踏步运动（图14-14d）。

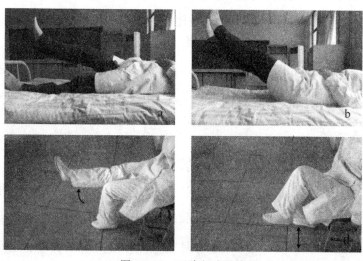

图14-14　下肢主动运动

第四步：臀部抬起训练：协助老年人坐在椅子边上，两手十指相握（若为偏瘫老年人，健侧手握住患侧手），上半身前倾并站起。为保证安全，最初可做臀部抬起练习，逐渐增加臀部离椅子的高度，直至顺利站起。

第五步：蹲下、站起训练：指导老年人手握稳扶手，做蹲下、站起训练①，蹲下时尽可能地保证脚跟着地。

注意事项：

（1）训练顺序要从大关节逐步到小关节（如上肢：肩→肘→腕→各指关节，下肢：髋→膝→踝→各趾关节），要按照生理活动范围进行训练。

（2）训练中，可利用躯体前屈的重心，做肩、肘、腕关节或髋、膝、踝关节的多种类型的组合运动。手指的运动和肩、肘的肢体位置必须保持独立。同时，也注意根据老年人患侧肢体的功能状况，训练患侧与健侧的协调运动。

（3）每日进行3～4次，每次20～30分钟。训练后，及时让老年人饮用少量温开水，并做好记录。与此同时，可经常指导老年人保持手的精细动作训练。

————————————————

① 蹲下、站起运动可锻炼腿部肌肉，并作为如厕自理的康复训练动作。

二、桥式运动

"桥式运动",为选择性髋伸展、脊柱关节运动,是早期床上体位变换训练的重要内容之一,因姿势像"桥"而得名。

该运动可通过训练腰背肌群和臀部肌群,增强腰背部肌群(多裂肌、竖脊肌、髂肋肌)的肌力与肌耐力,提高骨盆对下肢的控制和协调能力,为以后的坐和站打下基础,防止以后步行时伸髋困难而引起行走不便。疾病急性期也可采用此姿势放置便盆和更换衣服。

桥式运动适合于慢性下腰痛患者、偏瘫患者。但是,外伤患者急性期禁止锻炼;腰椎管狭窄症患者腰椎后伸会减少椎管内容积,应遵医嘱训练。

(一)具体方法

桥式运动分为双桥运动和单桥运动两种形式。

(1)双桥运动形式:老年人仰卧,双手交叉放于腹部,双腿屈曲,双足底平踏在床面上(图14-15a),用力伸髋,使臀部抬离床面(图14-15b),并保持。

(2)单桥运动形式:老年人患腿屈曲,伸直健腿,然后伸髋、抬臀,并保持。

(二)训练要领

(1)抬离床面的时间由5秒钟逐渐延长至1分钟以上,然后放松,臀部回位、仰卧于床上5秒钟,为一周期。每日3组,每组15个周期,共约30分钟以上。长期坚持,可缓解腰背痛及下肢疼痛、麻木、无力症状。

(2)训练时两腿之间可夹持枕头或其他物体。

(3)护理师可用下述方法帮助老年人完成该动作:用一只手掌放于患侧膝关节的稍上方,在向下按压膝部的同时向足前方牵拉大腿;另一只手帮助臀部抬起(图14-15c)。随着老年人的进步,护理师可在逐渐减少帮助的同时,要求老年人学会自己控制活动,不能让患侧膝关节伸展或向侧方倾倒。

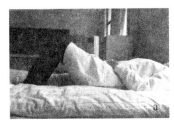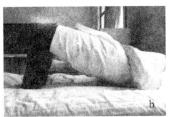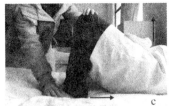

图14-15 桥式运动

注意事项:心脑血管疾病及慢性呼吸系统疾病老年患者开始锻炼时,护理师应密切观察,加强安全保护,避免加重内科疾病症状,慢性病患者锻炼时间不宜过长,幅度不宜过大。以自己不感觉疲惫为度。

三、坐位训练

坐位是步行和日常生活训练中最基本的动作,若老年人能坐起,对于进食、大小便、上肢活动能带来很大方便。对于长期卧床或偏瘫的老年人,起坐时往往不稳,易有倾倒现象。对此,需要进行坐起训练,并逐渐增强其坐位平衡能力。具体训练方法如下。

(一)坐起训练

第一步:坐起动作训练。护理师一手扶托老年人后颈部,另一手扶住其肩部,指导其用一只手(若有患肢,则用健侧上肢)支撑缓慢坐起。

第二步:坐位耐力训练。在老年人背部放好靠垫,开始时,可以半卧位(30°左右),每天两次,每次尽量坚持 5 分钟。

如果老年人无头晕、恶心等不适,可以隔天提高半卧位角度,每次 10°;也可隔天延长半卧位时间,每次延长 5 分钟。这样交替进行,直至可坐起 80°,维持 1 小时。

(二)平衡训练

第一步:轻轻扶持老年人背部,以免其向侧后方(向患侧后外方)倾倒。

第二步:指导老年人练习背部无扶靠,逐步增加静坐时间至 1 小时;可让老年人坐在床沿,两足着地,或者床前放个小凳,让其两足踩在小凳上。每次保持此姿势 20～30 分钟,每天 3～5 次。

再过渡到护理师可以放开双手,老年人自己能扶床保持平衡坐位,直至其完全能自行坐稳;也可在后床架上系上布带,让老年人借力于拉布带练习坐起。

第三步:待老年人能够坐稳后,指导其在座位上做前后、左右改变重心的起卧动作,加强其承重练习及左右交替抬臀负重练习。

第四步:指导老年人在座位上做上肢和躯干的各种动作,并在左右、前后方向轻推老年人,以训练其坐位的动态平衡能力。

注意事项:

(1)训练时,护理师可通过镜子协助老年人进行姿势矫正。

(2)训练时,护理师可随机发出指令,如"向左"、"向右"等,给予老年人以

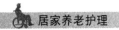
声音刺激。

四、站立训练

对于卧床或偏瘫老年人,若能够自行坐稳,或肢体的肌力允许时,可进行扶物起立动作及立位平衡训练,以防心血管机能减退,为后续行走打下基础。

(一)坐位起立训练

第一步:协助老年人坐在床沿上,指导其双下肢下垂两腿分开,两脚着地。

第二步:指导老年人在上肢支持下,慢慢做身体向左右倾斜的练习(若有患肢,则指导其用健侧上肢将患侧上肢托起,然后以健侧下肢托起患侧下肢,交替进行,每次托起要保持5~6秒钟);然后在上肢支撑下做躯干左右旋转运动,使头及身体尽量前屈,每次15分钟。

第三步:搀扶老年人双肘或指导其用手(若有患肢,则用健侧上肢)撑床,在其上肢支持下,指导其头部稍往前伸,将臀部略离床沿,双下肢同时负重,并向左右两侧做弯腰动作,每次5秒钟,让其反复体会双腿支撑坐站的感觉;

第四步:指导老年人从有依托到无依托下起立,可先在高凳上练习坐站,然后逐渐过渡到低凳坐站,在坐下时不要有跌落姿势。

(二)站立平衡训练

第一步:协助老年人取坐位,护理师用双手支持其两侧腰部,协助其由坐位站立;指导老年人双脚平行站立,中间有一拳的距离,膝关节不能弯曲或过度伸直,双脚掌完全着地,脚趾不能钩地。每次练习10~20分钟,每天3~5次。

第二步:指导老年人站立练习,逐渐减少辅助性协助,使其由依托到无依托自行站立。

1.靠墙站立

护理师两手扶持老年人双肩。若老年人患侧膝关节不能伸直,护理师可用膝顶住其膝部,使其靠墙站立,逐渐放开手。

若为偏瘫老年人,指导其先将身体重心放在健侧肢体上,两侧下肢分开约3厘米,站稳后再将身体重心缓慢移向患肢。待站稳身体平衡后,再将两足分开一段距离,做两脚轮流负重训练。

也可指导其使用拐杖进行背靠墙站立训练,叮嘱其将重心移到一侧拐杖,提起另一侧拐杖或将重心靠墙,提起双侧拐杖进行练习。

2.扶床站立

在老年人独自靠墙站立的基础上,开始让其扶床站立并逐渐放开手,不扶物而站立。

第三步:指导老年人在站立位下触摸不同物品,并练习重心向前、后、左、右转移,提高双腿支撑负重能力及双腿站立平衡能力;站立的地面可从平到不平,可让其在海绵垫上训练。

第四步:在老年人双肩外侧或骨盆两侧逐步施加推力,训练其动态平衡。

第五步:指导老年人于站立位做头部、上肢、躯干以及下肢的各种动作,在摇晃板上练习站立,进一步增强其平衡能力。

对于偏瘫老年人,可指导其站立位下转换方向:指导其先将患侧下肢抬起,以健侧脚跟为轴,向外旋转;或以健侧足尖为轴,向内旋转,然后将两腿并齐。

注意事项:进行此训练时,应注意安全,尤其是年龄较大的老年人、肥胖及下肢肌力较弱的老年人,要多给予协助。

五、行走训练

行走训练是在坐位训练和站立训练的基础上进行的训练。当老年人能独立站立和保持体位平衡后,才能开始跨步动作。注意不要让老年人急于行走,主要是让其体会迈步的感觉及保持平衡,使其逐步独立行走。

根据老年人病情程度的不同,可协助其进行不同形式的行走训练。对于病情较轻、短期卧床的老年人,可让其借助拐杖、假肢、矫形器具进行步行训练;对于长期瘫痪卧床的老年人,应指导其使用轮椅进行移动训练。当老年人肢体恢复情况良好时,可鼓励其逐步脱离辅助器具完成简单的日常活动,这样更有利于老年人的自身康复。

(一)借助助行器具进行行走训练

对于安装假肢或下肢无力、瘫痪的老年人,在恢复上下肢及腰腹力量后,可使用拐杖进行行走训练。下面详细介绍运用拐杖和轮椅进行上下斜坡、上下楼梯训练的流程。

1.拐杖的使用

拐杖可分为手杖、腋杖,目前有普通手杖、T字形手杖、四脚式手杖、肘拐、腋拐等几种。护理师要根据老年人身体情况选择合适的拐杖。鼓励高龄老年人使用手杖行走;腋杖适用于身体情况较好且上肢力量良好的老年人。拐杖要选择把手用得舒服且底端橡胶垫强韧耐磨的。

使用拐杖前,应根据老年人的身高调整好拐杖的高度,确保适合老年人使用。手杖高度的确定方法:老年人站直,以肘关节屈曲 30°、腕关节背屈约 30° 的状态握住手杖,使手杖支脚垫位于脚尖前方和外侧方直角距离各 15 cm 处。腋杖高度以老年人身高的 77% 为宜,或站立时腋杖头离其腋下 2～3 厘米,两手按手柄,前臂与拐杖约呈 30° 角,从腋下 5 厘米处量至第五脚趾前外侧约 10 厘米处为宜,如图 14-16 所示。

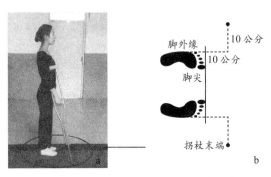

图 14-16　腋杖的适宜高度和正确持法

使用拐杖前,护理师应检查拐杖有无破损和故障:检查手杖胶头是否完好;检查腋杖胶垫和胶头是否完好;检查拐杖与地面摩擦力是否够大;保证周围环境平整、无障碍。老年人未熟练使用拐杖前,应有人扶持或陪伴,防止其跌倒;必要时,护理师应站在老年人患侧,指导练习,给予适当帮助。

(1)使用手杖的训练流程。

第一步:协助老年人站立。

第二步:将手杖置于老年人健侧上肢。

第三步:叮嘱老年人将重心在健侧下肢。

① 使用手杖行走:将手杖向前挂出一步,将患侧向前迈出一步,再重心转移到患侧与手杖上,健侧跟上;即遵循"手杖→患侧→健侧"的顺序前行(图 14-17)。

② 使用手杖上楼:手杖放在上一个台阶上,健侧先上,患侧跟上(即手杖→健侧→患侧)(图 14-18)。

③ 使用手杖下楼:手杖先放在下一个台阶上,患侧先下,再下健侧(即手杖→患侧→健侧)(图 14-19)。

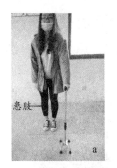
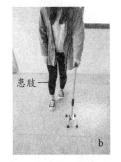
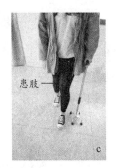

图 14-17　使用手杖的行走方法

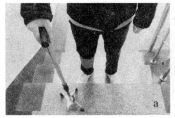
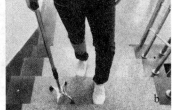
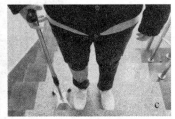

图 14-18　使用手杖上楼梯的方法

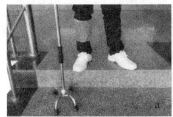
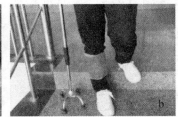
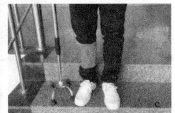

图 14-19　使用手杖下楼梯的方法

（2）使用腋杖的训练流程。

① 四点步：当双腿可以支撑身体重量时，可使用这种步态。因为时常有三点和地面接触，故很安全，只是速度慢一些。其顺序为：右拐前移，迈左脚（患侧）；移左拐，右脚跟上（腋杖→患侧→腋杖→健侧），见图 14-20。

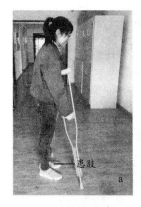
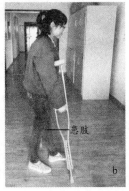
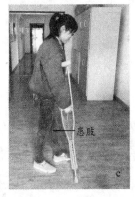
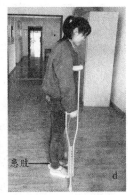

图 14-20　使用腋杖的四点步行方法

② 三点步:这是较快的步态,需要更有力和更好的平衡性。老年人必须能够用其手臂撑住整个身体重量,其顺序为:腋杖向前,患脚前进,健脚跟上(腋杖→患侧→健侧),见图 14-21。

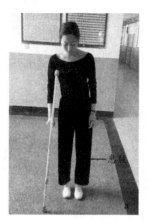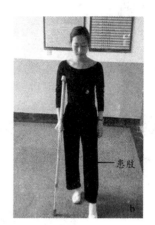

图 14-21 使用腋杖的三点步行方法

③ 两点步:因为只有两点同时着地,故速度较快,适合躯体控制较好的老年人。其顺序为:右侧腋杖与左腿(患肢)同时移动,重心移向右腿(健肢),左侧腋杖与右腿(健肢)再向前移动,见图 14-22。

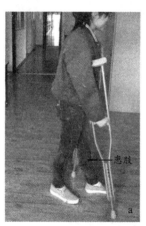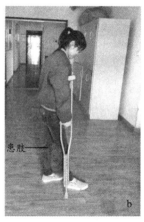

图 14-22 使用腋杖的两点步行方法

④ 使用腋杖上下楼:

上楼时,健脚先上,然后患脚与腋杖同时上(健侧→腋杖和患侧),见图 14-23。下楼时,腋杖放置于患侧手臂下,健侧手扶楼梯扶手,腋杖先下一个台阶,接着患脚下移一个台阶,健脚跟上(腋杖→患侧→健侧),见图 14-24。

⑤ 起身站立:首先,叮嘱老年人在准备站立前确定椅子或床是否稳定牢固;然后,健侧腿支撑在地面上,身体向前移动到椅子或床的边缘;再将双拐并拢合

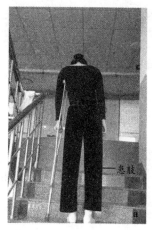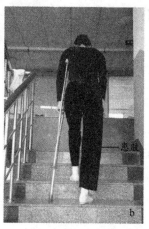

图 14-23 使用腋杖上楼梯的方法

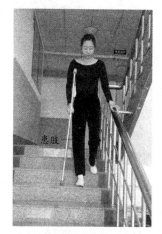

图 14-24 使用腋杖下楼梯的方法

在一起,用患侧手握住拐杖手柄,健侧手扶住椅子扶手或床缘;最后,两手一起支撑用力,同时指导老年人健侧腿发力站起,保持站稳,然后再将拐杖分置身体两侧,开始行走,见图 14-25。

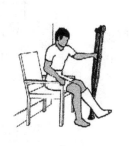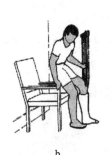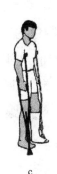

图 14-25 使用腋杖起身站立

⑥ 坐下:首先,指导老年人身体向后慢慢退,直到健侧腿碰到椅子或者床的边缘;保持体重在健侧腿上,将双拐并拢合在一起;然后,用患腿一侧的手握住拐杖手柄,健侧的手放到椅子或床缘上,然后弯曲健侧膝盖,慢慢坐下;坐下过程中始终保持双拐放在椅子旁边,见图 14-26。

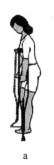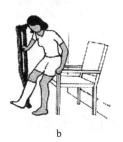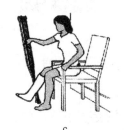

图 14-26 使用腋杖坐下

注意事项：可根据病情进行单拐行走训练,让老年人健侧手臂持杖。行走时,拐杖与老年人患侧下肢同时向前,随之健侧下肢与另一手臂摆动向前移动。也可先将健肢臂持杖前移,然后移患腿,最后移健腿,完成一步行走。

2. 助步器的使用

带轮子的助步器移动方便,但稳定性差,护理师要注意陪护,最好使用带刹车的助步器,防止发生意外。老年人未熟练使用助步器前,应有人扶持或陪伴,防止老年人跌倒。护理师应立于老年人患侧,协助其行进。使用前,应检查助步器各部件是否完好。

具体操作流程如下:

第一步:协助老年人平稳站立;保证周围环境平整、无障碍。

第二步:指导老年人双手放在助步器的扶手上身体略向前倾,慢慢站立(图14-27)。

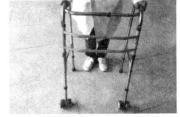

第三步:指导老年人慢慢行走,帮助其适应;不同种类的助步器使用方法不同:

(1)无轮子的助步器的使用:协助老年人将助步器放在其身前约15厘米,放稳,指导老年人扶稳并患脚前行,健脚跟上(图14-28)。

图14-27 使用助步器的行走方法

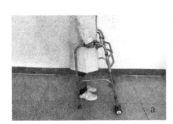 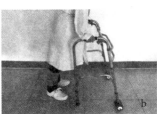 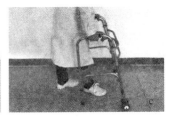

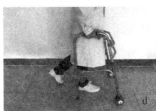 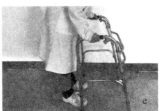

图14-28 使用无轮助步器的行走方法

(2)有轮助步器的使用:推动助步器向前约15厘米,放稳,固定,患脚前行,健脚跟上。

第四步:锻炼结束后,协助老年人回到床边休息。

3.轮椅的使用

使用轮椅,可以安全移动老年人,增加其活动范围,满足其社交和户外活动的需要。轮椅可分为普通型、可调型、照护型。护理师应根据老年人的情况建议选择合适的轮椅。使用前,必须检查轮椅各部件。可坐上去检查,并试推一下,检查轮胎、车闸、脚踏板和安全带是否完好、无损,见图 14-29。

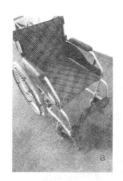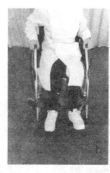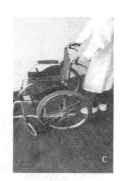

图 14-29　检查轮椅是否完好

协助老年人使用轮椅上下台阶、上下斜坡、上下电梯的方法如下:

(1)上台阶:护理师将轮椅正对台阶,叮嘱老年人靠后坐稳,用脚踩踏轮椅后侧的杠杆→轻轻抬起前轮(以两后轮为支点,使前轮平稳地移上台阶)→再以两前轮为支点→双手抬车把→抬起后轮→平稳地移上台阶。即先上前轮,再上后轮,见图 14-30。

(2)下台阶:护理师调转轮椅方向,使自己与老年人都背向前进方向→护理师在前,轮椅在后→叮嘱老年人抓紧扶手→护理师用腿部贴扶椅背,提起车把→轻轻把后轮移到台阶下→然后以两后轮为支点→缓慢抬起前轮→轻轻把前轮移到台阶下,稳步倒退下行。即先下后轮,再下前轮,见图 14-31。

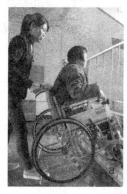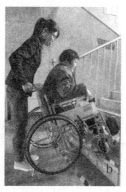

图 14-30　使用轮椅上台阶

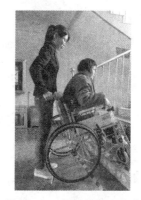

图 14-31　使用轮椅下台阶

(3)上斜坡:护理师叮嘱老年人靠后坐稳,向前推轮椅,见图 14-32。如老年人较重,道路坡度较大,应请人帮助,合力推动轮椅。

(4)下斜坡:老年人和护理师都背向前进方向→护理师在前,轮椅在后→叮嘱老年人抓紧扶手,稳步倒退缓慢下坡,随时观察身后情况,见图14-33。

(5)上下电梯:老年人和护理师都背向前进方向,护理师在前,轮椅在后;进入电梯后要及时拉紧车闸,进出电梯时要缓慢,经过不平的地方要事先告知老年人。

注意事项:

(1)推行轮椅时,动作轻缓,注意安全,严防老年人跌出轮椅。

(2)老年人上下轮椅时,应先拉车闸,以固定轮椅。

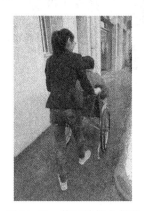 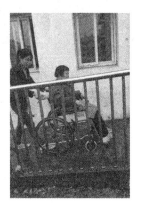

图14-32　使用轮椅上斜坡　　　　图14-33　使用轮椅下斜坡

小视频

协助老年人使用轮椅行走

协助老年人使用轮椅行走是居家养老护理师需要掌握的重要技能之一。

想看视频就用手机扫描右边的二维码吧!

[扫一扫,看视频]

(二)其他行走训练方法

1.辅助性行走训练

老年人行走时,护理师在其患侧肢体协助扶持。为了防止老年人摔倒,可为其绑好腰围(束腰带),便于扶持,有利于老年人双手的活动。

第一步:将老年人一只手臂(如有患侧上肢)搭在护理师肩上,护理师一手扶老年人腰,一手拉住其手部,两人先迈外侧下肢,后迈内侧下肢。

第二步:老年人患肢向前迈步有困难时,刚开始时可先练习原地踏步,逐渐慢慢练习行走,然后再训练其独立行走。护理师下肢可抬老年人患肢向前迈步,每次 5～10 米。

2. 独立行走训练

第一步:指导老年人先将两脚保持在站立平衡状态。

第二步:指导老年人一脚迈出,身体向前倾斜,重心转移到对侧下肢,两脚交替迈出,整个身体向前移动。

3. 行走姿势训练

双杠也是老年人练习独立行走和平稳站立的主要工具,让老年人双手把持双杠可练习健肢与患肢交换支持重力,矫正步态,改善行走姿势。

为了训练老年人在步行中的稳定性,开始可指导其在平衡杠内练习向前、向后行走,或靠墙做向前、向后移动,然后,练习沿直线或在较窄的平衡木上行走,并练习在行走中突然止步、转体、拐弯及跨越障碍。随着老年人步行能力的提高,可指导其加快行走速度,进一步提高其平衡能力。

小常识

帕金森氏病患者的简易康复训练

(1)放松和呼吸训练(针对全身僵硬):指导老年人闭上眼睛,开始深而缓慢的呼吸。腹部在吸气时鼓起,并想象气向上到达了头顶,在呼气时腹部放松,并想象气从头顶顺流而下,经过背部达到足底,放松全身肌肉。如此反复练习 5～15 次。

(2)面部动作训练(针对面具脸):指导老年人对着镜子做皱眉、用力睁闭眼、鼓腮、露齿、吹哨、微笑、大笑、露齿笑、撅嘴等动作。

(3)头颈部训练(针对颈部多呈前倾姿势,且非常僵硬):指导老年人做头部上下运动、左右转动、侧转、左右摆动等动作。

(4)躯干训练:指导老年人做有节奏的侧弯运动、转体运动、仰卧起坐、俯卧撑及燕式平衡等训练,可控制躯干腹背肌力量与协调。

(5)上肢及肩部训练:指导老年人做耸肩、肩上举、后伸等牵伸的锻炼,也可利用吊环等器械加强肩关节的活动度和灵活性。

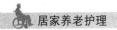

（6）手部训练：指导老年人利用各种常见器械或物品，如毛巾卷、黄豆等，反复进行握拳伸直、手指对捏及分指等训练。

（7）下肢训练：指导老年人在卧位进行髋、膝关节牵伸练习；在病情允许的情况下，也可利用单杠进行压腿等牵伸的训练。

（8）步态及平衡训练：指导老年人站立位下，双下肢前后迈步训练、躯干重心控制训练、原地踏步、跨越障碍甚至走"一"字步的训练等。

（9）语言障碍训练：指导老年人做前面所提及的面部训练动作，再加上伸舌、饶舌等运动，可改善因而舌肌僵硬导致的说话困难，大声朗读及唱歌等也有利于改善此功能。

（来源：http://www.nhfpc.gov.cn/jnr/pjsbzsxx/201404/c3c4696de71c4316806211a20af11639.shtml）

本节知识要点

1. 肢体被动训练的方法、肢体主动训练的方法。

2. 桥式运动的方法。

3. 坐位训练的方法、站立训练的方法。

4. 使用手杖、腋杖行走或上下台阶的方法；使用腋杖起身或坐下的方法。

5. 使用助步器行走的方法。

6. 协助老年人使用轮椅上下台阶、上下坡的行走方法。

第三节　言语障碍康复

老年人群是最容易出现语言及听觉障碍的群体，很多疾病（如脑中风）都会引起这一群体的语言障碍。大量实验表明，在老年人语言功能出现障碍后的早期（6个月以内）进行针对性的语言康复护理，语言功能恢复效果最佳。护理师应遵照康复医师的康复方案，合理安排时间，充分利用老年人现有的语言能力，协助其进行语言康复训练。

一、基本要求

（1）对于有言语障碍或语言能力部分丧失的老年人，护理师应与老年人、家属及监护人充分沟通,了解老年人言语障碍情况。

（2）护理师应根据老年人的基础情况和康复医师制定的康复计划,形成适合老年人的言语训练方案,包括训练目标、训练内容、方法和时间（表14-1）。

（3）护理师在实施言语训练前,应向老年人说明训练目的、方法和时间;训练内容及时间要安排妥当,及时向医生反馈老年人言语功能训练及恢复情况,遵医嘱适当调整训练计划（调整训练内容、训练量和难易程度）,使其避免疲劳或出现过多错误。

（4）在训练过程中,护理师应密切观察老年人训练的反应,及时给予反馈,强化正确的反应,发现问题及时纠正和改进。若发现老年人经过一段时间的系统训练后仍无进展应暂时中止训练,向老年人家属及监护人、康复医师报告。

二、训练内容

言语障碍康复训练包括发音器官锻炼和语言训练。

（一）发音器官锻炼

护理师指导老年人进行发音器官锻炼,特别是舌的运动,如向前伸,舌向左右侧运动、卷舌、舌在口内旋转等,以改善舌尖、舌根运动灵活程度。

（二）语言训练

护理师指出某一语言的发音部位,示教口型,发出正确读音,引导老年人模仿,在训练过程中,查出老年人难发的音和易错的音,进行引导,也可通过个别辅导法,包括音素分解法和拼音法进行训练。

三、训练原则

（一）训练内容难易程度适中,多鼓励引导

要合理安排训练内容,激起老年人对语言康复的兴趣,多给予鼓励、肯定,少批评、纠正,通过积极引导,增强其康复的信心。

（二）坚持发音器官锻炼与说话相结合

加强舌体运动,可使舌的动作得到改善;通过声带震动可使声带得到锻炼;通过呼吸练习,使气流得到调整;通过口腔运动可帮助舌的运动,以加强对气流的调整等,这些均有利于言语恢复,说话练习也反过来强化发音器官的功能。

（三）要有针对性

要针对老年人语言功能某个方面的不足进行重点训练。例如，对命名性失语者，重点放在对物品名称命名的训练上；对读写困难者，重点练习复述词句和书写训练上；对表达能力差者，多进行日常口语对话、指物品名称等练习。

（四）训练强度适中

坚持"视、听、说、写"四者并重，训练时说话与视觉刺激结合起来，看图识字或与实物相结合来练习，这样效果会较好。最好安排老年人每天坚持练习，但也不宜安排过多，操之过急。过多过重的练习反而使其将语言训练当成负担，不能取得老年人的协作配合。

（五）训练形式多样

坚持多种形式锻炼，以提高老年人兴趣。训练内容可有绕口令，又有讲故事、提问，还可根据老年人的自身情况采取抢接、联句等形式。如有可能，还可安排老年人参与集体活动，以相互促进、相互鼓励，排除畏难情绪。

四、注意事项

（1）叮嘱老年人练习时，注意力要集中，情绪要稳定，说话节奏要慢。当老年人有疲劳感、注意力不集中时，则应停止训练，让其休息。

（2）要一字一句地耐心教授，练习发音及讲话时，要注意其发音清晰度和节奏的训练。先从简单的单字、单词练习。应对抽象的语词和具体的语词进行区别。鼓励老年人主动练习，反复练习，并通过多朗读学习更多词汇，增强舌的灵活性。

（3）使用多种解释，提高老年人的理解能力。允许老年人有足够时间来考虑应答的内容和方式，而不忙于提问或重复。

（4）鼓励老年人多说话，大胆与人交谈。利用上、下文暗示，引导老年人说话。可以通过语言与视觉结合，促使语言功能恢复。例如，给老年人端上饭，放好勺子，并告诉老年人"吃饭"，反复刺激，让老年人理解。也可以将手势与语言、听力结合起来，如一边说"洗脸"，一边指着毛巾和水盆，并做手势抹脸，老年人会很快理解并学会说"洗脸"。

（5）若老年人出现全身状态不良或有意识障碍、重度痴呆、拒绝或缺乏训练动机，则不宜进行语言康复护理。

对于面瘫老年人的康复护理

对于面瘫的老年人,可进行以下锻炼:用拇指自老年人两眉之间经眉弓、太阳穴到目内眦,再向下经鼻翼旁、鼻唇沟、嘴角至下颌角,缓缓按揉,直到发热、发酸为止。指导老年人做眼、嘴、脸部的运动和按摩。

（来源:http://baike.sogou.com/v6856195.htm）

本节知识要点

1. 言语障碍康复训练的基本要求。

2. 言语障碍康复训练的内容。

3. 言语障碍康复训练的基本原则。

4. 言语障碍康复训练的注意事项。

第四节　康复效果的评价

康复护理计划实施后,护理师应及时对一个阶段的康复护理计划的实施情况进行记录,并对康复效果进行评价,总结经验教训,更好地优化后续工作。

一、评价内容

（一）对计划的落实情况进行评价

（1）康复护理是否按计划进行,询问老年人的自我感受。

（2）观察老年人在康复护理时的表情、举止、情绪、反应等。

（3）在实施过程中存在的困难和阻力。

（二）对实施效果进行评价

阶段性地对康复护理效果进行客观分析,评价计划的训练内容是否合适。

（三）以量化指标进行评价

训练项目的选择是否达到预期的效果。

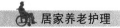

（四）改进措施

根据实施情况和评价结果提出改进措施，作为下一次康复护理的起点，如此循环，直到老年人得到康复。

二、评价方法

可分阶段通过"日常生活活动能力评价表"（Activities of daily living Scale，简称 ADL 评价表）（附录3）再次评估老年人的日常生活活动能力。ADL 的得分可作为评价康复效果的依据。康复效果可根据老年人的功能恢复情况，每季度或每半年评价一次。

三、评价效果

通过对比老年人康复护理前后 ADL 的得分，即可评价出其日常生活活动能力的恢复情况（生活活动能力是得到提升、没有改变还是下降），从而衡量康复护理的有效性（是有效果、没有效果还是有反作用）。护理师可据此分析影响康复护理效果的因素，并适当调整康复护理内容，改进康复护理计划，以进一步提高老年人的康复效果。

本节知识要点

康复效果的评价内容、评价方法。

第十五章

临终关怀

在国际社会中,社会给予临终老年人的关怀程度和水平成为衡量社会文明程度与社会成员生命质量的重要指标。我国在构建社会主义和谐社会的大目标下,非常重视老年人临终关怀服务。让老年人"有尊严地活着",既包括生命常态,还包括生命的终结。让每个临终老年人都能够做到面对死亡不恐惧、不孤独,没有痛苦和遗憾,身体完整,清洁整齐,在浓厚的亲情和友爱的氛围中告别人间,是临终关怀的目标。对于临终老年人,居家养老护理的重点是症状的控制、心理的支持、家属的安慰,从而改善其临终生命质量,维护其生命尊严,使其安详辞世。因此,本书所讲的临终关怀主要是针对临终老年人的身体护理及心理关怀。

第一节 临终关怀的基础知识

临终是指各种疾病终末期,疾病治疗无效,机体日益衰竭,即进入临终阶段。因疾病不同,临终过程的时间也不尽相同。一般将临终限定为预计生存期不超过 2～6 个月。

临终关怀是指向临终老年人及其家属提供一种全面的照护,包括生理、心理、社会等方面,主要是对临终老年人采取生活照顾、心理疏导、姑息治疗等措施,以尊重其生命,控制症状,缓解痛苦,提高生存质量,消除老年人及其家属对死亡的焦虑和恐惧,使老年人能够安宁、舒适、无痛苦地走完人生的最后旅程。

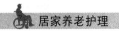

一、临终关怀的理念

临终关怀体现了"优终观"的理念,让老年人有尊严地谢幕。该理念主要体现在如下几点。

(一)照护为主

对于临终老年人的照顾,不以治愈或延长生命为目的,而是以尊重老年人生命的态度,通过全面的身心照料,以及全程、全人、全家的周全服务,以达到减轻临终老年人痛苦,消除其焦虑、恐惧,提高其生命质量的目的。

(二)适度治疗

临终关怀提倡只进行适合病情的治疗措施,不必为延长生命而采取引起痛苦、造成经济负担却无任何好转效果的过度治疗方法。

(三)注重心理支持

临终关怀注重了解和理解临终老年人的心理和社会需求,对其进行安抚、同情、体贴、关心,使其正视现实,摆脱恐惧,平静地面对死亡,保持尊严。

(四)全面服务

临终关怀旨在对临终老年人生理、心理和社会进行全面的关心和照顾,为临终老年人提供全天 24 小时、每周 7 天的持续性服务。既关心临终老年人,又关心临终老年人的家属及监护人、亲朋好友;既为临终老年人生前提供生活护理,又为其死后提供居丧服务。

(五)人道主义

临终关怀要求尊重和理解临终老年人,维护其尊严;尊重其个人隐私和生活方式,维护其选择死亡的权利。力求临终老年人以最少的痛苦,安详、有尊严地告别人生。

二、临终老年人的心理变化

心理学家罗斯博士提出,临终老年人通常经历五个心理反应阶段:否认期、愤怒期、讨价还价期(协议期)、忧郁期、接受期。

(一)否认期

当老年人得知自己病重,即将面临死亡时,为避开现实的压迫感,常常会表现为极力否认事实,拒绝接受现实。

这种心理反应可减少对老年人的刺激,使老年人有较多的时间调整自己。否认期的持续时间因人而异。

（二）愤怒期

此时期老年人表现为多疑、愤怒、狂想、怨恨、妒忌,力争把自己的情绪转向他人。

心理学家把此时期的愤怒看成一种健康的适应性反应,认为对老年人是有益的。事实上老年人的愤怒是发自内心的恐惧和绝望。

（三）讨价还价期（协议期）

此时老年人已经接受了临终的事实,愤怒的情绪暂时中止。为了延长生命,老年人又开始关注自己的病情并抱有希望、积极配合治疗。

这个时期的心理反应对老年人是有益的。

（四）忧郁期

此时期,老年人感到身体状况逐渐恶化,正向死亡临近,因而产生强烈的失落感和明显的忧郁,情绪低落、沉默、退缩、悲伤、哭泣,期望与亲朋好友会面、身边有所爱的人陪伴。

（五）接受期

老年人此时对即将面临的死亡已经有所准备,开始处理一切未完事宜。恐惧、焦虑、悲哀逐渐消失,精神和身体均极度疲劳衰弱,常处于嗜睡状态,情感减退且平静。

三、临终老年人的生理变化

因疾病种类不同,对机体功能影响也不同,老年人临终阶段的情况各不相同,有的是突然死亡,有的是各项机能逐渐衰竭以致死亡,总的来说,临终老年人的常见生理反应包括:疼痛、视力障碍、呼吸困难、吞咽困难、感知觉及意识改变、不能自主活动、大小便失禁等。具体来说:

（一）面容、视力、语言、听力方面

（1）老年人面部肌肉松弛,双颊无力,面部肌肉随着呼吸呈现鼓起和凹陷的起伏状。

(2)视力逐渐消失,老年人本能地转向光亮的方向,双眼半睁开,目光呆滞。死亡来临时,瞳孔固定,对光的反射消失。

(3)语言表达逐渐困难、混乱或失去理智,最终失去表达能力。

(4)听力保存时间最长,是最后失去的生理感觉。

(二)皮肤、肌肉、骨骼系统

(1)随着死亡的接近,皮肤变得苍白、温度下降,四肢湿冷。

(2)肌肉松弛、张力丧失,老年人的活动失去应激性,肌肉逐渐出现凝固。

(三)呼吸系统

(1)呼吸系统功能减退,呼吸不规律;出现潮式呼吸[①]或呼吸变浅、变慢。

(2)有不能排出呼吸道的分泌物,伴有痰鸣音。

(四)中枢神经系统

(1)出现不同程度的昏迷,各种反射和痛觉逐渐消失。

(2)由于缺氧,老年人可出现烦躁不安。

(3)虽然体表温度下降,但皮肤仍有温热感觉。

(4)老年人的意识随着死亡而逐渐消失。

(五)循环系统

(1)循环衰竭,脉搏的跳动快而不规则;桡动脉搏逐渐减弱。

(2)脉搏消失的同时,心尖部还有短暂微弱的心跳。

(3)血液流动停止、坠积,相继出现尸斑等体征。

(六)胃肠和泌尿系统

(1)出现呃逆、恶心、呕吐和体重下降。

(2)肠蠕动减弱,可发生肠梗阻。

(3)出现膀胱膨胀、尿潴留等体征。

(4)肛门和膀胱括约肌松弛,出现大小便失禁。

---

① 潮式呼吸,即呼吸由浅慢逐渐加快加深,达到高潮后又变浅变慢,暂停数秒之后又出现上述状态的呼吸,如此周而复始,呼吸呈潮水涨落样。潮式呼吸周期可达 30 秒～2 分钟,暂停期可持续 5～30 秒,需要较长时间才可观察到这种周期性呼吸。

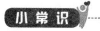

本节知识要点

1.临终关怀的理念。
2.临终老年人的五个心理反应阶段。
3.临终老年人的生理变化。

第二节　临终关怀的服务要求

护理师要全面了解临终老年人的生理和心理反应,为老年人提供身体和心理两方面的恰当护理,提高临终老年人的生命质量,维护老年人的尊严。同时也要给予临终老年人的家属、亲友以安慰和指导。

一、心理关怀

应针对临终老年人不同阶段的心理反应,给予不同的心理关怀。

(一)坦诚沟通

对于否定期的临终老年人,要以真诚的态度与其沟通,在老年人承受范围内以恰当的语言在恰当的时候将病情告知,坦诚回答老年人对病情的询问,使

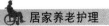

其逐步接受现实,尽量维护老年人的自尊心,减轻他(她)的焦虑、抑郁和恐惧。

(二)接受、忍让

对于愤怒阶段的老年人,要给予充分理解,耐心倾听,宽容其不礼貌和不理性的言行,给予其充分宣泄愤怒情绪的机会。不要顶撞老年人,或者说些"不应该这样做"或"不应该那样说"的刺激性话语。要格外避免意外事件的发生。

(三)关心、满足要求

对于协议阶段的老年人,护理师要了解其身心需求,尽可能地满足老年人的要求,并给予更多的关怀和体贴。

(四)关心、照顾

对于抑郁阶段的老年人,护理师要给予关心和照顾。例如,注意移动一下老年人的床位,使其得以往窗外看,看得见蓝天、白云、花草、小鸟等;将老年人喜爱的衣物置于床旁;或在老年人的耳边播放其喜爱的录音带,即使老年人丧失意识亦然。整天躺在床上会加剧老年人的痛苦,可用轮椅或推床,推老年人至户外晒晒太阳、呼吸一下新鲜空气。

允许的话,可用手轻柔地抚摸老年人的手、胳膊、额头或背部,鼓励老年人表达真实感受;尽可能帮助老年人完成未了心愿。加强基础护理;鼓励老年人的亲朋好友适当探访、陪伴,给予其关心和温暖,减轻其孤独和恐惧感。

(五)尊重、引导

对于接受阶段的老年人,护理师要尊重老年人,并帮助其树立正确的死亡观,鼓励家属多陪伴老年人,参与临终护理,为老年人创造一个安静、舒适、祥和的环境和氛围。

另外,对于有宗教信仰的临终老年人,应给予尊重和理解,并在不影响居室环境和老年人休息的情况下,尽可能地利用现有条件①满足老年人的心理需求。要与老年人及其家属做好沟通,合理调节、安排宗教活动,例如,有的佛教信徒在老年人临终前,在房间里播放诵经,被服上蒙上明黄色的单子,甚至在房间内容烧香、磕头等。对此,护理师要做好居室的安全防护和环境调节工作。

---

① 在国外医院设有牧师等神职人员来满足晚期癌症患者的信仰需求。虽然我国现阶段还不具备这些条件,但应利用现有的条件尽量满足这些患者的心理需求。

三、身体护理

针对临终老年人的生理特征,护理师要做好各项基础护理,尽量满足临终老年人的生理需求,以使老年人处于相对舒适的状态。

(一)居室环境

每天定期打扫房间,开窗通风,保持居室环境安静、整洁、舒适,光线适宜、空气清新。

(二)饮食和睡眠

应遵照医嘱做好老年人的膳食调理,根据医嘱和老年人病情选择合适的饮食种类(流质饮食、半流质饮食或普通饮食)和方式(喂食或鼻饲),注意食物的合理搭配及营养卫生,兼顾食物的色、香、味;宜少食多餐。

做好睡前护理。床单被褥做到整洁、平整、干爽。根据需要更换敷料和衣物。必要时,按医嘱协助老年人服用适量止痛药、镇静剂或安眠药。根据老年人的病情协助其保持舒适卧位,如取半坐卧位或抬高头部与肩部,有利于促进呼吸畅通。另外,协助老年人扣背排痰,或给予吸痰服务,清除口腔分泌物。必要时给予吸氧服务。同时,注意为老年人做好保暖工作,更换轻薄保暖的衣被。

(三)口腔和皮肤的护理

临终老年人由于免疫力低下,易发生口腔及皮肤感染。因此,应做好老年人头发、面部、口腔、身体的卫生清洁,特别是身体受压部位、出汗部位、会阴部和足部,要保持清洁、无异味。做好眼部护理。对张口呼吸者,用湿巾或棉签湿润嘴唇,使其保持口唇湿润等,老年人睡着时用薄湿纱布遮盖口部。

另外,对于不能活动者,护理师应按时、按需为老年人翻身、更换体位;必要时给予局部按摩,促进血液循环,防止压疮发生。同时,每次护理时,要仔细检查老年人的口腔及皮肤。发现异常情况,及时报告医生。

值得注意的是,临终老年人的皮肤组织更为脆弱,因此,护理时动作要轻柔,尤其是触碰老年人身体时,尽量不要随意搬动老年人,避免造成皮肤受损。

(四)排泄护理

临终老年人易出现便秘、尿潴留或大小便失禁等排泄问题,护理师应加强老年人排泄的护理,确保其大小便通畅及导尿管清洁。

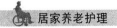

（五）其他护理

遵医嘱给药；密切监测老年人的体温、脉搏、呼吸、血压、皮肤颜色等变化。做好护理记录，如发现异常情况，立即向医生和老年人家属、监护人报告。

三、家属支持

对于临终老年人的家属来说，其面临着个人需求的推迟和放弃、家庭角色的调整和再适应、亲人身受疾病折磨或将要失去亲人的压力等心理负担，身心疲惫，心情沉重。护理师在做好临终老年人的护理外，也要从以下几个方面关心、帮助临终老年人的家属。

（一）指导家属照顾好老年人

护理师应帮助家属了解临终老年人的生理和心理特征，指导家属掌握一些基础护理知识和技能，使他们能为临终老年人提供一定的生活照料，满足他们照顾临终老年人的需求。

（二）给予家属精神和心理的关心和支持

护理师应在同情、理解家属的基础上，采用有效的交流方式，鼓励家属诉说内心的痛苦和想法；尽量满足家属提出的合理要求；对家属遇到的实际问题和困难主动提供意见和建议；对家属的过激言行要给予宽容和谅解。

（三）协助家属做好善后处理

当老年人去世后，护理师可根据需求，一方面协助家属做好遗体料理；另一方面安慰家属，聆听家属的哭诉，使其充分发泄内心的悲痛。

（四）帮助家属顺利度过居丧期

亲人的逝去往往是家属悲痛的高峰。护理师应做好家属居丧期的护理，以降低家属身心疾病的发生率。可定期通过电话、家访、邀请参加社区活动等形式和家属保持联系。了解他们的状况，帮助他们疏导悲痛，重建生活的信心。

本节知识要点

1. 临终老年人不同心理阶段的心理关怀措施。
2. 临终老年人的身体护理措施。
3. 临终老年人家属的支持措施。

附　录

附录 1　老年人护理表格汇总

为了更好地为老年人提供护理服务,及时做好护理记录很关键。下面就介绍几种常用的护理表格供护理师参考使用。护理师也可根据服务机构要求及工作需要制作或填写相应护理表格。

附表 1　老年人护理计划表

老年人基本情况:

姓名:_____　性别:____　年龄:____　疾病名称:_____　医嘱:_____

护理周期:_____年____月____日至_____年____月____日

内容	项　目		护理等级	护理内容
基础护理	卫生	居室清洁	□完全护理	□室内卫生清洁 □衣物清洗 □衣物整理 □整理床铺 □物品消毒 □其他_____
		个人卫生 洗漱	□协助护理 □完全护理	□腔清洁 □面部清洁与修饰 □手部清洁 □足部清洁 □会阴清洁 □其他_____
		个人卫生 洗澡	□协助护理 □完全护理	□浴室洗澡 □床上擦浴 □其他_____
		个人卫生 更衣	□协助护理 □完全护理	□穿脱上衣 □穿脱裤子 □穿脱鞋袜 □其他_____
	饮食	餐食制作	□完全护理	A. □采买 □记账 □其他_____ B. □烹制 □普食 □软食 □半流质 □流质
		进食	□协助护理 □完全护理	□送床前 □喂食 □鼻饲 □餐次 □其他_____
	睡眠	上下床	□协助护理 □完全护理	□床档辅助 □安全带辅助 □协助翻身 □扣背 □背部按摩 □其他_____
	排泄	大便	□协助护理 □完全护理	□用便盆 □用尿布(垫) □人工排便 □其他_____
		小便	□协助护理 □完全护理	□用尿壶 □用尿布(垫) □人工导尿 □其他_____
	助医	体征监测	□协助护理 □完全护理	□体温 □脉搏或心率 □血压 □血糖 □其他_____
		用药	□协助护理 □完全护理	□床边协助服药 □喂药 □研磨后鼻饲 □外用药 □其他_____
专项护理	项目			□热水袋热敷 □冷水袋冷敷 □温水擦浴 □热水坐浴 □湿热敷 □烤灯 □吸氧 □吸痰 □输液陪护 □换药 □其他_____

心理护理	听	□协助护理 □完全护理	□为其放收音机、音乐,读报 □让其戴助听器,需大声说话 □失聪,需手语交流 □其他_____
	说	□协助护理 □完全护理	□陪其聊天 □口齿不清,需耐心倾听 □失语,需手语交流 □其他_____
	看	□协助护理 □完全护理	□让其观看影视、戏剧等 □视力模糊,需耐心告知 □失明,为其读书、读报 □其他_____
康复训练	移位、活动	□协助护理 □完全护理	□依靠拐杖行走(上下楼、上下台阶、户外活动) □依靠助步器行走(上下楼、上下台阶、户外活动) □依靠轮椅行走(上下楼、上下台阶、户外活动)
	训练项目	□肢体被动训练 □肢体主动训练 □桥式运动 □坐位训练 □站立训练 □行走训练 □言语训练 □其他_____	
特殊护理	突发事件处理	意外事件:□摔伤 □烧烫伤 □动物咬伤或蛰伤 □药物中毒 □煤气中毒 □食物中毒 □骨折 □出血 □异物进入体内 □噎食 □其他_____ 突发危急病症:□冠心病 □脑中风 □心力衰竭 □晕厥 □哮喘 □中暑 □其他_____ 紧急处理:□包扎 □止血 □固定 □搬运 □人工呼吸 □胸外心脏按压 □其他_____	

护理注意事项:

护理师签字: _____年____月____日	用户签字: _____年____月____日

填写说明:

1. 护理内容对应项前的"□"处划"√"。
2. 护理中若有注意事项,应详细说明。

附表2　老年人护理记录表——基础护理

护理日期：_____年___月___日

老年人基本情况：

姓名：_____　性别：____　年龄：____　疾病名称：_____　医嘱：_____

项　目			护理等级	异常情况说明
卫生护理	居室清洁		□卧室 □客厅 □走廊 □卫生间 □厨房 □衣物清洗与整理 □清洁整理床铺 □物品消毒 □其他_____	□无　□有：_____ _____ _____
	个人卫生	洗漱	□刷牙 □漱口 □棉棒（球）擦拭 □腔 □洗头 □梳头 □修面剃须 □洗澡 □洗手 □洗脚 □修剪指（趾）甲 □会阴清洁 □其他_____	□无　□有：_____ _____ _____
		洗澡	□浴室洗澡 □床上擦浴 □其他_____	□无　□有：_____ _____
		更衣	□更换上衣 □更换裤子 □更换内衣 □更换鞋袜 □其他_____	□无　□有：_____ _____
饮食	进食		□早餐 □早加餐 □午餐 □午加餐 □晚餐 □晚加餐 □其他_____	□无　□有：_____ （如吞咽困难、呛咳、噎食、恶心、呕吐、腹胀等）
	鼻饲		鼻饲内容：_____ 鼻饲时间及鼻饲量：□__点__分__mL □__点__分__mL 　　　　　　　　□__点__分__mL □__点__分__mL	□无　□有：_____ （如反流、呛咳、恶心、呕吐、腹胀或腹泻、鼻饲管滑出或堵塞等）
睡眠	睡眠监测		晨起时间：___点___分　　午睡时间：___点___分 晚间上床时间：___点___分 晚间睡眠时间：___点___分 起夜次数：___次　　其他_____	□无　□有：_____ （如坠床、摔伤、梦游、早醒、失眠等）
	助眠护理		□扣背时间：___点___分至___点___分 □背部按摩时间：___点___分至___点___分 □耳部按摩时间：___点___分至___点___分 □足部按摩时间：___点___分至___点___分 □其他_____	□无　□有：_____ _____ _____ （如皮肤有无红肿破损、摔伤等）
排泄	大便		□自行排便次数：__次 □人工排便次数：__次　　　□其他_____	□无　□有：_____ _____ （如大便干结、稀便或失禁）
	小便		□自行排尿次数：__次　量__mL □人工导尿次数：__次　量__mL □其他_____	□无　□有：_____ _____ （如小便为浑浊、脓尿或血尿）
助医	体征监测		□体温：__点__分__℃　　　　__点__分__℃ □脉搏或心率：__点__分__次/分　__点__分__次/分 □血压：__点__分__mmHg　　__点__分__mmHg □血糖：空腹__mmol/L　　　餐前__mmol/L 　　　餐后2小时__mmol/L　　睡前__mmol/L	□无　□有：_____ _____ _____ _____
	陪同就诊		医院名称：_____　主治医师：_____ 就诊情况：_____ （包括疾病名称、病情、用药、日常注意事项、回诊时间）	□无　□有：_____ _____ _____

助医	医检服务	医院名称：＿＿＿＿＿＿＿＿＿＿＿＿＿＿＿＿＿ 检查项目：＿＿＿＿＿＿＿＿＿＿＿＿＿＿＿ （包括检查项目名称、检查结果等）	□无　□有：＿＿＿＿＿＿＿＿＿＿＿ ＿＿＿＿＿＿＿＿＿＿＿＿＿＿＿＿＿
娱乐活动		□看电视□听广播□读书、读报□陪聊天□陪下棋或打牌 □唱歌□跳舞□打太极□户外活动□其他＿＿＿＿＿＿	□无　□有：＿＿＿＿＿＿＿＿＿＿＿ ＿＿＿＿＿＿＿＿＿＿＿＿＿＿＿＿＿ ＿＿＿＿＿＿＿＿＿＿＿＿＿＿＿＿＿ ＿＿＿＿＿＿＿＿＿＿＿＿＿＿＿＿＿

其他事项：

护理师签字：

＿＿＿＿＿年＿＿月＿＿日

用户签字：

＿＿＿＿＿年＿＿月＿＿日

填写说明：

1. 护理师在每天护理老年人时认真填写此表，在已完成的工作前的"□"处划"√"，在相应项的横线处填写相应的内容。

2. 对发生的异常情况进行记录说明，并及时向用户反馈。

3. 表格中未涵盖的内容可在"其他事项"一栏进行说明。

4. 每天服务结束后，护理师和用户均需签字确认。

附表 3　老年人护理记录表——专项护理

老年人基本情况：

姓名：_____　性别：____　年龄：____　疾病名称：_____　医嘱：_____

护理日期：_____年____月____日

项目	护理内容	异常情况说明
冷疗	□冰袋 □冷湿敷 □温水擦浴 □酒精擦浴 冷疗部位：_____　时长：____分钟 □如用药液,其名称及浓度：_____	□无　□有：_____ _____ （如疼痛、肿胀、高热等是否缓解）
热疗	□热水袋 □湿热敷 □烤灯 □热水坐浴 热疗部位：_____　时长：____分钟 □如用药液,其名称及浓度：_____	□无　□有：_____ _____ （如疼痛、充血、肿胀等是否缓解）
给药	药名及用量：_____ □早上空腹 □早餐后 □午餐前 □午餐后 □晚餐前 □晚餐后 □其他_____	□无　□有：_____ _____ _____ （如有药物不良反应等）
换药	药名：_____;剂量：_____;时间：____点____分	□无　□有：_____
输液陪护	药名：_____;剂量：_____;时长：_____分钟	□无　□有：_____
翻身	每隔 □1小时 □2小时 　　□3小时 □____小时翻身一次 　　□其他_____ _____ _____	□无　□有：_____ _____ _____ （如无法翻身,背部皮肤有异常等）
吸氧	方式：□鼻导管 □鼻塞 □氧气枕 时长：____点____分　氧流量：____升/分 观察：老年人症状□缓解 □消除 　　呼吸顺畅平稳□是 □否 　　疼痛缓解□有 □无	□无　□有：_____ _____ _____ （如呛咳、气短、皮肤青紫、脉搏异常、鼻腔黏膜损伤等）
吸痰	时间：__点__分　次数：__次　吸引负压：__kPa 吸出物的性质：_____ 量：__mL 颜色：____ 观察：老年人症状□缓解 □消除 　　呼吸顺畅平稳□是 □否 　　疼痛缓解□有 □无	□无　□有：_____ _____ _____ （如呛咳、窒息、皮肤青紫、呼吸道黏膜损伤等）

其他事项：

护理师签字： 　　　　　_____年____月____日	用户签字： 　　　　　_____年____月____日

填写说明：

1. 护理师在每次专项护理后认真填写此表,在已完成的工作前的"□"处划"√",在相应项的横线处填写相应的内容。

2. 对发生的异常情况进行记录说明,并及时向用户反馈。

3. 表格中未涵盖的内容可在"其他事项"一栏进行说明。

4. 每次服务结束后,护理师和用户均需签字确认。

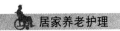

附表4　老年人护理记录表——特殊护理

老年人基本情况：

姓名：_____ 性别：_____ 年龄：_____ 疾病名称：_____ 医嘱：_____

护理日期：_____年____月____日

<table>
<tr><td colspan="2" align="center">护理内容</td></tr>
<tr><td colspan="2">

突发时间：____点____分

突发症状：

处理方式：□口服给药药名及剂量：

　　　　　□外用药用药部位：_____；药名及剂量：_____

　　　　　□包扎止血 □固定 □搬运（2人/3人/4人徒手或利用器械）

　　　　　□吸氧　　　时长：____分钟

　　　　　□吸痰　　　时长：____分钟

　　　　　□冷疗：□冰袋 □冷湿敷 □温水擦浴 □酒精擦浴　时长：____分钟

　　　　　□热疗：□热水袋 □湿热敷 □烤灯 □热水坐浴　　时长：____分钟

　　　　　□腹戳：□立位 □仰卧位　　　　　　　　　　　时长：____分钟

　　　　　□心肺复苏术：□人工呼吸 □胸外心脏按压

　　　　　□拨打120 □拨打119 □拨打110 □拨打亲属电话

　　　　　□其他处理措施_____

症状缓解消除情况：_____

（如肿胀有无消除、疼痛有无缓解，出血是否止住、断肢是否固定、异物是否取出、心跳呼吸有无恢复等）
</td></tr>
<tr><td colspan="2">

其他事项：

</td></tr>
<tr><td>

护理师签字：

　　　　　　　　　　_____年____月____日
</td><td>

用户签字：

　　　　　　　　　　_____年____月____日
</td></tr>
</table>

填写说明：

1. 护理师在每次突发事件处理后，认真填写此表，在已完成的工作前的"□"处划"√"，在相应项的横线处填写相应的内容。

2. 表格中未涵盖的内容可在"其他事项"一栏进行说明。

3. 每次服务结束后，护理师和用户均需签字确认。

附表 5　老年人护理记录表——康复训练

老年人基本情况：

姓名：＿＿＿＿＿＿　性别：＿＿＿　年龄：＿＿＿　疾病名称：＿＿＿＿＿＿＿＿＿　医嘱：＿＿＿＿＿＿＿

护理日期：＿＿＿＿＿＿年＿＿月＿＿日

训练项目		护理内容
□肢体训练	□肢体被动训练	共＿＿＿分钟
	□肢体主动训练	共＿＿＿分钟　□独立完成□少量辅助□大量辅助
□桥式运动		共＿＿＿分钟　□独立完成□少量辅助□大量辅助
□坐位训练		共＿＿＿分钟　□独立完成□少量辅助□大量辅助
□站立训练		共＿＿＿分钟　□独立完成□少量辅助□大量辅助
□行走训练 （上下楼、上下台阶、户外活动）	□依靠拐杖行走	共＿＿＿分钟　□独立完成□少量辅助□大量辅助
	□依靠助行器行走	共＿＿＿分钟　□独立完成□少量辅助□大量辅助
	□依靠轮椅行走	共＿＿＿分钟　□独立完成□少量辅助□大量辅助
□言语训练		共＿＿＿分钟　□独立完成□少量辅助□大量辅助
□其他训练		共＿＿＿分钟　□独立完成□少量辅助□大量辅助

其他事项：

护理师签字：

＿＿＿＿＿＿年＿＿月＿＿日

用户签字：

＿＿＿＿＿＿年＿＿月＿＿日

填写说明：

1. 根据老年人的训练情况填写此表。

2. 训练项目包含肢体训练，坐位训练、站立训练、行走训练，进食训练、言语训练及其他训练等。根据老年人实际情况选择恰当的训练项目。

3. 如实记录训练项目和训练时间，并填写老年人的训练完成情况，在相应项前的"□"处划"√"。

4. 每次训练结束后，护理员及用户均需签字确认。

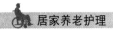

附表6　老年人交接班护理记录表

姓名：_____　性别：_____　年龄：_____　　　交接时间：_____年____月____日___时___分

老年人生命体征：□体温：_____℃　　　　　　　　□脉搏或心率_____次／分

　　　　　　　　□血压：_____mmHg　　　　　　□血糖：_____mol/L

　　　　　　　　□其他：_____

序　号	项　目	完成情况		异常及其他情况备注
1	饮　食	□已进食	□未进食	
2	服　药	□已服药	□未服药	
3	睡　眠	—	—	
4	大小便	—	—	
5	洗　头	□已洗	□未洗	
6	洗　澡	□已洗	□未洗	
7	颜面部卫生	□已擦	□未擦	
8	腋窝卫生	□已擦	□未擦	
9	会阴卫生	□已擦	□未擦	
10	四肢卫生	□已洗	□未洗	
11	压　疮	□已护理	□未护理	
12	床铺卫生	□已打扫	□未打扫	
13	衣着卫生	□已洗	□未洗	
14	居室卫生	□已打扫	□未打扫	
15	客厅卫生	□已打扫	□未打扫	
16	卫生间卫生	□已打扫	□未打扫	
17	厨房卫生	□已打扫	□未打扫	
18	走廊卫生	□已打扫	□未打扫	
19	户外活动	□已活动	□未活动	
20	康复训练	□已训练	□未训练	
21	……			
交接人签字： _____年____月___日			被交接人签字： _____年____月___日	

填写说明：

1. 工作交接时需如实填写此表，在对应项前的"□"内划"√"。

2. 对异常情况及其他情况进行记录说明。

3. 每次交接完毕后，交接人、被交接人均需在相应空格处签字，并写明交接班的日期。

附录2　老年人的病情观察

正常健康的老年人一般出现不舒服,是比较容易觉察的。但对于慢性病病人,尤其是老年患慢性病者,症状通常不明显,老年人的感觉又不敏感,因而往往容易备忽视。所以,护理师在照顾老年人时应学会观察病情。观察老年人病情的方法见下表所示。

序　号	观察方法	内　容	
1	全身情况	♦ 短期内是否有显著发胖或消瘦情况 ♦ 食欲如何,有无改变。如是否厌油腻,有无恶心、呕吐 ♦ 睡眠情况如何 ♦ 呼吸是否困难 ♦ 排泄物是否正常 ♦ 心跳频率和节律有无异常	
2	头面部	♦ 脸色是苍白、黄染,还是发红 ♦ 眼睑和面部有无浮肿 ♦ 有无流鼻涕或鼻子不通气 ♦ 口角或口内有无溃疡,有无口臭 ♦ 舌活动是否灵活 ♦ 有无淋巴结肿大 ♦ 有无鼻出血、嗅觉下降	♦ 眼有无分泌物,虹膜是否充血,巩膜有无黄染 ♦ 耳有无溢脓 ♦ 口唇颜色有无异常,舌苔情况 ♦ 牙龈有无红肿、溢脓,有无牙痛 ♦ 有无声音嘶哑、咽痛、咽干 ♦ 有无视力下降和眼的其他症状 ♦ 有无耳鸣、听力下降或眩晕
3	皮肤情况	♦ 肤色是否有异常变化 ♦ 有无异常干燥感,弹性如何 ♦ 皮肤是否发凉	♦ 有无发疹 ♦ 是否多汗、湿润
4	动作体位	♦ 睡眠时喜欢保持哪种姿势 ♦ 弯腰是否困难 ♦ 双臂上举有无困难	♦ 站或坐位时,身体有没有前倾或后仰 ♦ 手脚有无抽搐现象,动作是否利索还是迟缓
5	疼痛情况	疼痛的情况比较复杂,一是程度难以划分,二是每个人对疼痛的反应有很大差异,所以观察较为困难。一般应注意以下几个方面: ♦ 疼痛的部位:是头痛,还是胸痛、腹痛 ♦ 疼痛的性质:如有钝痛、锐通;绞痛、胀痛;急性阵发性疼痛、慢性持续性疼痛;压榨性疼痛、刀割样疼痛等 ♦ 疼痛时伴发的症状:如腹部疼痛,可能伴发恶心、呕吐、腹泻;胸部压榨性疼痛,可能伴发呼吸困难;青光眼患者头痛可伴有视力障碍;炎症疼痛伴有局部红、肿、热 ♦ 疼痛有无诱发加重因素和缓解因素:如溃疡病的疼痛,饥饿时加重,进食后缓解;肌肉紧张性头痛,可因天气恶劣而加重 ♦ 既往有无发作史 ♦ 有无血压、脉搏、体温的变化	

附录3 评估老年人的生活活动能力

科学的康复护理的前提,是对老年人日常生活活动能力的评估,这是康复护理的依据和基础。

评估老年人的生活活动能力,是国际通用的养老服务的一个程序,该程序有相应的包含评估类别、标准及需要量化的指标等在内的评价表,英文简称 ADL。

ADL 评价表共有 14 项,包括两部分内容,一是老年人躯体生活自理评价表,包括进食、穿衣、梳洗、上厕所、行走和洗澡 6 类。二是工具性日常生活能力评估表,共 8 项,即打电话、购物、备餐、洗衣、做家务、使用交通工具、服药和理财,主要用于评定被试者的日常生活能力。前者在老年人失能界定时已给予讲述,这里主要讲解后者。

附录 日常生活活动能力评价表

老年人姓名:_____ 性别:_____ 年龄:_____

项　　目	自己完全可以做	有些可能	需要帮助	根本无法做	每项总评分
1. 乘坐公共汽车	1	2	3	4	
2. 行走	1	2	3	4	
3. 做饭菜	1	2	3	4	
4. 做家务	1	2	3	4	
5. 服药	1	2	3	4	
6. 吃饭	1	2	3	4	
7. 穿衣	1	2	3	4	
8. 梳头、刷牙等	1	2	3	4	
9. 洗衣	1	2	3	4	
10. 洗澡	1	2	3	4	
11. 购物	1	2	3	4	
12. 定时上厕所	1	2	3	4	
13. 打电话	1	2	3	4	
14. 处理财务	1	2	3	4	
总评分:_____	结果评价:□正常　□功能下降　□功能有明显障碍				

评价说明:

1. 评分分为 4 级:自己完全可以做的得 1 分;自己做有些困难做的得 2 分;需要帮助他人协助做的得 3 分;自己完全不能做的得 4 分。

2. 评价结果可按总分和单项分进行分析。最高 56 分,低于 16 分为完全正常;大于 16 分说明有不同程度的功能下降;单项分 1 分为正常,2~4 分为功能下降(应给予中等程度的护理)。凡有 2 项及以上在 3 分以上,总分≥22 分的,为功能有明显障碍。

参考文献

[1] 张继英. 养老护理员（初级中级）. 北京：中国劳动社会保障出版社 [M]，2011.

[2] 张继英. 养老护理员（高级技师）. 北京：中国劳动社会保障出版社 [M]，2011.

[3] 胡月娟，李复惠，林丽凤，等. 照顾服务员训练指引 [M]. 台北：华杏出版股份有限公司，2014.

[4] 人力资源和社会保障部教材办公室. 养老护理员：岗位实用手册·技能全图解丛书 [M]. 北京：中国劳动社会保障出版社，2015.

[5] 张冬梅. 护理员基本技能（"千万农民工援助行动"就业技能培训指定教材）[M]. 北京：中国工人出版社，2009.

[6] 陈雪萍. 养老护理操作规程 [M]. 杭州：浙江大学出版社，2013.

[7] 人力资源和社会保障部职业技能鉴定中心. 养老护理员（初级）国家职业技能鉴定考核指导 [M]. 青岛：中国石油大学出版社，2014.

[8] 张振香，张艳. 养老护理员必读 [M]. 北京：人民卫生出版社，2015.

[9] 潘瑞红等. 基础护理技术操作规范 [M]. 武汉：华中科技大学出版社，2015.

[10] 林静娟，赖秋绒，李满梅. 照顾服务员单一级检定学术科捷径 [M]. 台北：华都文化事业有限公司. 2013.

[11] GB/T 33168-2016，中华人民共和国国家标准：社区老年人日间照料中心服务基本要求 [S].

[12] GB/T 20647.8-2006，中华人民共和国国家标准：社区服务指南 第 8 部

分:家政服务 [S].

[13] MZ/T 039-2013,中华人民共和国民政行业标准:老年人能力评估 [S].

[14] WS/T 484-2015,中华人民共和国卫生行业标准:老年人健康管理技术规范 [S].

[15] SB/T 10944-2012,中华人民共和国国内贸易行业标准:居家养老服务规范 [S].

[16] SB/T 108489-2012,中华人民共和国国内贸易行业标准:家政服务业应急快速反应规范 [S].

[17] DB 37/T 2723-2015,山东省地方标准:城镇社区老年人日间照料中心管理与服务规范 [S].

[18] DB 37/T 2721-2015,山东省地方标准:医疗养老结合基本服务规范 [S].

[19] DB 37/T 1937-2011,山东省地方标准:社区居家养老服务——入户服务质量规范 [S].

[20] DB 37/T 1936-2011,山东省地方标准:社区居家养老服务——日托服务质量规范 [S].

[21] DB 37/T 1935-2011,山东省地方标准:社区居家养老服务人员管理规范 [S].

[22] DB 37/T 1111-2008,山东省地方标准:家政服务 居家养老服务质量规范 [S].

[23] DB 37/T 1112-2008,山东省地方标准:家政服务 家务服务质量规范 [S].

[24] DB 37/T 1113-2008,山东省地方标准:家政服务 医院陪护服务质量规范 [S].

[25] DB 37/T 1227-2009,山东省地方标准:家政服务 家庭保洁服务质量规范 [S].

[26] DB 37/T 1598.1-2010,山东省地方标准:家政培训服务规范 第1部分:居家养老 [S].

[27] GF-2016-2001,养老机构服务合同(示范文本)(中华人民共和国民政部、国家工商行政管理总局制定)[Z].